知识生产的原创基地
BASE FOR ORIGINAL CREATIVE CONTENT

颉腾文化
JIE TENG CULTURE

U0193984

FOOD
WITHOUT
FEAR

食而无惧

陆琪 · 古普塔
（Ruchi Gupta, MD, MPH）
［美］　　　　　　　　　　著
克里斯汀 · 罗柏
（Kristin Loberg）

蔡敏 译

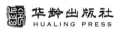

华龄出版社
HUALING PRESS

图书在版编目（CIP）数据

食而无惧 /（美）陆琪·古普塔（Ruchi Gupta），（美）克里

斯汀·罗柏（Kristin Loberg）著；蔡敏译 . -- 北京：华龄出版社，2022.9

ISBN 978-7-5169-2223-1

Ⅰ . ①食… Ⅱ . ①陆… ②克… ③蔡… Ⅲ . ①食物过

敏—研究 Ⅳ . ① R593.1

中国版本图书馆 CIP 数据核字（2022）第 098050 号

北京市版权局著作权合同登记号 图字：01-2022-2701 号

策划编辑 颉腾文化		**责任印制** 李末圻	
责任编辑 貌晓星　魏鸿鸣		**封面设计** Colin	

书　名	食而无惧			
作　者	[美]陆琪·古普塔　克里斯汀·罗柏		译　者	蔡　敏
出　版 发　行	华龄出版社 HUALING PRESS			
社　址	北京市东城区安定门外大街甲 57 号		邮　编	100011
发　行	（010）58122255		传　真	（010）84049572
承　印	北京市荣盛彩色印刷有限公司			
版　次	2022 年 9 月第 1 版		印　次	2022 年 9 月第 1 次印刷
规　格	640mm×910mm		开　本	1/16
印　张	18.75		字　数	222 千字
书　号	978-7-5169-2223-1			
定　价	79.00 元			

欢迎来到食物自由

我的电话响个不停。那是在 2019 年年初，主流媒体刚刚报道称，预计美国超过 10% 的成年人（超过 2 600 万人）有食物过敏，而认为自己患有食物过敏且可能还患有其他食物相关疾病的人数（5 200 万人）几乎是这个数字的两倍。多达 8 500 万人由于食物疾病而避免食用某些食物。对于许多在医学界并不被认为是过敏的疾病，大家也非常宽泛地使用了食物过敏（food allergy）一词。而敏感（sensitivity）和不耐受（intolerance）这两个词又造成了更多的混乱。

我通过研究发现了这些令人惊讶的数字。每个人都想知道为什么会出现这么严重的问题？有何确凿证据？我开展的流行病学调查发现了另一个令人震惊的现象：近一半患有食物过敏的成年人是在成年后患病的，这显然违背了过敏始于童年的传统观点。更多的问题出现了：这到底是怎么一回事？我们的生活方式和我们与食物的关系都没有太大变化，怎么会突然出现这么多食物问题？难道变化确实很大？谁是罪魁祸首？源头在哪里？一个成年人（如今造成过敏的食物，这个人之前可能已经吃了几十年了）为什么会对某样食物突然过敏呢？

事实上，我和世界上许多好奇的医生和研究人员一样，都有自己的工作。这是我改变大家对食物过敏的刻板印象、揭开食物过敏日益流行的真相的机会。幸运的是，这些发现与卓越的新疗法、新医学技术相结合，使我们能够识别、治疗和管理各种与食物相关的问题。与此同时，我们正在快速学习，寻找预防过敏性疾病及其衍生疾病的最佳方法。

诚然，我并非一直对揭开食物过敏之谜情有独钟、将其视为己任。在我职业生涯的早期，我的研究主要集中在哮喘上。直到2004年，我遇到一个家庭，家里有两个年幼的孩子一直在与食物过敏作斗争。对我来说，这次经历让我大开眼界、给我带来了力量。当时我还几乎不知道，当自己潜入这个基本上未知的领域时，我的工作会与我的个人生活如此深刻地重叠。

2006年春天的一天，我的儿子和女儿一起玩耍，吃着花生酱和果冻三明治。当时儿子5岁，女儿1岁。儿子吃得手指黏糊糊的，他一定是不小心摸了我女儿的嘴和脸。她很快爆发了荨麻疹，从脸蔓延到脖子和身体，随后呕吐。这是我第一次从家长的角度介绍食物过敏。整个过程令人震惊又恐惧。那天永远改变了我和我女儿的生活。从那时起，食物过敏管理和研究成了我的一项全天候工作。我每天都过着这样的生活——诊断食物过敏病人，研究食物过敏，向普通民众破解误区。最后，我终于明白了。不管是谁，只要认识食物过敏或食物相关疾病的患者，看待这个世界的角度都会不同。生活突然变成了充满潜在危险的雷区。你不知道下一次什么时候就会遇到有问题的配料，过敏反应会有多严重，是否需要（再次）去洗手间、药房或急诊室。食物无处不在，包含了丰富的文化——从我们每天如何给自己补充营养以生存下去，到我们如何庆祝特殊时刻和节日。我们和别人一起吃饭；围绕食物规划活动、郊游和聚会；让食物成了我们存在与幸福的中心部分。吃是生活中没人能避免的一部分，所以当食物变得可怕时，生活就有了一层新的意义：减轻或结束这些恐惧就至关重要。

即使食物本身不应该含有某种过敏成分，但也总是有交叉接触或意外暴露的风险——装那块巧克力冰激凌的勺子之前还装过开心果榛子冰激凌；羽衣甘蓝片上撒有腰果粉；一张宽敞的自助餐桌上，菜肴看着人畜无害，实际却含有芝麻油和种子。坦率地说，我对某种食物的潜在安全性存疑、对食物标签进行推测、看着别人惧怕食物、替那个人感到担忧的经历数不胜数，足以让人发疯。

我在新冠肺炎大流行期间写了这本书。在这个充满压力的时期，我们都必须格外小心自己触摸过什么东西、去过什么地方、与谁社交过、离潜在感染者多远、参加公共活动的方式如何（尤其是在酒吧和餐馆），以及我们呼吸的空气安不安全。仔细想想，对于食物过敏的人来说，这种高度警觉并不是什么新鲜事。然而，与新冠肺炎期间不同的是，食物过敏的人可能会终身患病，并且在大流行结束后很长一段时间内仍将如此。食物过敏的流行极其复杂。事实上，食品相关疾病复杂多样，诊断也都并不简单，而且不是百分之百准确。这就使得情况更加复杂。

食物敏感谱！随着我对食物过敏研究的深入，有一点越来越明显，那就是疾病种类越来越多。许多疾病的致病原因尚不清楚，就常常被胡乱归入食物过敏的范围中（尽管这些疾病在体内可能有不同的作用机制）。在本书中，我们将把这一类食物疾病称为"伪装症"（masquerader）——吃了特定食物后可能引起症状的疾病，但不包括食物过敏特有的生物（基于免疫的）反应（因此伪装症与食物过敏在医学上的分类是不同的）。

在当前的医学和分子诊断学时代（例如，对肿瘤进行DNA测序以寻找突变源头、匹配控制癌症的潜在药物疗法），我们针对患者疑似食物过敏（尤其是这些伪装症）的症状做出准确诊断的能力并不高。我们还没有哪种简单的测试方法可以提供清晰可靠的诊断结果并提供治疗计划和治疗方法的。患者及其家人经常对我们无法确切诊断食物相关问题表示失望。伪装症通常不会危及生命，但可能引起不适症状，从胀气、腹胀、恶心和腹泻，到皮疹、口痒、鼻塞和头痛。这些症状和许多食物过敏的症状很像，因此也很容易将二者混淆。

食物过敏流行的界限非常模糊这种说法就不够全面。与癌症领域相似，与食物相关的疾病有许多不同的"类型"（types）和"亚型"（subtypes），但我们必须将这一医学领域作为一个整体来看待。除非我们采取全面的措施、考虑所有的变量并接受全新的思维方式，否则食物过敏流行就不会结束。潜在的上升空间是无限的。你永远不知道，在这个错综复杂的图景中解决其中一个问题将会给人类健康大图景中另一个问题的解决带来多大的帮助。在人类健康的大图景中，整体大于部分之和。

有什么可以帮助我们更好地理解和治疗食物过敏的流行呢？我们需要彻底改变看待食物过敏的方式：需要将其看作一个食物反应谱。在反应谱的一端是严重的食物过敏：剧烈激发免疫系统，使人无法吞咽或呼吸，被送进急诊室。而在另一端则是食物不耐受（或"敏感"）：不一定涉及免疫系统，但降低了患者的生活质量，因为食物不耐受使他们无法享受某些食物，否则将引发如肠道不适、疲劳或偏头痛的症状。患者的生活每天受到干扰，因为要选对食物才能避免痛苦，这给他们带来了额外的负担。在这两个极端之间，充满了错综复杂、互相重叠、令人困惑的各种疾病。

雪上加霜的是，有些疾病与食物无关，但由于其对消化系统的影响，症状可能与食物有关。例如，胃肠道疾病，如溃疡性结肠炎和克罗恩病［二者均属于炎性肠病（inflammatory bowel disease，IBD）］，就可能引发与食物过敏或不耐受相似的症状。某些食物可能会加重这些疾病，但不会直接致病，应单独治疗。第 4 章将会谈到一些疾病看似与食物过敏毫无关联，如自身免疫性疾病、心血管疾病，甚至癌症，但在体内错综复杂的隐藏机制中都可能存在令人惊讶的联系。

某种容易避开的成分可能会使张三突发单一疾病，但又可能让李四同时出现某个疾病大类下的多种疾病，如哮喘、湿疹、花粉热、乳糖和亚硫酸盐的不耐受、咖啡因过敏、花粉 – 食物过敏综合征［PFAS，即口腔过敏综合征（OAS）］、水果过敏或树坚果（tree nuts, 译者注：坚果分为树坚果和籽坚果。树坚果是具有坚硬外壳的木本植物的籽粒）、花生、芝麻和鸡蛋（生鸡蛋）过敏。因此你就能理解，这一切相当复杂，但如果使用谱系，我们就能正确看待处理这个问题，并提供一系列的解决方案。对于思考和应对食物过敏流行，这是一个前所未有的方法。本书为理解这一谱系提供了一个起点。但本书仍不够全面，因为我们每天都在学习许多关于疾病本身、疾病分类以及疾病间关系的新知识。

我的目标是消除大家对食物相关疾病的恐惧。事实上，恐惧可能会让人劳累不堪——害怕外出就餐，害怕参加晚宴，害怕工作期间过敏，害怕与他人分享食物，害怕旅行度假，害怕送孩子去别家过夜，去营地、主题公园、大型体育场参加体育比赛或去祖母家，以及害怕进食。近 20 年来，我的首要任务一直都是：改善儿童、成人、食物过敏和其他食物相关疾病患者的生活，减少疾病带来的恐惧和困惑。

当我第一次开始这一领域的工作时，接触了第一批食物过敏家庭。这让我很快意识到我们对这些疾病有多么不了解，还需要进行多少研究。这是医学中相对较新、了解较少且增长迅速的领域之一，需要我们利用 21 世纪的研究能力以获取更多知识、加深对该领域的理解。我看到食物过敏患者越来越多，在他们面对未知而艰难的新生活时，我几乎没有什么资源和信息可以与他们分享。我决心改变这一点。我有幸亲耳听到过这些病人讲述自己的故事，与他们的讨论帮助我发现了研究中的大漏洞以及下一步前进的方向。

问题开始在我脑海中盘旋：有多少人生活在食物过敏中？什么人会患病？更重要的是，为什么会患病？人类对哪些食物有过敏反应？为什么会过敏？为什么有些成年人吃某种食物吃了几十年都平安无事，有一天却会突然对其产生严重的过敏反应？是什么触发了这类过敏？某些食物过敏会比其他食物过敏更严重吗？食物过敏与许多人所说的食物不耐受或"敏感"之间有什么区别？有多少人以为自己有食物过敏，而实际上患的是一种或多种"伪装症"？无论我们面对的是真性食物过敏还是伪装症，诊断、治疗和管理这些疾病的最佳方法是什么？这些疾病对家庭和社区有何影响？我们怎么做才可以帮助患者应对日常挑战？我们能找到治疗方法吗？如何根治？这些治疗和潜在根治疗法是否人人有效，并且人人可得？

在收集了尽可能多的食物过敏相关信息后，我注意到，基本数据（如美国目前食物过敏患者的总人数）完全未知。了解这种疾病在全国范围内的严重性是改变受影响家庭的第一个关键步骤，因此，我与一支团队（由充满热情的研究人员和支持者组成）取得了联系，一起开始了工作。我们分别在西北大学费恩伯格医学院（Northwestern University Feinberg School of Medicine）、芝加哥安和罗伯特·H. 卢里儿童医院（Ann & Robert H. Lurie Children's Hospital of Chicago）建立了食物过敏和哮喘研究中心（Center for Food Allergy & Asthma Research, CFAAR），从临床、流行病学和社区的角度观察过敏，并了解了食物过敏对美国公共卫生的影响。

2011年，我和我的团队调查了4万多名美国人，确定8%的儿童（1/13）患有食物过敏，这相当于每个教室里大约就有2名儿童。最常见的食物过敏原是花生、树坚果、牛奶、鸡蛋、贝类、鳍鱼类、小麦、大豆和芝麻——这些都是美国饮食中非常常见的食物。由于食物过敏在后来的几年里成了一种被广泛讨论的公共卫生流行病，因此我们决定将这项调查重新分发给另外4万名美国儿童的父母。而与此同时，我们还从4万多名成人的样本中收集了数据，并询问了他们的食物过敏情况。你可能了解过这项调查，结果令人震惊。

我们过去认为，食物过敏几乎总是在生命早期开始。然而，我们团队与其他同事于2019年共同开展的一项研究推翻了这一观念，使得这一谜团变得更加复杂。最令人惊讶的发现是，在我们的调查中，几乎有一半的对食物过敏的成人在童年时都有过一些过敏，但在成年后又患上了其他类型的过敏，其中约有1/4的人是在成年后突然患上食物过敏的。那么问题又来了，是什么造成了这样的突变？这不再只是一个童年的问题。

数据慢慢清晰起来——多达数百万患有食物过敏或伪装症的美国人面临着四重威胁：生活质量显著降低、背负巨大经济负担、饮食选择受到限制、产生危及生命的过敏反应。多年来，这一直是我在社交聚会上经常谈论的话题。一旦我告诉别人我从事的是什么工作，他们的话匣子就会打开，我很快就会被问题所淹没（但也甘之如饴），我解决着他们的困惑、好奇和焦虑。你可能也注意到，在晚餐讨论中，谈到食物不良反应的情况越来越常见。如果你在大型聚会上随机询问客人是否患有食物过敏、不耐受或食物相关疾病，可能会有许多人举手。一些造成过敏的罪魁祸首听起来很典型，如花生和坚果；有些则可能会让你大吃一惊：龙虾、豌豆、蘑菇、鲑鱼、豆腐，甚至是红肉。我敢打赌，在你的客人中，一定会有人觉得很难定义食物过敏和不耐受之间的区别。他们会随意、交替地使用这两个术语。

每个人都有第一次发现自己患有食物相关疾病的轶事。作为一名致力于促进公共卫生的人，我发现和这些患者讨论他们食物过敏的原因不仅有趣，还很有启发性。很多时候，他们对病因的猜想都围绕着当今世界与他们成长时的世界有多么不同：

"我小的时候，每天在学校都会吃一个花生酱果酱三明治！我不敢相信现在教室里再也不允许吃花生了！"

"一定是做饭方式（引起我过敏的）。"

"过度加工的食品含有填充剂、防腐剂、转基因食品、精制成分和添加剂，会使我们的身体出现紊乱。"

"（问题出在）我们现在的耕作方式：大规模生产，加上有害的农用化学品，对吗？"

"今天的婴儿食品太商业化了。我婴儿时期的所有食物都是妈妈从零开始做的，并不是包装食品。"

"美国人太干净了；我们需要多在泥土中玩耍，这样才能让免疫系统保持活力，不会患上过敏。"

"我们泡在有毒化学物质中。我们接触的东西、吃进肚子的东西会使身体出现紊乱，并使我们的免疫系统开始攻击自己的身体。"

虽然这些理论中有一些正在接受科学研究，但事实是，在你一生的任何时候，你都有可能对几乎任何食物出现真性过敏、不耐受或其他伪装症，我们仍在努力寻找确切原因以及预防方法。首次食物过敏经历留下的创伤，无论是发生在 1 岁、3 岁、33 岁还是 63 岁时，都同样令人不安，并将改变一个人的一生。好消息是，在我们寻求预防和治疗食物过敏以及进一步确定过敏、不耐受和其他食物疾病之间的关系方面，未来是一片光明的。

除了常见的九大食物过敏原之外，你会越来越多地听到人们谈论各种其他食物引起的症状，如麸质、牛奶 / 乳制品、发酵食品、部分草药和香料、添加剂、染色剂、防腐剂、新鲜水果和蔬菜。麸质和乳制品会引发严重的胃肠道不适；水果会引发口腔刺痛；奶昔会引发严重胃痛；切达奶酪会引发偏头痛。这些症状都非常令人不安，但实际上可能都是食物不耐受的表现，或者食物敏感谱上的其他食物相关病症。这些"伪装症"包括乳糜泻、麸质或乳糖不耐受、花粉 – 食物过敏综合征、嗜酸细胞性食管炎（EoE）、亚硫酸盐和硝酸盐不耐受、食物蛋白诱导性小肠结肠炎综合征（FPIES）等，本书后续将深入讨论。我们要区分引起免疫系统反应的食物过敏和不引起免疫系统反应或至少不危及生命的"伪装症"，这一点很重要。

在研究中心，我们也一直在努力厘清食物过敏和其他食物相关疾病之间的混淆。我知道过多的术语，包括"过敏""不耐受""敏感性"会令人困惑，所以我会在本书中帮助大家厘清这些定义。我意识到，"食物敏感性"这个词在日常讨论中经常会用到（例如，"我对乳制品、鸡蛋和小麦敏感"），但医学界对它的定义并不明确。美国国家过敏和传染病研究所（National Institute of Allergy and Infectious Diseases，NIAID）仅区分"过敏"和"不耐受"，所以我将尽可能多使用这两个术语，适当的时候也会使用不同的措辞，其中一些会是大众所熟知的词语。

本书的部分目标是做出重要区分，建立一个通用的词汇库，并帮助人们管理所有类型的食物疾病。开展食物过敏研究的一大挑战就是，当我和医学同事谈论"食物过敏"时，我们通常想到的是同一种疾病：对特定食物的即时、基于免疫的过敏反应，通常两小时内发作。然而，在普通公众眼中，"食物过敏"一词常用来指各种各样的食物相关疾病，其中许多实际上并不是过敏。这种混淆是可以理解的，特别是因为一些食物既能引发过敏反应又能引发非过敏反应，而一些患者也可能同时患有过敏性和非过敏性食物相关疾病。

谈到食物过敏时，有很多灰色地带，因此使得这一话题模糊难懂。一个很好的例子就是牛奶，牛奶过敏是美国婴儿中最常见的食物过敏，牛奶不耐受也是最常见的食物不耐受之一，但这两种疾病是完全不同的。虽然两者都可能导致痛苦的胃肠道症状，但牛奶不耐受（乳糖不耐受）是由肠道中酶（乳糖酶）缺失引起的，并不是对牛奶中蛋白质的免疫反应。因此，这两种疾病的治疗方法大不相同。例如，许多牛奶不耐受患者可以食用少量牛奶，只要他们先服用含有乳糖酶的药物以帮助消化，就不会产生副作用。然而，并没有什么非处方疗法能让牛奶过敏患者安全食用任何量的牛奶，这就是为什么严格避开过敏原至关重要。

另一个灰色地带是小麦及其他谷物共有的麸质成分。当患者食用小麦或麸质后出现不良症状时，可能是对小麦蛋白过敏，也可能是对乳糜泻中的麸质不耐受，还可能是由其他原因引起的。尽管有共同的触发因素（食用小麦/麸质），但每种情况都需要不同的临床检测、管理和治疗。仅"麸质敏感"这一术语就引发了许多困惑和误解，我们后续将对此进行探讨。

鉴于食物过敏的症状和诱因与其他食物相关疾病之间有这么多的

相似性，也难怪很多人认为自己患有食物过敏。我之前就提到过，我们于2019年做的一项研究表明，近1/5的美国成年人认为自己目前至少对一种食物过敏。但在仔细检查了他们的过敏史以及过敏反应相关的器官症状后，我们确定大约只有1/10的美国成年人患有IgE介导型食物过敏（后续将详细解释这意味着什么）。很明显，数百万美国人在食用某些食物后仍会出现症状，每天仍要面临避免食用可疑食物的压力和焦虑。因此，在美国，受到食物相关疾病负面影响的人数可能接近9000万！这个数字相当惊人。

此外，在确实患有食物过敏的成人中，仅半数接受了医生诊断。我知道，作为成年人，我们很难像照顾孩子一样照顾自己，总是不到不得已时绝不看医生。但对疑似食物过敏的成年人来说，一定要咨询医生以真正了解自己患有何种食物相关疾病，这一点至关重要，看医生后也并不一定需要将过敏食物从饮食中移除。此外，因为药物和潜在治疗方法的数量正在迅速增加，咨询医生还可以帮助你学习并落实最新、最有效的食物管理策略。

《食而无惧》一书为你提供了了解食物过敏和其他食物相关疾病的科学事实和指导，帮助患者自信安全地生活。我们将研究最新科学，在身体功能障碍看似不同的诱因之间寻找潜在联系，甚至揭示肠道健康和过敏之间惊人的密切关系。我们将回答数百万人在完成过敏测试后经常面临的问题：如果不是过敏，又仍有症状，那么到底是什么问题？也许没有什么比生病还得不到正确诊断更令人沮丧了。你不想听到这一切"都是你自己想象出来的"。

本书将科学知识提炼成了有意义的术语和实用的要点。每个读者在阅读本书时都有自己独特的情况、条件和个人健康风险因素，但有一些普遍概念和经验教训是大家都可以学习的，也有一些策略大家都可以实施。本书每一章都以"无所畏惧的事实"结尾，以类似备忘录的形式总结该章的主要思想，便于阅读和知识的应用。并非每一条信息都与你相关，但全面掌握这些信息将最终对你有帮助，并增加你的自主权。我希望通过了解各种食物相关疾病以及应对这些疾病的方法，你可以过上充实、有趣、充满活力的生活，不会感到限制或束缚。我也为教育者、医疗服务提供者和监管者提供了他们需要的关键信息，为实现积极变化作出贡献。在接下来的章节中，我们将从解决最大的问题开始：为什么？为什么21世纪在科技和医学方面给我们带来了惊人的进步，但在食物相关疾病方面，我们却目睹了病例的攀升、在疾病面前几乎没有办法？是什么因素使得这种疾病变得如此复杂多样？

在全面了解这一趋势背后的推动因素后，我们将转向我们能够做什么、应该怎么做的问题。我们将深入讨论多种食品相关疾病的检测、诊断、治疗和管理的循证"最佳实践"（以及我自己的框架：识别并赋权；治疗；管理与预防；健康生活）；对父母、看护人和教育工作者的指导；为解决成年期食物相关疾病（尤其针对新发病、突然发病的过敏）提供的支持；以及社会整体如何能扭转并终止食物过敏流行的见解。最终结果是什么？是改善每个人的健康、摆脱对食物的恐惧、过上更自由的生活、实现食物自由！

你可能听说过口服免疫疗法等革命性疗法，这是一种新兴的医学实践，旨在帮助人们应对食物过敏并"再造"他们的身体，使他们能够耐受特定量的食物过敏原，以减少危险的过敏反应。该疗法的科学原理同样用以帮助癌症患者调整免疫系统，以打击癌细胞。由于免疫疗法的技术进步再加上针对每个患者的癌症类型和基因组学（所谓的精密医学）制定个性化疗法，免疫疗法在癌症领域的治愈性将不断提高，同样地，免疫疗法和精密医学的结合也将足以改变食物过敏问题的现状。

其他疗法，包括疫苗、斑贴脱敏和生物疗法，也正在发挥作用。哪些患者适合这些疗法呢？这些疗法又是如何发挥作用的呢？它们有听起来那么有前景吗？2020年，美国食品药品监督管理局（Food and Drug Administration，FDA）批准了首个针对儿童花生过敏的"治疗方法"。但这是否能成为我们为100万花生过敏儿童提供的长期解决方案呢？在这些儿童中，只有1/5的儿童长大后可能摆脱花生过敏。这些都是需要解决的重要问题。本书每一章都饱含智慧，不仅来自我自己的研究，也来自食物过敏这一广阔且不断发展的领域中许许多多其他科学家和专家的研究。我周游世界，就这个爆炸性话题举办演讲、为听众提供知识。你接着读下去就会发现，在世界上的其他地方，不论食物相关疾病的问题是几乎不存在，还是像在美国一样影响数百万人，我们都可以通过观察这些地方学到很多知识。希望就在眼前。

在你继续阅读之前，我想分享我最喜欢的一句话，这是玛娅·安杰洛（Maya Angelou）的名言之一，也是我写下这本书的原因："当你学有所悟，传授你的领悟；当你业有所成，回馈你的成就"。在我的职业生涯中，我学到了很多，我想和你分享这些知识。此外，你购买这本书也是在回馈，因为书籍部分收益将捐赠出去，用于为有需要的人运送食物。在新冠肺炎的时代，我们看到很多人需要排长队等待食物，我们的目的是帮助人们"食而无惧"地得到食物。因此，现在，我想请你加入我的旅程，一起消除恐惧，让食物再次成为你我的朋友！

测试你的食物智商

你对食物过敏了解多少？完成以下正误（T/F）判断来做个测试。面对问题不要思考太久，尽你所能回答（本测试不是打分制）。答案在测试题之后。读完这本书，你将对这些话题有一个全面的了解。

1. 使用手部消毒凝胶（如普瑞来洗手液）是一种有效去除手部食物过敏原的方法。T/F

2. 出现严重过敏反应应首先服用抗组胺药，如苯海拉明（Benadryl）。T/F

3. 食物过敏很罕见。在美国，每100人中仅有1人受其影响。T/F

4. 食物过敏和不耐受／敏感仅发生在儿童期。T/F

5. 对某些生鲜蔬果中的花粉样蛋白质过敏会引发口、脸、唇、舌和喉咙发痒肿胀，这属于口腔过敏综合征。T/F

6. 与白人同龄人相比，黑人／非洲裔美国人中食物过敏（无论是过敏，还是不耐受）不太常见。T/F

7. 当婴儿对新食物产生过敏反应时，最常见的症状是出现荨麻疹或呕吐。T/F

8. 大多数情况下，食用牛奶或小麦（麸质）引起的腹胀／胀气可能是食物过敏。T/F

9. 婴儿湿疹是食物过敏发生的危险因素。T/F

10. 食物卡在食管中可能是患有慢性食管炎性疾病，称为嗜酸细胞性食管炎（EoE）。T/F

11. 孕妇应避免吃花生或产后过早让孩子接触花生。T/F

12. 预防性过敏原标签，如"本品可能含有"标签，受到FDA的严格监管。T/F

13. 食物过敏在农村居民中比在城市居民中更常见。T/F

14. 亚硫酸盐不耐受患者无须避免使用磺胺类抗生素。T/F

15. 网上购买和药房购买的食物过敏测试非常有用，可用于确定自己应该避免的过敏食物。T/F

16. 典型的西方饮食会对你的免疫系统和炎症机制产生不利影响。T/F

17. 如果你患有食物过敏或食物相关疾病，过敏反应一般几分钟内就会发生。T/F

18. 对味精（MSG）不耐受的人建议长期携带肾上腺素自动注射器。T/F

19. 检测血液中多种食物暴露［通常一个检测组套（panel test）检测 90~100 种食物］的 IgG 抗体水平可以帮助你明确识别食物过敏和不耐受。T/F

20. 食物过敏永远不会改变；过敏要和你一生相伴。T/F

答案：

1. F	11. F
2. F	12. F
3. F	13. F
4. F	14. T
5. T	15. F
6. F	16. T
7. T	17. F
8. F	18. F
9. T	19. F
10. T	20. F

解读你的食物过敏：问卷

在解决你的食物过敏这一问题上，如果必须迈出第一大步，这一步会是了解过敏。终止过敏也好，管理过敏也好，第一步都在于你。解决食物过敏一部分靠科学，一部分靠技巧。尽管医学中我们有许多高科技工具可用，但诊断食物过敏并不像许多人想象的那么简单直接。我研究食物过敏，所以你可以想象，当我发现多达 1/5 的美国成年人自称患有"食物过敏"时有多惊讶。我们很快就明白了，谈到食物过敏，人们有太多太多的困惑。在本书中，我想帮助人们了解自己患有的疾病、可能的致病原因、体内的机制，以及正确诊断、管理，甚至治疗的方法。

不幸的是，除非你的疾病很容易诊断，并且没有因其他疾病造成恶化，否则找出食物过敏根本原因的过程可能会非常复杂、令人烦恼。因此，你对自己的过敏故事描述得越详细，你自己的过敏经历就能越少依赖艺术和伪科学，更多基于数据和科学。

本书将为你提供解码自身特殊疾病所需的信息。本书开头有一个很有帮助的练习：使用以下清单来组织你的想法和个人信息。问卷旨在帮你为看医生做好准备，让你了解可以和医生谈什么。我也知道，你想尽快得知该怎么做。尽管你会在这本书里发现许许多多需要考虑的问题，但在你进一步阅读并将这些想法应用到生活中时，以下问题仍会给你提供一些可以思考的概念。你的回答将帮助自己充分利用这本书，并尽早找到解决方案。

说明：根据你（或你患有食物相关疾病的亲人）的情况，尽可能多地回答以下问题，并将此清单带给你 / 他们的医生。这些问题概述了你 / 他们的病史和经历，这些因素在医疗服务提供者评估食物相关疾病时至关重要。

通过确定自己对食品不良反应的程度，你希望实现什么目标？

什么食物让你不适？全部列出来，无论是全食物（极少加工的，如桃子、鸡蛋）、食物种类（如乳制品、贝类），还是通常与其他成分共存的成分（如麸质、亚硫酸盐、糖）。

1.

2.

3.

4.

家族史：

病症	妈妈	爸爸	兄弟姐妹
湿疹			
哮喘			
花粉热			
食物过敏			
自身免疫疾病			
乳糜泻			

你是否被确诊患有任何其他疾病？

☐ 过敏性疾病（如湿疹、花粉热、哮喘）

☐ 代谢疾病（如胰岛素抵抗、糖尿病）

☐ 消化系统疾病［如肠易激综合征，炎性肠病（克罗恩病或溃疡性结肠炎），胃食管反流病（GERD）］

☐ 自身免疫性疾病（如乳糜泻、慢性疲劳、银屑病、纤维肌痛、桥本甲状腺炎、类风湿性关节炎）

☐ 其他（如抑郁症、严重感染）

你是否在服用任何药物、维生素或补充剂，包括任何与食物疾病无关的药物、维生素或补充剂？

　　☐ 是（如果是，请列出）

　　☐ 否

环境史：

你的主要住所历史多久了？你在那里住了多久？

这个住所有地毯吗？ Y/N

淹过水吗？ Y/N

有宠物吗？ Y/N

对于每一种给你造成不适的食物：

☐荨麻疹	☐呕吐
☐皮疹、皮肤瘙痒	☐喉咙发紧
☐咳嗽、哮鸣、气急、呼吸困难	☐吞咽困难
☐胸痛	☐食物"感觉卡住"
☐打喷嚏	☐口腔或嘴唇刺痛或发痒
☐流泪或红眼	☐头晕、头昏眼花
☐流鼻涕或鼻塞	☐末日来临感
☐胃痛、绞痛、腹胀、胀气、肠道不适	☐面部、舌头、喉咙、腹部或四肢肿胀
☐胃灼热（烧心）、胃酸倒流	☐大便带血
☐腹泻或便秘	☐不明原因的体重增加或减少
☐恶心	☐湿疹

☐ 头痛、偏头痛 　　　　　☐ 昏睡、不适

☐ 关节痛 　　　　　　　　☐ 对食物的焦虑

☐ 大脑模糊，无法集中注意力 ☐ 易怒或神经质

☐ 其他＿＿＿＿＿＿＿

你的主要症状是什么？（给所有适用项打钩）

你在几岁时首次出现食物相关症状？

当你对这种食物产生不适反应时，反应是何时开始的？

　　　☐ 进食后 15 分钟内

　　　☐ 15 分钟 ~ 2 小时

　　　☐ 2 小时 ~ 24 小时

　　　☐ 超过 24 小时

　　　☐ 我不知道

你是否接受过食物过敏或敏感/不耐受测试或评估？*

　　　☐ 是，由医疗专业人员进行（如果是，是哪种类型的临床医生？
　　　　诊断结果是什么？建议采取哪些措施来管理、治疗和预防）

　　　☐ 是，使用了商店购买或邮购的（非处方）敏感性试剂盒（如
　　　　果是，结果如何）

　　　☐ 否

　　　＊请确保看医生时带上检查结果。

你是否尝试过特定的饮食以期治疗自己的疾病？

　　　☐ 是，我的症状改善了（请详述）

☐ 是，我的症状恶化了（请详述）

☐ 是，我没有看到任何变化（请详述）

☐ 否

你是否尝试过任何其他（非饮食）疗法来控制症状，包括处方药或非处方药？

☐ 是，我的症状改善了（请详述）

☐ 是，我的症状恶化了（请详述）

☐ 是，我没有看到任何变化（请详述）

☐ 否

你生活中的某些活动或某些时刻是否似乎会加重你的不适反应？如运动、饮酒、服用某些药物、月经、旅行、急性压力期。

☐ 是（请详述）

☐ 否

☐ 我不知道

信息就是力量。你对自身经历的跟踪越多，就需要使用越多信息来识别、管理、治疗和最终控制你的病情，并预防未来的发作。在本书的后续部分，我将介绍一个首字母缩略词——STOP，这将进一步帮助你找到解决方案。这里有一个快速预览。

让我们先对食物过敏有一个全面的了解，接着你就会得到需要的信息来规划自己的食物自由之路。

看诊指导：

你的故事是什么？

　　我喜欢贝类，吃了有大半辈子了。大约一年前，我 31 岁，一天吃完贝类，喉咙就开始不舒服，脖子出现了几个荨麻疹，伴随发痒。要做到彻底戒掉贝类真的不容易，我也努力了，但偶尔吃一些，还是会出现类似的症状。

　　我这辈子都对花生和核桃过敏。我现在已经成年，但很多食物(包括西红柿、鳄梨、芒果）服用后仍然会出现轻微的过敏症状以及口腔刺痛，有时还会爆发皮疹。我已经很长一段时间没有吃坚果，也没有出现过敏反应了，但我从小到大就没有看过过敏专科医生。

　　我有一个 15 岁的孩子对芝麻和花生过敏。要避开这些食物很不容易。他最近就过敏了，当时我们给他用了肾上腺素，并送往急诊科，到医院又用了一轮肾上腺素并输氧，还用上了沙丁胺醇（舒喘宁）加类固醇治疗，因为他还患有哮喘。我真心希望他能在上大学之前接受治疗。我希望他和朋友出门的时候能不用再担心过敏。

人到中年，我开始限制饮食中的许多食物——主要是麸质、小麦、乳制品、大部分水果、所有豆类、坚果和种子，因为我觉得自己对这些食物敏感或过敏。我有慢性胃肠道问题（胀气、腹胀、腹泻、便秘），无法控制体重，偏头痛每月至少会发病一次。现在我40岁了，正在进一步控制某些食物的摄入，同时还得与饮食紊乱的问题作斗争。我想知道，到底是什么食物造成了我的不适？我是否真的对什么东西"过敏"？还是这一切都只是我的臆想？

我家宝宝6个月大，患有湿疹。我试着让她接触花生的方式是把花生酱和水拌在一起。第一次吃时没事。第二次吃，她的嘴周围就长了皮疹。我担心她对花生过敏，就不再喂她花生了。

当我进入更年期时，身体变化巨大，无论尝试什么样的饮食来保持体重（和理智），都失败了。我也长期疲倦无力、胃部不适、头脑昏沉、没有运动的动力。所以，我买了一个网上或药店里经常做广告的居家食物过敏试剂盒，发现自己对许多一直在吃的食物过敏，这让我有些震惊。但后来一位朋友说，我可能不是真的过敏，除了要看过敏症专科医生之外，还应该考虑看看胃肠科医生和营养师，以了解情况。

我是一位50岁的妇女，长了"成人痤疮"。这真的很讨厌。腹胀、腹泻、腹痛、便秘、口臭、反酸的问题也都比以前更频繁了。这些症状之间有联系吗？由于工作和家庭的原因，我承受着很大的压力，吃得很差，这使得情况更加糟糕。我不知道是什么导致了这些问题，但我需要尽快解决。

虽然你个人的故事对你来说很独特，但随着食物过敏和相关疾病的增加，许多其他人也或多或少经历过你的故事。我希望在这本书里为你提供答案和指导，并希望你继续分享你的故事。

目 录

第二部分
寻找食物自由
识别并赋权；治疗；管理与预防；健康生活

—— 第一部分 ——

食物敏感谱

你处在哪里？

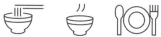

第 1 章

身体的反抗

21 世纪食物过敏的惊人增长和对答案的探寻

贾米森·福罗帕斯（Jamison Vulopas，JJ）两岁时食用了一种看似无害的酸奶油洋葱薯片（添加乳制品制成），人生中第一次爆发了严重过敏反应，从那以后，他长期承受着严重症状的折磨。尽管他长大后终于不对花生（一种豆类）和鸡蛋过敏了，但他一生都对牛奶和坚果过敏。小时候，在父母的帮助下，他学会了如何处理自己的过敏反应。父母保证家里环境安全，给他提供额外的保护。但过敏没这么简单。当他上中学时，JJ 决定不能再让自己的过敏症限制自己。他不想成为别人口中"那个食物过敏的孩子"，不希望别人只知道自己是"那个不能喝牛奶、不能吃坚果的人"。是时候走出情绪外壳、完全掌控过敏，并将其转化为积极因素了。

他最终也做到了，JJ 在高三那年当上了班长，去了宾夕法尼亚大学读书，在那里，他写了自己的第一本书《不毛之地》（*Land of Not*），教同样患有过敏症的孩子如何控制好自己的病情，并与疾病保持健康的关系。很快，这本书不仅仅启发了有过敏症的孩子，更激励了所有自卑、觉得自己"不如"同龄人的孩子。这本书的中心思想很简单：做你自己喜欢的事，拥抱你所拥有的，你就是你，让自己生活在"我可以"的土地上。如今，JJ 已经拿到了大学学位，正在纽约金融界打拼，闲暇时候会维护网站，撰写文章，记录基于"我可以"理念的健康、安全和赋权主题书籍。

我在 2018 年的一次食物过敏会议上遇见了 JJ，当时他主动找我，把他那本令人惊叹的书送了一本给我。我立即被他的热情、才华和想要影响世界的渴望所打动。大约一年后，我同样患有食物过敏的女儿和 JJ 合著了另一本书，指导学校如何与学生介绍、讨论食物过敏。JJ 是一个完美的例子，代表了孩子在成长过程中因为自己患有食物过敏而缺乏安全感的情况，以及他们如何最终给自己提供力量，并学会保护自己，将自己的处境转变为积极的一面。你可以学会欣赏疾病、向他人提供科普教育。我相信 JJ 一定会取得非凡的成就，并与世界分享他来之不易的经验。尽管他仍旧需要每天惦记着自己的食物过敏，但疾病已经不再给他带来恐惧和忧虑。JJ 现在正针对自己的过敏原接受口服免疫治疗（见第 7 章），但他仍旧克服了疾病带来的局限性、茁壮成长着，并充分享受生活。和其他与食物过敏共处了大半辈子的年轻人一样，JJ 学会了无论身在何处——在家、工作、与朋友外出，还是在社区的任何地点，都要全身心投入。

当我所在的小组询问年轻人从食物过敏中获得了什么样的积极特质时，最常见的回答是自我支持能力的提高和面对他人更具同理心。这些特质是所有父母都希望在孩子身上看到的，而 JJ 也充分体现了这些令人钦佩的特质。这也反映了一种任何聪明人（不论年纪）都会学习的态度：通过提高自己的意识、学习正确的知识、支持自己、共情他人，我们就可以做到面对任何食物相关疾病都无所畏惧。

这种 21 世纪流行病的范围

我在引言中就指出了，2011 年是我所在领域的一大转变之年，当时我在食物过敏和哮喘研究中心（CFAAR）的团队在《儿科》杂志（*Pediatrics*）上发表了一篇预估文章，在预估美国儿童食物过敏患病率和严重程度方面，这篇文章是迄今为止最全面、引用最广泛的。此外，2018 年发布的最新数据也揭示了食物过敏和食物不耐受之间的关系。随后，我们于 2019 年在《美国医学协会网络开放杂志》（*Journal of the American Medical Association Network Open*）上发表了一篇广为人知的文章，突出了成年人群体中令人吃惊的食物过敏问题。

每隔 3 分钟，就会有 1 名美国人因食物过敏被送往急诊室。在美国，每年至少有 100 万患者因食物过敏接受紧急医疗护理。我们的数据估计，美国有高达 3 200 万人患有食物过敏，其中 600 万为 18 岁以下儿童（约占儿童总人口的 8%）。提醒一下，这是每 13 名孩子中就有 1 名，或者说每间教室里大约就有 2 名孩子患病，每 10 名成人中就有 1 名患病。美国疾病控制和预防中心（CDC）报告称，1997—2011 年，儿童食物过敏的患病率增加了 50%。大约 40% 的食物过敏儿童会出现严重的过敏反应。患者可能对任何食物过敏，但前九大食物过敏原是花生、牛奶、贝类、树坚果、鸡蛋、鳍鱼类、小麦、大豆和芝麻。

我和同事最近公布的数字表明，大约 40% 的食物过敏儿童对不止一种食物过敏。重要的是，一旦食物过敏，不论是在经济上还是在情感上都要付出巨大的代价。我的研究估计，美国家庭每年总共要花费近 250 亿美元来照顾食物过敏的儿童（特殊饮食和药物、更换工作甚至搬家以靠近理想的医疗护理机构；有食物过敏儿童的家庭每年平均要多花 4 000 多美元）。社会代价也不可忽视：大约 1/3 的食物过敏儿童称自己曾因过敏受到霸凌。食物过敏的成年人还要承受精神折磨和财务压力，更不用说对其生活质量的重大损害。正如我已经提到的，虽然许多食物过敏是在婴幼儿时期发病的，但在 2 600 多万名食物过敏的美国成年人中就有近一半（约占所有成年人的 10%）的人至少有一种过敏症是在 18 岁之后发病的。在这 2 600 万美国成年人中，25%的人在成年后才首次出现食物过敏反应。

尽管影响多器官系统并导致呼吸困难、血压下降和呕吐等症状的急性严重过敏很罕见，但在 2007—2016 年，19~30 岁年龄组中严重过敏反应（anaphylaxis）这种可怕疾病导致的医疗索赔数量上升了883%。食物过敏是最常见的严重过敏反应发病原因之一，占所有过敏反应病例的 30%~50%，占儿童过敏反应病例的 81%。超过 50% 的食物过敏儿童和成人称在过去一年中发生了过敏反应，1/4 的儿童和成人需要使用肾上腺素。此外，在过去一年中，每 5 名食物过敏儿童中就有 1 名因食物过敏反应前往急诊科就诊。

然而，这并不仅仅是在美国流行。当前的全球趋势表明，食物过敏人数正在以惊人的速度增加，特别是在发达国家。在澳大利亚，每10 名婴儿中就有 1 名患有食物过敏，这是世界上报告食物过敏发生率最高的国家。在全球范围内，我们看到食物过敏病例也越来越多。我去澳大利亚、印度和欧洲的时候和许多人谈到了食物过敏和食物相关疾病（如不耐受和许多人所说的"敏感"，但这些严格意义上并不算过敏或过敏性疾病）日益流行的问题。但是人们混淆了这些术语，他们不明白自己体内的变化，也不知道如何应对自己的症状。大约 20%的美国人认为自己可能患有"食物过敏"，但如前所述，其中约一半人可能并没有免疫介导的食物过敏，患的其实是别的食物相关疾病，如不耐受。此外，只有 5% 的人得到了医生的诊断，其余 15% 的人都还没有真正了解自己的情况就不敢再吃某种食物了。

什么是真正的"食物过敏"呢？从定义上说，食物过敏是指由于接触食物而持续引发有害免疫反应的医学疾病。关键要记住：人体的自然防御系统（免疫系统）也参与其中；免疫系统被启动，就像是在应对一个可怕的入侵者。这种被称为过敏反应的免疫反应之所以会发生，是因为免疫系统将食物中的某些蛋白质视为威胁，而非无害的营养物质。引发这种反应的蛋白质被称为过敏原（allergen）。食物过敏反应的症状轻则口痒、出现若干荨麻疹，重则喉咙紧缩或肿胀、呼吸困难、血压下降。过敏反应的症状由于过敏类型、食物量以及患者的不同而各不相同，对人的影响和严重程度也不一样。最危险、最严重的过敏反应便是严重过敏反应。同一个体可能出现多种类型的过敏反应，先前反应较轻并不意味着未来就不会加重。

九大主要食物过敏原

花生	牛奶	鳍鱼类（如鲑鱼、鳕鱼、
树坚果（如核桃、山	鸡蛋	大比目鱼、鲶鱼）
核桃、杏仁、腰果、	贝类（如龙虾、虾、蟹、	大豆
榛子、巴西坚果、开	蛤、贻贝、牡蛎）	小麦
心果）		芝麻

注意：坚果（nut）一词经常被广泛使用，但所指并不一定是树坚果。例如，松子是籽坚果（译者注：坚果分为树坚果和籽坚果。籽坚果是指瓜、果、蔬菜、油料等植物的籽粒）。虽然 FDA 将椰子标为树坚果，但椰子实为水果。同样，肉豆蔻、荸荠、东南瓜和乳木果都与椰子一样不是树坚果，对树坚果过敏的人通常对它们耐受良好。此外还需注意，尽管 30% 的花生过敏患者也对至少一种树坚果过敏，但树坚果

过敏不一定意味着此人就会对花生过敏。树坚果也各不相同，患者可能对其中一些过敏，对另一些又不过敏。最近的研究也发现，某些树坚果之间，如腰果和开心果，核桃和山核桃，相互有所联系。树坚果过敏患者通常可以正常食用籽坚果，如芝麻、向日葵和南瓜。

食物不耐受的常见过敏原

乳制品	胺**	味精
麸质	亚硫酸盐	食用染色剂
咖啡因	果糖	
水杨酸盐*	酒精	

* 水杨酸盐是植物（水果蔬菜）中的天然化合物。
** 胺是食物中蛋白质分解的产物。奶酪、巧克力、葡萄酒、啤酒、酵母抽提物和鱼制品都富含胺。它也存在于某些水果蔬菜中（如香蕉、鳄梨、西红柿和蚕豆）。

过敏与不耐受

在深入食物过敏和不耐受的世界之前，需要先明确定义两者的区别。尽管人们通常会交替使用这两个术语（例如，"乳糖不耐受"并不是牛奶过敏），但两者并不相同。根据美国国家过敏和传染病研究所（NIAID）的数据，食物过敏的定义是"暴露于某种食物时由特定免疫反应引起的可再现不良病症"，而不耐受是对无已确定或可能的免疫机制的食物产生的可再现不良反应。如前所述，敏感一词常用，但在医学文献中并未明确定义。因此，鉴于本书的目的，也为了准确起见，不耐受一词在本书中将包括通常所说的敏感。

这就是特异性免疫系统反应（过敏）与消化系统反应或代谢反应（不耐受）之间的关键区别，后者的症状是由其他机制诱发的。但是两者体征和症状经常会重叠，症状也常同时出现，因此有时想要做出正确诊断就很困难。区分这两大类食物问题的主要界线在于免疫系统是否参与以及如何参与。食物过敏与免疫系统有关，是对食物的免疫介导反应（immune-mediated reactions）。将在第 2 章中深入探讨其中最常见的一种：免疫球蛋白 E（IgE）介导反应。

IgE 介导反应通常是由称为 IgE 的过敏性抗体引起的对食物的立即反应。对某些触发因素（如花生、桦树花粉、尘螨）过敏的人会产生特异性 IgE 抗体，这些抗体仅对这些特定触发因素产生反应。当过敏患者暴露于过敏原时，这些过敏原到达细胞（如肥大细胞）周围，细胞表面具有专门识别这些过敏原的 IgE 抗体，随后这些细胞释放化学物质（如组胺），从而引起过敏反应。

还有一些非 IgE 介导型食物过敏，是在免疫系统中除 IgE 抗体外的其他部分被激活时发生的。非 IgE 介导免疫反应以前非常罕见，但现在正在增加，其中一个例子就是食物蛋白诱导性小肠结肠炎综合征（food protein–induced enterocolitis syndrome，FPIES，发音为 F-pies）。这种综合征最常由谷物（如小麦、大米、燕麦、大麦）和乳制品（如牛奶）引起，通常开始在婴儿期发病，患儿往往长到两岁就能痊愈，但两岁以上的儿童和成人也可能发病。非 IgE 过敏反应的症状通常在摄入食物数小时后才会出现，主要发生在胃肠道中。最常见的症状包括剧烈呕吐、腹泻和腹胀。FPIES 的标志性症状是剧烈呕吐，这使得孩子突然出现这些症状时父母常会误以为是"病毒性胃肠炎"（stomach bug，译者注：病毒性胃肠炎在英语国家常被口头称为 stomach bug 或 stomach flu），直到孩子反复接触过敏食物导致症状反复出现。FPIES 反应可能会很严重，会因大量呕吐、腹泻和其他症状而导致严重并发症。最近的一项回顾性研究得出结论："尽管目前尚无 FPIES 致死病例的报告，但急性反应可能会导致低血压和体温过低。"

同样，食物蛋白诱导性过敏性直肠结肠炎（food protein－induced allergic proctocolitis，FPIAP）也很罕见，但如今诊断病例也越来越多，通常从出生后几个月开始发病，患儿其他方面都很健康，但会出现直肠出血。如果患儿是母乳喂养，则可能是由于母亲喝了牛奶，患儿对牛奶过敏；如果患儿是奶粉喂养，则可能是患儿直接对牛奶过敏。另外，与 FPIES 一样，FPIAP 往往会随着时间的推移自行消退，但它是婴儿期结肠炎（colitis）的主要原因之一。食物性肺含铁血黄素沉着症（food-induced pulmonary hemosiderosis，又称海纳氏症候群，Heiner syndrome 或称牛乳超敏反应，cow's milk hypersensitivity）是对牛乳的一种过敏反应，会使儿童出现肺部症状和其他问题，如呼吸道感染、贫血和肺炎。在非 IgE 介导型食物过敏中，食物性肺含铁血黄素沉着症是一类鲜为人知且十分罕见的疾病。更复杂的是，可能存在 IgE 和非 IgE 混合反应，如嗜酸细胞性食管炎（EoE）或嗜酸细胞性胃肠炎（eosinophilic gastroenteritis），我们在后续章节再深入探讨这些罕见的疾病。目前，让我们先记住，与食物过敏相比，食物不耐受并不是由对食物的免疫反应引起的。

食物不耐受症状

食物过敏的症状可涉及任何器官系统，可引发荨麻疹、肿胀、瘙痒、哮鸣、由喉咙和气道收缩引起的呼吸困难和吞咽困难、头晕、脉搏微弱、呕吐和胃痛；而食物不耐受的症状经常仅限于消化问题，如腹胀、腹泻或便秘、恶心、胃痉挛和胀气。与 IgE 介导型食物过敏不同，食物不耐受的症状通常不太严重，也不会导致严重过敏反应。

食物过敏 / 不耐受可由多种情况引起，其中包括：

→ 消化道失调，可能缺乏消化某种食物所需的酶，因此有代谢性食物不耐受（例如，乳糖不耐受的人不能消化乳糖，因为他们的肠道中缺乏乳糖酶。同样，这并不是对牛奶中蛋白质的过敏反应）。

→ 对食品添加剂或防腐剂有过敏反应，如味精、人造色素、亚硝酸盐或亚硫酸盐（例如，用于保存干果、罐头食品和葡萄酒的亚硫酸盐可在敏感人群中引发哮喘）。

→ 对所摄入食物中的化学物质产生过敏反应，如咖啡因、胺（尤其是天然存在于陈年食品中的组胺，如某些葡萄酒、奶酪和熏制或腌制的肉类）、水杨酸盐（一组天然存在于许多水果、蔬菜、坚果、咖啡、果汁、啤酒和葡萄酒中的植物化学物质），甚至药物，如阿司匹林（阿司匹林恰好是水杨酸盐家族的一种化合物；含有水杨酸盐的食物会使阿司匹林敏感患者出现症状）。

→ 患有肠易激综合征（IBS），这是一种导致腹部绞痛、便秘和腹泻的慢性疾病，也可能在摄入某些食物后突然发作，但 IBS 不是食物过敏。这是除食物过敏或不耐受外众多必须明确诊断的疾病之一；因为它的症状类似于食物过敏或不耐受，这种严重的疾病可以保持"伪装"，需要时间发现。炎性肠病（IBD），如溃疡性结肠炎和克罗恩病，也需要单独区分和治疗，不过患者的一些饮食调整也类似于食物过敏和不耐受患者的饮食管理。

→ 患有半乳糖血症（galactosemia）（字面意思"血液中的半乳糖"），因此无法消化半乳糖这种糖类碳水化合物。半乳糖来自含乳糖的食物（乳制品和母乳）、豆类和部分水果蔬菜，可在血液中积聚，并危及生命（这是一种由遗传突变引起的罕见疾病，通常通过新生儿筛查在婴儿中发现）。

我应该指出，对某些药物的反应也可能出现在食物敏感谱上。有些人确实患有免疫介导药物过敏（如对青霉素、化疗药物过敏），这种疾病可能刺激免疫系统并导致严重过敏反应。有些人则仅仅对药物的副作用敏感，或者服药后症状类似药物过敏但又不涉及免疫系统。后一种情况被称为非过敏性超敏反应（nonallergic hypersensitivity reaction），又称假性药物过敏反应。常见例子包括使用成像测试染料或治疗疼痛的阿片类药物和非甾体抗炎药（nonsteroidal anti-inflammatory drugs，NSAIDS）后出现症状。

不仅是食物：除食物外的其他触发因素也可能引起严重过敏反应

常见触发因素包括昆虫叮咬（如蜜蜂、火蚁叮咬）、药物（如抗生素、非甾体抗炎药、化疗药物）和天然乳胶。多达 1/4 的癌症患者会在经历若干轮治疗后对化疗药物产生过敏反应。对乳胶过敏的人在食用某些食物时会有过敏反应，包括鳄梨、香蕉、板栗、猕猴桃、西番莲、李子、草莓和番茄。这是因为乳胶中导致乳胶过敏的蛋白质在这些水果中同样存在。有些人甚至对运动也有不良反应，但这些反应通常与一定时期内的食物摄入同时发生（更多关于运动诱导型过敏反应的描述见后面章节）。

虽然一想到某种食物就会让你反胃或恶心，但这既不是食物过敏，也不是不耐受。长期压力或心理因素可能才是背后的罪魁祸首，但人们对这一点了解甚少（任何经历过食物中毒并此后对特定食物产生厌恶的人都知道，我们与食物的关系可能具有深刻的经验性和情感性）。我们接下来会谈到一个全新的概念：FODMAP，它就是食物过敏或不耐受的一大诱发因素。

FODMAP（读作 fod-map）

FODMAP 的全称是"可发酵寡糖、双糖、单糖和多元醇"（fermentable oligo-, di-, monosaccharides and polyols）。FODMAP 是一组天然存在于许多食物中的短链碳水化合物，会导致消化困难。对于对这些碳水化合物敏感的人来说，FODMAP 很难被小肠吸收，因而会转移到大肠。在大肠中，天然存在的肠道细菌会将它们分解并"发酵"，把它们作为燃料消耗掉，这一过程会导致胀气和腹胀。这些碳水化合物还具有渗透特性，即它们会将水吸入消化系统，导致腹泻和不适。FODMAP 不耐受在肠易激综合征（IBS）患者中非常常见；高达 86% 的 IBS 患者如果采用低 FODMAP 饮食，消化症状就会减轻。富含 FODMAP 的食物包括苹果、朝鲜蓟、花椰菜、抱子甘蓝、洋葱、花椰菜、卷心菜、牛奶、软奶酪、蜂蜜、面包、扁豆等豆类以及啤酒。

与大多数食物过敏患者不同，食物不耐受患者通常能够安全摄入少量不耐受食物，或者症状的严重程度可能与每次接触的食物量成比例，又或者，他们可以避免不良反应。例如，乳糖不耐受患者可以在进餐时服用乳糖酶丸（其提供消化乳制品中乳糖所需的酶）或通过选择不含乳糖的乳制品。我自己就曾去卖过无乳糖奶酪比萨和无麸质面包皮的比萨店。

说到麸质这种如今臭名昭著的成分，我就一直被问到与麸质相关的问题。这可能令人困惑，因为现在许多人都感觉自己"麸质敏感"。这又是什么意思？

麸质争论仍然存在

在当今社会，由于麸质和许多食物疾病联系在了一起，因此麸质已成为第一大忌食食物。麸质是一种存在于小麦、大麦和黑麦中的蛋白质复合物。麸质不是单一分子；它由两组主要的蛋白质组成：麦谷蛋白（glutenins）和麦醇溶蛋白（gliadins）。一个人可能对其中任何一种蛋白敏感，或者对构成麦醇溶蛋白的 12 种成分之一敏感。麸质（gluten）在拉丁语中实际上是"胶水"（glue）的意思，由于其强大的黏合和稳定性能，被广泛用于面包面团以及其他加工食品（如调味汁）中。

如果你患有乳糜泻，就既没有食物不耐受，也没有 IgE 介导食物过敏。不过乳糜泻确实具有食物过敏的一些特征，因为它也涉及免疫系统，但涉及方式和食物不耐受或者 IgE 介导食物过敏又不完全相同。然而，在食物过敏中，免疫系统的目标是食物蛋白，而在乳糜泻中，免疫系统的目标是患者自身的组织。因为这个原因，乳糜泻被称为自身免疫紊乱（autoimmune disorder，autoimmune 中的 auto 是希腊语中的 self，意指自身）。另外，乳糜泻的一大特征是摄入麸质后小肠受损；麸质可引发一种免疫性反应，最终攻击小肠内壁，阻止小肠吸收某些营养物质。症状通常包括胃肠道问题（如腹泻、腹胀、胀气、恶心、呕吐、便秘和体重减轻）以及似乎与消化系统无关的症状，如关节痛、疲劳、贫血、皮疹、口腔溃疡和头痛。炎症和吸收不良也可能导致体重减轻、发育不良、骨质流失和神经系统问题。这就需要胃肠病学家和其他专家针对乳糜泻的众多潜在并发症进行重点评估和后续追踪。目前，乳糜泻的唯一治疗方法是终身无麸质饮食，这样可以缓解症状并治愈肠道损伤。

乳糜泻患者并无过敏反应的风险。最近，科学家已经认识到，所谓的非乳糜泻麸质敏感症（nonceliac gluten sensitivity）是一个常见问题，即患者有麸质不耐受的症状，但没有乳糜泻的特征：肠道损伤。我应该补充一点，乳糜泻影响大约 1% 的人口。病情在很大程度上是由基因驱动的，但在手术、怀孕、分娩、病毒感染或严重情感压力后可能会更容易发病。另外，任何年龄均可患病，所以即使是食用麸质几十年都安然无恙的人也可能患上乳糜泻。没有乳糜泻但在接受无麸质饮食后症状减轻的人，其健康状况的改善可能是因为不明工艺麸质谷物的刺激得以减少，或者是因为杜绝了常和麸质共存的其他问题成分。此外，改变饮食可能会使你同时也改变了其他行为习惯，因而有助于改善症状。不过，需要注意的是，这一领域存在很多争议，研究人员仍在收集更多关于麸质敏感症的信息。

我得明确一点，食物过敏可由小麦中的任何一种蛋白质引起；而乳糜泻是由小麦中的麸质引起的。虽然我们不知道 IBS 的确切病因，但我们知道它可以由某些食物诱发，尤其是乳制品、柑橘类水果、豆类、卷心菜、碳酸饮料和小麦，因为在小麦中发现了一种碳水化合物：果聚糖（fructans）。我们还知道，肠道微生物的变化可能也起着重要作用，因为 IBS 患者的微生物组成往往与健康人群不同。

我们在接下来的章节中将深入探讨：你身上微生物群（体内外与你共存的微生物）的活力和功能运作在某种程度上可能会决定你是否会患上过敏和其他食物相关疾病。将在第 4 章中对这一现象（这一现象进一步丰富了食物不良反应的种类）进行深入探讨。

问题很复杂，但可以解决

关于过敏这个话题，各种各样的传言传得沸沸扬扬。我也希望自己能够帮助你看清这个问题的影响范围和普遍程度，以澄清其中一些不实传闻。诊断食物过敏可能很困难，但准确诊断食物不耐受往往挑战更大，因为食物不耐受的症状纷繁复杂、相互重叠，可能和其他疾病的症状相似，还可能出现延迟——这就使得情况进一步复杂化。例如，你这顿饭摄入的食物相当丰富，当你开始感觉到食物不耐受的影响时，可能已经是好几个小时之后的事了。那么，让你不适的是大豆还是味精，麸质还是 FODMAP？在本书后续章节中，我会给你一些指导，教你辨别过敏原并正确处理过敏。只要你知道了自己的过敏原因，就会知道该怎么做了。

说到食物敏感谱，我已经把它画出来了，详见下面的伞状图形。阅读本书期间，你将会不断回顾这幅图。图上包含了大部分食物不良反应——伞左侧是速发型过敏，有时可能会引起严重症状；右侧是其他食物相关疾病（通常是具有迟发症状的伪装症）。这幅图就可以作为你的指南。

来自我朋友的一点帮助

丹尼斯·邦宁和戴夫·邦宁夫妇（Denise and Dave Bunning）是我食物过敏社区里的两大英雄。他们经历了 20 多年的过敏，如今是食物过敏研究和教育活动的最大倡导者和捐助者之一。在 20 世纪 90 年代中期，在食物过敏几乎不受任何人关注时，这对勇敢的父母就开始学习如何照顾两个因食物过敏可能危及生命的年幼孩子。他们的一个儿子患有哮喘，对牛奶、鸡蛋和树坚果过敏；另一个儿子对牛奶、树坚果、贝类、鳍鱼类和牛肉过敏，还被诊断患有嗜酸细胞性食管炎（EoE）。我稍后再深入探讨 EoE，简言之，EoE 的特征是会引起过敏反应，进一步引起食道炎症。尽管这种疾病仍被认为是一种罕见疾病，但在儿童和成人中的确诊率都越来越高，估计每 2 000 人中就有 1 个人受到该疾病的影响。

对邦宁夫妇来说，一边陪伴儿子们长大一边学习处理他们的过敏症是一个"边走边学"的过程，这也激励了他们创建组织，旨在支持社区、团结家庭、提高认识、鼓励研究。丹尼斯共同创立了过敏儿童母亲联合会（Mothers of Children Having Allergies，MOCHA），这是一个针对食物过敏家庭的支持团体，总部设在芝加哥；戴夫则于 2005 年共同创建了食物过敏项目（Food A-lergy Project），该项目最终和食物过敏研究与教育（Food Allergy Research & Education，FARE）合并。FARE 是一家全球领先的食物过敏宣传非政府组织，也是食物过敏研究最大的私人资助机构。该组织的使命任务不断扩大，如今旨在帮助 8 500 万因食物过敏和食物不耐受而避免接触九大过敏原的美国人，以及全球范围内受同样问题困扰的整整 5 亿人。

邦宁夫妇的两个儿子健康长大了，部分食物过敏已经痊愈，但他们仍受到其他一些食物过敏的困扰，因为他们的工作要求高、需要出差，常常在外吃饭，因此日常面临众多考验。

当我问邦宁夫妇，他们希望食物过敏领域十年后会变成什么样时，他们再三强调的也正是我已经在思考的事情："十年后，"戴夫说，"我希望我们能从一个过敏反应被边缘化的世界过渡到一个允许过敏个体公开食用曾经过敏的食物的世界。想要加快实现这一点，需要制药行业、医师和 FDA 联手，简化药物开发流程。目前，在进行研究和通过 FDA 认证时，每种过敏原都被视为单独的'疾病'。在我看来，我们需要进行范式转变，将食物过敏，而不是特定的过敏原，视为一种疾病。这将提高多过敏原临床试验的效率，节省数亿美元的开发成本。"

例如，尽管花生过敏口服免疫疗法最近获得了 FDA 的批准，但使用同样的方法治疗另一种食物过敏（如杏仁过敏）需要一系列完全独立的临床试验来测试其安全性、疗效和有效性。你要考虑到，一种疗法从提交"研究性新药"申请到获得 FDA 批准平均需要 12 年，通过这种方法来应对食物过敏流行显然并不理想。

"我们都知道，"丹尼斯说，"食物激发试验是目前临床试验的基本标准。我希望能开发出一种不需要反复激发过敏反应的诊断方法并让大家接受，以取代食物激发试验。这一新方法不仅将加快治疗方法的开发，还将让患者和家人免受当前临床试验中强制性食物激发试验带来的压力。"

"这些变化，"戴夫说，"非常可行，只需要与所有决心将治疗方法安全推向市场的人进行切实的会谈。"

我非常同意邦宁夫妇的想法。给过敏患者喂食食物，直到他们对食物产生反应，然后又匆忙遏制反应：食物激发试验造成的创伤是巨大的。令人惊讶的是，这还是食物过敏临床试验的"基本标准"。食物过敏个体愿意冒险引发过敏反应以寻求治疗，就清楚地反映了治疗缓解病情的必要性，也突出了患者因饮食规避而感到的负担。我希望，同时也相信，我们所有人——患者、科学家、医生、制药公司、公共卫生团体、支持团体、农民、食品制造和餐饮业以及 FDA 未来将携手终结食物过敏。尽管食物过敏有很多种类，但人们往往认为它是一种疾病，就像癌症一样。当你把疾病割裂开来，可能就会忽略一种疾病的治疗方法可以惠及另一种疾病。多层面的集体力量是不可低估的。食物过敏流行在我有生之年就开始了，我的梦想是看到它在我有生之年消失。

可以肯定的是，过敏流行的确切原因目前尚不清楚，但我和同事们正在研究思考一些理论，这些理论反映了遗传和环境因素对个人免疫系统的共同作用。但是，在我们讨论这些理论之前，让我们先来看看食物过敏的生物学原理，继续梳理过敏和不耐受的复杂之处。

无所畏惧的事实

→ 约有 3 200 万美国人患有食物过敏，其中包括 600 万儿童，即每 13 名儿童中就有 1 名、每 10 名成人中就有 1 名（患有过敏）。近一半的成年人会在成年后患上至少一种新的食物过敏。

→ 人们可能对任何食物过敏，但前九大食物过敏原分别是花生、牛奶、贝类、树坚果、鸡蛋、鳍鱼类、小麦、大豆和芝麻。

→ 1/5 的美国成年人称自己可能患有"食物过敏"，但其中约一半人可能并没有患有过敏；相反，他们患的是其他食物相关疾病，如不耐受。

→ 对乳制品、麸质、咖啡因、酒精、味精、水杨酸盐、胺类、FODMAP、亚硫酸盐、果糖和食用色素不耐受是最常见的几种不耐受。

→ 在多种多样的食物过敏和不耐受中，个体可能同时患有免疫过敏和非免疫疾病（又称"伪装症"）。自身免疫性疾病，如乳糜泻，以及胃肠道疾病，如肠易激综合征（IBS）和炎性肠病（IBD）使情况更加复杂，这些疾病也可能导致类似的食物诱发症状。

食物敏感谱系

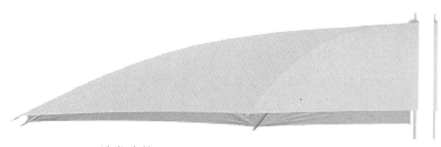

速发症状

严重过敏反应*	面部肿胀
末日来临感	喉咙肿胀 / 口腔发痒
低血压 / 休克	呼吸困难 / 咳嗽
头晕目眩 / 头昏眼花	鼻塞 / 流涕
荨麻疹	呕吐
	腹泻 / 绞痛

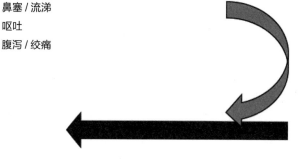

过敏**

食物过敏
花粉 - 食物过敏综合征
（PFAS），又名口腔过敏综合征
（OAS）
α 半乳糖综合征
运动性过敏反应

混合反应

异位性皮炎（湿疹）
嗜酸细胞性食管炎（EoE）
嗜酸性粒细胞性胃肠疾病（EGID）
食物蛋白诱导性小肠结肠炎综合征（FPIES）

* 严重过敏反应有一系列症状，其中许多都属于"即时反应"。
** 虽然速发症状与过敏性疾病更相关，但也并非仅限于过敏性疾病（迟发症状也是同样道理）。

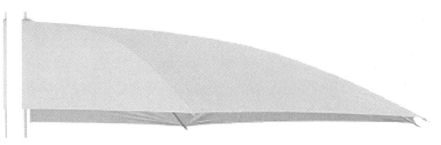

迟发症状

胃痉挛	腹泻
头痛 / 偏头痛	大脑模糊 / 健忘
恶心 / 呕吐	便秘
湿疹 / 皮疹	体重降低 / 增加
腹胀 / 胀气	大便出血
易怒 / 嗜睡	

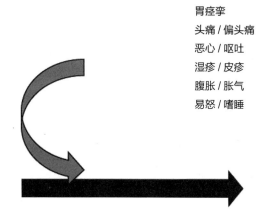

伪装症

牛奶、麸质和其他食物过敏

乳糖不耐受

化学物质敏感（如咖啡因、胺、亚硫酸盐、水杨酸盐、生物碱、味精、酒精）

对食品添加剂、染料、防腐剂不耐受

对某些碳水化合物不耐受（如果糖、糖醇）

变应性接触性皮炎

味觉性鼻炎

其他伪装症

胃肠疾病（如 IBS、IBD）

乳糜泻

胃食管反流病（GERD）

食管裂孔疝

食物中毒（如沙门氏菌、鲭鱼）

肠道感染

食物恐惧症 / 厌恶

饮食失调

第 2 章

"过敏"面前并非人人平等

免疫反应 VS 食物敏感谱上的伪装症

当罗伯特（Robert，亦称 Rob 罗伯）收到朋友戴夫的短信时，他意识到自己一直没有好好记录过敏情况。

戴夫发来的短信："罗伯，你大学毕业后有过多少次过敏？我觉得应该让你做一个视频，解释食物过敏并不会随着童年结束而结束。"

罗伯回复的短信："大概 20~30 次过敏吧。"

这还只是成年之后。20 世纪 70 年代，食物过敏对大多数美国人来说都是一个新概念，罗伯小时候也对花生有过多次过敏。直到 1978 年夏天，他几乎因此丢了性命，他和家人才知道他对花生过敏的严重性。罗伯以前吃过花生酱，但从来不怎么喜欢。大部分时候他都选择不吃。然而，有一年，全家人在挪威北角以北的北冰洋上乘游轮度假，在一场灯光昏暗的鸡尾酒会上，他吃了一份泰国沙茶酱烤肉——一根他没有发现涂了厚厚花生酱的牛肉串。罗伯立即感到不适，回到自己的船舱，随即开始呼吸困难。他看着镜子，已经认不出自己来：自己的嘴唇已经肿到高尔夫球大小，喉咙也发紧。他打电话给船上的操作员，让他们找到自己的父母并联系医生。当时罗伯才 8 岁。

如果不是挪威船医正确地诊断了他的疾病，给他用了肾上腺素并照顾他恢复健康，罗伯估计自己就活不了了。在接下来的几十年里，罗伯一直学着如何与随时可能致命的花生过敏共存，好多次都死里逃生。现年 50 多岁的他是 FARE 全国董事会的董事，如今在洛杉矶与家人一起过着充实的生活，事业也蒸蒸日上。

15 岁的亚历克西·瑞安·斯塔福德（Alexi Ryann Stafford）就没那么幸运了。2018 年 6 月 25 日，她在一个朋友家，从一个打开了的包装中拿出一块饼干吃，饼干包装是红色的，看起来和她父母认为对她安全的那种饼干很相似，可盒子里装着的其实是一种花生酱杯饼干，但她没有发现，因为饼干包装是向后打开的。亚历克西对花生严重过敏。她当时只吃了一个饼干。

她立即开始感到口腔刺痛，就直接回家了。她的病情迅速恶化，出现过敏性休克，呼吸停止，最终失去知觉。在她昏迷并等待医护人员到达期间，父母给她用了两支肾上腺素笔（EpiPen，译者注：肾上腺素笔是一种肾上腺素自动注射器，可用于紧急救治由过敏原、运动或其他未知触发因素导致的严重过敏反应）。等待的感觉像是永恒。

亚历克西在吃了饼干后一个半小时就去世了。

同年早些时候，腰果夺去了 31 岁的乔治·霍奇基斯（George Hodgkiss）的生命，而他之前在伊拉克和阿富汗两次服役期间都幸存了下来。2017 年，一位 60 岁的新加坡女士洪秋晓（Khoo Siew Hong）犯了一个致命的错误：午餐吃了两只大虾。她对贝类过敏，但她之前吃过虾，并没有出现过敏反应。可这一次出事了，仅仅几个小时后，医护人员对她进行心肺复苏；送往医院后又使用了 12 剂肾上腺素，她却再也没有恢复知觉，当天晚上她的家人选择放弃，给她停用了呼吸机。

你从这些故事中就能知道，过敏反应不会因年龄、性别或地点而有所区别。尽管食物过敏可能危及生命，但致命反应却很罕见。更常见的是导致患者被送往急诊并经常需要住院的严重过敏反应。尽管数字很难准确估算，但致命过敏反应每年在美国要夺去大约 10 条生命。大多数时候，通过正确的药物治疗和身体自身的愈合机制，大多数人都能康复。这就是为什么得到诊断、反应初期立即识别并立即送医至关重要，因为即使是失去一条生命，也太过沉重。

每隔几分钟，就会有人因为饮食诱发严重反应而呼叫急诊，有时是对曾经的食物首次出现过敏反应，有时发生在那些早已习惯于避开过敏原、仔细阅读配料标签并准备好在发生意外反应时进行自我治疗的人身上。

因为过敏通常被认为是一个宽泛的术语，包括环境、食物、螫人昆虫和药物等触发因素，所以也就可以理解为什么过敏会让这么多人感到困惑。人们可能会想到典型的花生过敏或蜂蜇过敏，或者不能吃谷物或奶制品的成年人，但过敏比这要复杂得多。在本章中，我将详细解释过敏反应的生物原理，包括一些鲜为人知的过敏反应，如花粉 – 食物过敏综合征（通常与水果和蔬菜有关），以及最新定义的 α 半乳糖过敏（与哺乳动物肉类摄入有关）（译者注：α 半乳糖过敏即上文提到的 α 半乳糖综合征，又称红肉过敏症）。这些过敏反应占据了食物敏感谱的很大一部分。

我们通常认为，突发重疾是指年事已高或严重基因异常的弱势人群遭受疾病打击的情况。我们还认为，身体非常健康的人（他们年轻、健康、强壮）仅仅几分钟内就从健健康康发展到呼吸困难被送上救护车的故事非常罕见，但食物过敏确实可能导致这样的事情发生。这么说很奇怪，但却是事实：日常食物引起严重反应的速度可以超过任何致病病毒或侵袭性细菌。

过敏发作的解析

刺激免疫系统的食物过敏会产生一系列症状，影响皮肤（如荨麻疹、肿胀、皮疹）、肠道（如腹痛、呕吐、腹泻）、呼吸系统（如喉咙发紧、咳嗽、呼吸困难、哮鸣）和心血管系统（如血压下降、昏厥）。严重过敏反应是最严重的反应，如果不及时处理，可能危及生命。有一大重点我之前就提到过：同一个个体，症状出现的时间、顺序和严重程度可能不同，先前的反应不一定能预测未来的反应会有多严重。也许你在某一天吃了某种食物后只是出现荨麻疹和瘙痒，但在下次接触同种食物时可能就会出现严重过敏反应，包括呼吸困难和血压下降。虽然尚不清楚为什么有些人会比其他人更容易出现严重过敏反应，但这可能取决于个人的食物敏感度、食物摄入量、并发病毒性疾病以及其他因素。例如，摄入过敏原前后是否剧烈活动和是否患有潜在哮喘。

那么，人们为什么会出现危及生命的食物过敏反应呢？首先，个体对食物过敏。这意味着他们的免疫系统以前曾接触过过敏原，无论是直接食用还是通过皮肤与潜在过敏原接触，都会使身体产生过敏抗体（IgE）并"致敏"。

另一个要点是，我们很少对经常食用的食物产生食物过敏，因为身体已经习惯了这些食物——身体经受了训练，知道这些食物不是敌人。事实上，这很可能也是为什么让（过敏）高风险婴儿尽早开始定期摄入花生的新方法确实有所帮助，并能使他们患上花生过敏的风险

降低约80%。（这可能也是为什么许多大童和成人会对坚果和海鲜过敏——他们可能不经常食用这些东西）

直接过敏反应的核心是免疫球蛋白E（IgE），这是一种在血流中通常供应不足的抗体，但一旦遇到过敏原，它又是第一道防线。当IgE在体内发现了一种潜在的"有害"物质时，它会立即超速运转，并激活其他化学物质的释放，这些化学物质可能会产生巨大的生理影响，通常会在鼻腔、肺部、喉咙、鼻窦、耳朵、胃壁或皮肤等部位引起症状。在这一系列变化中，被谈论最多的化学物质之一就是组胺，组胺会导致气道肌肉收缩和血管扩张。其他化学物质还会对组织带来其他影响，但一般来说以上就是大体情况了。现在，让我们慢慢分析，这样你就可以一点一点深入了解这些变化。

过敏反应的慢放

我们需要知道一大重点：免疫系统是一个精妙的生物奇迹，但它也可能会出现混乱。我们的免疫系统有一个重要的功能：保护我们免受感染和疾病的侵袭。人体其实是不断受到攻击的。免疫系统必须保护自己免受细菌、寄生虫、病毒，尤其是癌细胞的攻击。我们换个角度，你就会感到惊讶了：不列颠哥伦比亚大学（University of British Columbia）的科学家估计，每天平均有8亿种病毒落在每一平方米的地表上；至少有320 000种不同的病毒会感染哺乳动物；最后，已知共有219种病毒能够感染人类。绝大多数病毒是无害的，某些情况下还有益于人类健康，因为有些病毒可以杀死有害细菌或对抗更危险的病毒。但是，从新冠肺炎的经历和关于流感、埃博拉、艾滋病、登革热的恐怖故事中，我们都知道，确实有一些病毒会造成巨大伤害。

免疫系统必须区分自我（我们的正常细胞）、威胁（传染性病原体/异常细胞）和它应该忽略的无害物质（食物、花粉、动物皮屑等）。它应该认出并忽略我们自身的化学结构，即所谓的"自身抗原"（self antigens），同时大力攻击外来威胁。然而，问题在于它可能会将一些化学结构（如腰果或贝壳类动物中的某些蛋白质）识别成有害物质，免疫系统随即会全力驱逐"入侵者"，但这么做会把身体搅得大乱。这就好像在和平时期，身体却无缘无故地宣战。

身体渴望稳态（homeostasis）——一种保持生理平衡、稳定、和谐的平衡（稳态在希腊语中意为"相同"和"稳定"）。我们需要对免疫系统进行维护，以使其能够正常运转并应对任何挑战或侵扰。经典例子就包括体温、血糖、钙水平和体液量，每一项指标都要力求保持在设定的正常限值内。当某些情况影响或威胁到身体的稳态进而影响其功能时，身体就会迅速做出反应，试图再次控制局面。身体有内在的调节机制，经历了数百万年的进化来维持我们的生存。例如，当热量威胁到身体的稳态温度时，身体便会出汗来降温；血压、血糖和钙水平也能通过严格的稳态控制得以稳定。但是，当身体稳态控制出现混乱时，就像错误识别食物蛋白的情况一样，身体最终可能会把朋友误认为敌人，结果将会是灾难性的。

其实有两种类型的反应会导致严重过敏反应：免疫反应和非免疫反应。请耐心听我讲解，因为部分语言可能较为专业，但概念非常重要。最常见的反应类型是免疫（immunologic）反应，即当物质（如花粉、某些食物、药物、乳胶、霉菌、宠物皮屑、尘螨或昆虫叮咬）被身体识别为有害过敏原时，身体触发 B 细胞这一特殊免疫细胞产生 IgE 抗体：这就是我们刚才定义的致敏（sensitization）。这些 IgE 分子是 Y 形蛋白质（球蛋白），其作用类似于信号标记物，以寻找和发现外来物质，如那些过敏原。这些抗体可到达细胞层面并停留在肥大细胞和嗜碱性粒细胞（循环白细胞）的表面，这些细胞在过敏反应期间会释放介质（mediators）。我们在医学上使用介质一词来指代身体中的关键生化"信号"，它们是细胞释放的用以调节或激发生理反应的中间物质。换句话说，肥大细胞和嗜碱性粒细胞就像管弦乐队的指挥，告诉免疫系统遇到过敏原时该怎么办。一旦被激活，它们就会释放分子，进一步与其他细胞（主要是白细胞）沟通，并让免疫系统准备好采取行动。

除了作为化学信号的细胞因子（cytokines）被释放外，血液（循环）中的组胺含量也会大幅上升。组胺是一种强有力的血管扩张剂——它能立即舒张血管，让血液涌向外周而不是返回心脏，使得血压下降，整个循环系统也因此受损。这会影响身体向心脏和大脑等组织输送至关重要的氧气。与此同时，组胺可导致血管渗漏，使血浆逸出血管，进一步降低血压，并导致全身肿胀。如前所述，其他症状最常累及鼻子、肺、喉咙、鼻窦、耳朵、胃壁或皮肤。食物过敏原的 IgE 特异性抗体在对食物的初始致敏过程中产生。一旦发生致敏，循环中、组织肥大细胞以及嗜碱性粒细胞表面就会出现食物抗原特异性 IgE。这些IgE 像士兵一样在那里等待，准备在它知道的过敏原下次出现时做出快速过敏反应。再次暴露于过敏食物后，免疫反应会导致这些化学物质的大量释放，在体内引发一场风暴，并使身体出现症状。

第二类严重过敏反应通常称为类过敏反应（anaphylactoid），其定义是产生与严重过敏反应相同的临床表现但不涉及 IgE 的反应。这些类过敏反应是如何发生的呢？要么是通过肥大细胞和嗜碱性粒细胞直接释放物质的非免疫介导过程，要么是由所谓的直接补体激活（direct complement activation）引起的。不用过于纠结这个术语的意思；只需记住，类过敏反应和严重过敏反应生理机制不同，但症状和结果相同（并且都使用肾上腺素治疗）。组胺和细胞因子同样会被释放，对循环系统发挥作用，但IgE并不在其中。人们对药物可能产生非免疫、类过敏反应，如阿片类药物（如吗啡、可待因），在这个例子中，药物通过激活阿片受体直接释放那些化学物质，并不依赖于IgE（因此，有时这些反应也被称为"假性过敏"）。

大多数人都熟悉过敏反应影响呼吸的过程，这种情况下患者呼吸可能很快会变得吃力，或者在最坏的情况下彻底无法呼吸。这是怎么发生的呢？组胺除引起血管扩张外，还引发支气管痉挛（支气管是通向肺部的主要空气通道）。支气管痉挛可导致呼吸困难，并可能导致哮鸣，与哮喘发作时类似。此外，喉咙肿胀会阻塞气道，加重呼吸困难。如果你曾上过急救课，可能就会记得"ABC"的重要性：气道（Airway）、呼吸（Breathing）和循环（Circulation），而过敏会使三者受损。这种情况下的患者需要打开气道，恢复并维持血压。这两点有助于使循环恢复正常。

过敏反应最重要的治疗方法是使用肾上腺素，它有助于打开气道和收缩血管。在严重过敏发作期间，抗组胺药和静脉（IV）输液对于恢复患者的生理健康来说同样十分重要。还记得前面吗？我们讨论了组胺的释放如何导致血管向组织中渗漏重要血浆（导致肿胀）。抗组胺药和肾上腺素就有助于阻止血管渗漏，而静脉输液有助于填充血管，恢复正常的循环功能。

呼吸困难可分为影响上呼吸道和下呼吸道两种。上呼吸道症状包括感冒样症状，如打喷嚏、流涕、充血、眼鼻发痒、红眼和流泪。高达70%的过敏反应会导致下呼吸道体征和症状，包括呼吸困难，如呼吸嘈杂、胸闷胸痛、咳嗽、哮鸣和声音嘶哑（你的声音听起来不舒

服 / 低沉）。（我需要强调一点，从医学角度来说，有时会将上呼吸道视为胸部以外，因此声音嘶哑和喉咙发紧可视为上呼吸道的症状）

45% 的过敏反应病例还会出现胃肠道症状。许多患者会感到口腔刺痛或发痒。幼儿可能还会抓伤自己的嘴、舌头、喉咙或耳朵。在摄入过敏食物后数分钟内可能还会出现恶心和呕吐；而腹痛、痉挛和腹泻既可能在摄入后立即发生，也可能延迟数小时发生。在 IgE 介导型过敏反应中，呕吐也可能在食物摄入后几小时内发生。这些症状可导致婴幼儿出现脱水和电解质紊乱，而呕吐和腹泻导致的体液流失可导致所谓的低血容量性休克（hypovolemic shock），这是一种使心脏无法向身体泵送足够量血液的危险疾病［食物蛋白诱导性小肠结肠炎综合征（FPIES）也可能诱发低血容量性休克］。

45% 的过敏反应病例也可能出现心血管症状。我前面已经描述过，系统内生化物质大量增加会造成循环系统变化，这又会进一步带来下游效应，出现心血管症状也就讲得通了。更严重的情况包括血压大幅下降、导致心脏骤停——但我应该提醒大家，这种情况并不常见，尤其是在有医疗帮助的情况下。

大多数过敏症状可在反应后几分钟内出现。然而，双相过敏反应（biphasic anaphylaxis）是指相同症状在初始反应后数小时内再次出现。该疾病也称为双相反应（biphasic reaction）。我们可以将其视为在没有二次食物暴露的情况下发生的二次反应。二次反应是可变的，可能与初始反应一样严重，并可能出现初始反应的类似症状。在我们最近发表的一项研究中，16.4% 的食物过敏患者（约每 10 名儿童中有 1 名、每 5 名成人中有 1 名）报告出现双相反应。双相反应之间的时间间隔从几个小时到一两天不等，但大多数二次反应发生在初始反应后的八小时内。因此，重点是要继续监测自己或家人后期发生的任何食物过敏反应。可采取适当的治疗，包括补充注射肾上腺素。这就是为什么过敏症专科医生建议要长期备有至少两个肾上腺素自动注射器。学会识别双相反应至关重要，这样才能及时采取治疗并按照指示寻求医疗护理。

虽然严重过敏反应仅影响一小部分人群，但食物过敏是所有年龄组在医院外发生严重过敏反应的最常见原因。我们发现，在过去的一年里，超过 40% 的食物过敏儿童出现过严重的过敏反应，每 5 名儿童中就有 1 名因过敏反应被送往急诊。鉴于食物过敏流行的速度相当令人不安，如果我们不采取措施，上述数字可能会继续增加。需要注意的是，任何食物过敏都可能导致严重过敏反应，但是在儿童中最常见的是花生过敏，在成人中最常见的是贝类过敏。食物诱发严重过敏反应的最大风险因素是青少年或年轻人年龄组、哮喘未控制和严重过敏反应既往史。总体而言，15% 的严重过敏反应患者还会有神经系统症状，通常以末日将至感、头痛或精神错乱为特征。婴幼儿可能会突然出现无法解释的行为变化，如易怒、黏人和不想玩耍。这些都是识别症状并采取应对措施的关键时刻。

严重过敏反应的风险通常包括前文所述的九大食物过敏食物、某些药物、昆虫毒液和乳胶。但最近，科学家们还记录了其他因素或环境诱发的反应，使得食物过敏变得更加有趣又更令人困惑。我们接着就来看看这些复杂之处。

α－半乳糖综合征

一个狂热的终身食肉人士会突然对多汁的牛排过敏吗？当然会。唯一已知会有延迟反应的 IgE 介导食物过敏便是对半乳糖－α-1，3-

半乳糖（简称"α-半乳糖"）这种糖分子的过敏。这是一种对牛肉、猪肉和羊肉（非灵长类哺乳动物肉类）碳水化合物分子的过敏反应。其他哺乳动物肉类还包括野牛肉、鹿肉、山羊肉、马肉、兔肉、松鼠肉、袋鼠肉、羚羊肉、水牛肉、骆驼肉、豚鼠肉、蝙蝠肉和鲸肉。与食用花生、鸡蛋和贝类等食物后立即发生的过敏反应相反，α-半乳糖过敏反应通常要到摄入肉类后 4~6 小时才出现。症状与其他 IgE 介导型食物过敏相似，其中荨麻疹、严重瘙痒和胃肠道症状最为常见。有些患者的病情确实会如前所述恶化至严重过敏性休克，伴有严重的心血管和呼吸问题。

对于大多数 α-半乳糖过敏/综合征患者来说，避免食用过敏肉类就足以防止过敏。但有些人还是会继续出现过敏反应，需要规避乳制品和明胶才能完全避免过敏反应，这是因为牛奶、绵羊奶、山羊奶和牛明胶中也存在 α-半乳糖。你可能会认为明胶是一种非常特殊且易于识别的成分，但其实这种由动物组织（主要是胶原蛋白）制成的蛋白质产品广泛在各种食物中作稳定剂、增稠剂、调质剂、脂肪替代剂和黏合剂用，包括糖果和饮料（例如，你在复活节和万圣节前后会见到的那些棉花糖甜食就含有明胶，因为含有明胶它们才能那么松软）。明胶也用于一些药物，像维生素软糖和疫苗，如流感疫苗。明胶的原料通常来自牛和猪，但也可能来自鸡和鱼。明胶过敏本身很罕见，但仍需进一步检查排除，这样才能防止未来出现过敏反应。对于 α-半乳糖综合征患者来说，避免使用任何形式的明胶才是最安全的。

α-半乳糖综合征真正有趣的地方在于它的起源：孤星蜱虫的唾液。你没看错，某些种类的蜱虫通过叮咬将糖分子传递进人体，人体免疫系统就会做出反应——让身体对红肉（如牛肉、猪肉、羊肉和其他哺乳动物产品）产生终身过敏。我的同事托马斯·普拉特斯-米尔斯博士（Dr. Thomas Platts-Mills）于 2002 年首次发现了 α-半乳糖过敏与孤星蜱虫叮咬之间的联系。

孤星蜱虫和其他蜱虫主要出现在美国东南部，大部分 α-半乳糖综合征病例也发生在该地区。但随着鹿群将孤星蜱虫带到美国其他地区以及普通蜱虫的增加和扩散，这种疾病似乎正在向北、向西蔓延。欧洲、澳大利亚、亚洲和南非也都确诊过 α-半乳糖综合征，在这些地方，其他种类的蜱虫也携带 α-半乳糖分子。

从科学角度来说，我们并没有完全理解这种新出现的过敏现象，尤其引人关注的是，与其他典型的食物过敏不同，α-半乳糖综合征的过敏反应会延迟几个小时。因此，α-半乳糖过敏患者经常晚餐吃完牛排，上床睡觉时还好好的，半夜醒来就出现了荨麻疹、肿胀、哮鸣、腹痛等反应症状。这些延迟反应可能与消化处理抗原（α-半乳糖分子）所需的时间有关，因此这类糖分子的过敏原要直到进食后数小时才进入身体循环。正和你想象的一样，当你醒来发现自己过敏了时，可能想不到罪魁祸首是牛排。

α-半乳糖是已知唯一会诱发 IgE 介导反应的碳水化合物抗原，所有其余 IgE 介导反应都是由蛋白质引起的。当居住在蜱类常见地区的人对红肉出现延迟反应、皮疹和肿胀反复发作、出现无法解释的严重过敏反应时，α-半乳糖过敏可能是罪魁祸首。有趣的是，在 21 世纪上半叶，当科学家们试图揭开 α-半乳糖之谜并梳理其起源时，他们发现了一些有趣的点：肉类过敏反应的地理分布相同——主要是在美国南部的一些州。在这些地区，人们曾经历过对西妥昔单抗（cetuximab）的过敏反应，西妥昔单抗是一种用于治疗转移性结肠直肠癌、转移性非小细胞肺癌以及头颈部癌症的化疗药物。这种抗癌药物（品牌名称是艾比特思 Erbitux）也含有 α-半乳糖。对这种药物有过敏反应的人对红肉过敏的风险更高，过去也可能被蜱虫叮咬过。在这些脆弱的癌症患者中，他们对西妥昔单抗的反应通常是速发型的，因为该药物是通过静脉注射给药的。

我们现在认为，当人们频繁出现无法解释的严重过敏反应、其他食物过敏试验却又呈阴性时，α-半乳糖综合征可能是罪魁祸首，对此唯一的治疗方法是避免食用红肉制品。α-半乳糖综合征的迟发型反应被认为是因为 α-半乳糖分子比其他过敏原需要更长的时间才能进行消化并进入循环系统。我们需要更多的研究来探讨某些区域携带 α-半乳糖的蜱虫和那些与蜱虫叮咬似乎没有直接联系的 α-半乳糖综合征病例之间到底有没有联系。

食物依赖性运动诱发性过敏反应

这种过敏相当令人激动，因为它似乎给了人们一个理由可以说自己对运动"过敏"。食物依赖性运动诱发性过敏反应是指患者在进食后几小时内进行身体锻炼，随即出现过敏反应症状。对于有过敏史或正在接受口服免疫治疗的运动爱好者或运动员来说，患上这种疾病将相当煎熬（见第 7 章）。我认识一个非常活跃的年轻人，不进食不运动就难受，却反复出现过敏反应，有时还会出现严重过敏反应，需要使用肾上腺素治疗。

这种病的症状通常始于剧烈运动期间，但症状的剧烈程度不可预测。有趣的是，如果这些人食用了过敏食物之后没有锻炼，就不会有反应。虽然大多数有这种经历的人只对特定食物有过敏症状，但又有一些患者在食用任何食物或饮料后进行运动都可能会发生过敏反应（因此称为"运动过敏"）。最常见的食物诱因是小麦、乳制品和贝类，其他诱因包括某些水果蔬菜、阿司匹林、消炎药（非甾体抗炎药NSAIDS）、酒精、极端温度、湿度，甚至激素变化。

和 α–半乳糖过敏一样，我们并不完全了解这种类型的过敏，只知道它的生物原理与传统过敏相同、涉及的因素（如 IgE、肥大细胞、组胺释放）也常见，但我们并不知道运动具体是如何触发这类过敏的。目前学者正在研究一些假设，涉及运动如何在摄入某些食物的情况下改变一个人的生理机能。但我们对这种罕见且诊断不足的过敏还远远不够了解。1979 年，食物依赖性运动诱发性过敏反应首次出现病例报告，但最先是被当作运动后才出现症状的贝类过敏。如今，其常见病因包括了小麦（80%）、酒精（25%）、非甾体抗炎药如布洛芬（9%）、和热（5%）。它可以在任何年龄发病，但通常会在人们最活跃的年龄（4~74 岁）发生。我听说过这样的病例：医生为了诊断这种过敏反应，居然让病人就红酒吃下潜在危险食物并在路上跑来跑去，观察症状是否出现！

患有这种不寻常疾病的人必须结合他们的运动习惯仔细控制触发因素。解决方法非常个性化：一些人可能会彻底禁食过敏食物，另一些人则可能只在锻炼前后禁食。稍后，我们将一起看看运动锻炼如何能同时兼顾口服免疫疗法（OIT，一种治疗食物过敏的方法）。有些人如果在 OIT 期间剧烈运动就容易出现不良反应。在给药前后进行锻炼都会增加反应的风险，因此给药和锻炼的时间都很重要。

花粉–食物过敏综合征(PFAS) / 口腔过敏综合征(OAS)

这是最常见的伪装症之一，也是一种一定要搞清楚的疾病，因为你可能不需要终身避开所有过敏食物。人们常常理不清水果蔬菜过敏这样的"典型"食物过敏与花粉－食物过敏综合征［PFAS，又称口腔过敏综合征（OAS）］之间的区别。在术语方面，以下将统一使用PFAS，因为它接受度更广。PFAS和水果蔬菜过敏这样的典型食物过敏都是在食用特定生鲜水果（如苹果、桃子、樱桃）、蔬菜（如胡萝卜、芹菜）、某些坚果、花生或种子后立即出现过敏反应。患有PFAS的个体会对食物产生反应，因为他们对花粉（例如，来自桦树、艾蒿、豚草、草）过敏，花粉的分子结构与生食蛋白质非常相似，以至于他们的免疫系统会将食物误认为是花粉。换句话说，人体混淆了水果蛋白和花粉蛋白，针对花粉蛋白产生的IgE抗体反而造成了水果过敏反应。这种情况下，当患者接触或食用生鲜果蔬时，通常会有轻度皮肤反应或嘴部/喉咙发痒的症状。因为PFAS的潜在元凶（如杏仁、大豆、核桃、榛子、花生和葵花籽）也可能导致严重过敏反应，所以要在食物敏感谱上区分食物过敏和PFAS可能比较困难。需要密切关注症状和能够确定花粉过敏原交叉反应性的检测。

PFAS的症状包括嘴部发痒、喉咙发痒、口唇舌喉肿胀，有时也会出现耳朵发痒和嘴周荨麻疹（只有3%的患者会出现喉咙发紧、吞咽困难和恶心等症状）。症状很少发展到口腔和喉咙以外，但出现全身过敏反应也是可能的（仅在不到2%的PFAS患者中），特别是如果患者快速食用未煮熟的水果蔬菜，如冰沙时，概率就更高。然而，大多数PFAS患者通常可以食用煮熟或腌制的过敏水果蔬菜，因为蛋白质在加热过程中会变形（变性），免疫系统也就无法识别过敏食物了。

花粉－食物过敏综合征通常不会出现在幼儿中，但在某些情况下也会出现。这种疾病一般影响的是大童、青少年和年轻人，患者往往食用过敏果蔬多年都没有任何问题。我记得一位儿科住院医师认为自己对西红柿过敏。与她交谈后，我们发现她患有 PFAS。她得知自己的诊断后非常兴奋，并最终成为一名执业过敏症专科医生。3 岁以下的儿童通常不会患上过敏性鼻炎（花粉热），但有些孩子 1 岁就致敏了，18 个月月龄时就出现了明显的季节性症状。花粉热常和与食物有交叉反应的花粉过敏相联系。PFAS 具有高度的可变性，且 PFAS 患者可能会对一种或多种食物产生反应；我们也并不了解到底是什么因素决定了 PFAS 的严重程度。虽然并非每个花粉过敏患者食用以下食物都会出现 PFAS，但他们的过敏食物通常与以下这些过敏原相关（想要获取完整列表，请参阅下文中的图表）。

→ 桦树花粉：苹果、杏仁、胡萝卜、芹菜、樱桃、榛子、猕猴桃、桃子、花生、梨、李子。
→ 草花粉：芹菜、甜瓜、橘子、桃子、西红柿。
→ 豚草花粉：香蕉、黄瓜、甜瓜、葵花籽、西葫芦。
→ 艾蒿：甜椒、花椰菜、卷心菜、菜花、茴香、洋葱。

交叉反应（对一种特定物质过敏，同时也对相关物质发生反应，就像水果花粉现象一样）也可能涉及其他触发因素。交叉反应有时是很常见的。例如，不同种类的鱼之间、树坚果和种子之间、牛乳和其他哺乳动物的乳汁（如山羊奶、绵羊奶）之间，交叉反应就很常见。其中最不寻常的一种交叉反应是乳胶过敏（天然橡胶来自一种植物，存在于我们接触的许多产品中）和对某些水果（如鳄梨、香蕉、栗子、木瓜和猕猴桃）过敏之间的关系。乳胶过敏和食物过敏之间的这种联系通常被称为乳胶 - 水果综合征。但同样，这类过敏反应通常是轻度的，局限于身体的某一个区域，如口腔或皮肤，且通常不会引起严重过敏反应。

花粉－食物过敏综合征（PFAS，或称口腔过敏综合征）

过敏原	春季	夏季	夏末－秋季	秋季
与食物口腔交叉反应有关的花粉	桦树	梯牧草（猫尾草）和野茅	豚草	艾蒿
水果				
去核水果				
苹果	X			
杏子	X			
樱桃	X			
桃子	X	X		
梨	X			
李子	X			
瓜类				
哈密瓜			X	
白兰瓜			X	
西瓜		X	X	
其他水果				
香蕉			X	
猕猴桃	X			
柑橘		X		
草莓	X			
番茄		X		
蔬菜				
甜椒				X
花椰菜				X
卷心菜				X
胡萝卜	X			
菜花				X
芹菜	X			
君达菜				X
黄瓜			X	
大蒜				X
洋葱				X
欧芹	X			X

过敏原	春季	夏季	夏末－秋季	秋季
马铃薯		X	X	
西葫芦			X	
香料				
八角				X
黑胡椒				X
葛缕子				X
芫荽				X
茴香				X
豆类*				
花生	X			
大豆	X			
坚果*				
杏仁	X			
榛子	X			

* 花生、大豆、杏仁和榛子引起的口腔或喉咙瘙痒可能是严重食物相关疾病的初步信号，可能会演变成严重过敏反应。如果发现此类症状，请咨询过敏症专科医生 / 免疫学家。

本表改编自美国过敏、哮喘和免疫学学会（American Academy of Allergy, Asthma, and Immunology，AAAAI）。

嗜酸细胞性食管炎（EoE）和嗜酸性粒细胞性胃肠疾病（EGID）

第 1 章中简要定义了嗜酸细胞性食管炎（EoE），这是一种过敏性食管慢性炎症性疾病。当一种白细胞（嗜酸性粒细胞）在食管中积聚并导致损伤和炎症时，就会诱发此疾病；这是一种嗜酸性粒细胞性胃肠疾病（EGID）。EGID 可发生于食管、胃和结肠，胃肠道系统中嗜酸性粒细胞增多，从而引起炎症。EGID 的症状包括恶心、呕吐、腹痛，偶尔还会出现腹泻——这些症状可能和其他胃肠道（GI）疾病［例如，肠易激综合征（IBS）或炎性肠病（IBD），而炎性肠病，如前所述，还包括克罗恩病和溃疡性结肠炎］的体征十分相似。

我们的团队最近调查了超过 5 万个美国家庭，得出了以下结论：大约 600 名美国人中就有 1 名被诊断出 EoE，儿童和成人的患病率相似。值得注意的是，在这些 EoE 患者中，1/3 的人患有食物过敏。其他过敏性疾病（如哮喘、湿疹、过敏性鼻炎）的发生率在 EoE 患者群体中也要高得多，这表明 EoE 可能与食物过敏同时发生或紧随其后出现，是"过敏性进行曲"（allergic march）上的一环。过敏症专科医生喜欢将 EoE 视为一种常伴有食物过敏的慢性食管炎症性疾病，但又并不总是如此。

儿童 EoE 的症状可能包括体重增加过慢、进食困难、呕吐、拒食、喂养不耐受、胸痛、腹痛、吞咽困难伴食物嵌塞。我喜欢将 EoE 称为胃肠道特应性皮炎。我认识的许多儿童最初都被诊断为食物过敏，随着时间的推移，又确诊了 EoE。事实上，这就发生在我的两个好友身上。他们的孩子都有食物过敏，慢慢地，他们又发现了孩子有吞咽困难和咳嗽的症状，也注意到了发育不良的问题。其中一个患儿在确诊病症后寻找过敏诱因期间，还需要放置胃造口管（G 管）以提供足够的营养。尽管罕见，但在某些情况下，儿童最终还是会接受一段时间的 G 管治疗，以获取生长所需的营养。G 管是通过腹部插入的管，可将营养直接输送到胃中，无须经过食道。尽早发现 EoE 才能及时从学识丰富的消化科医生、过敏症专科医生和营养师团队处获得治疗和护理，这一点至关重要。同样地，由于 EoE 与其他食管疾病和胃肠疾病的症状有所重叠，因此在初级医疗机构中诊断 EoE 可能会不够及时。但越来越多的医生已经开始注意到这种特别的疾病，并能够把它与其他许多同样有消化系统症状的疾病区分开来。

EoE 是食物敏感谱上的一种慢性免疫系统疾病。首次报告于 1978 年，但在过去 20 年才得到更广泛的诊断，现在被认为是消化系统（胃肠）疾病的主要原因。（直到 2007 年，EoE 才被认定为一种独特的新疾病）过敏症专科医生和消化科医生发现了越来越多的 EoE 患者，虽然 EoE 并不一定会随着年龄增长而消退，但还是可以通过医学手段进行治疗的。（最初，EoE 被认为是一种儿童期疾病，但现在已知在成人中也很常见）然而，医生的首要任务是排除类似 EoE 症状的其他疾病，如胃食管反流病（GERD）、食管物理阻塞（如恶性肿瘤）等。

虽然 EoE 的确切病因尚不清楚，但普遍认为它通常是由对特定食物的免疫反应引起的，并且潜在的遗传和环境因素也在发挥作用。许多 EoE 患者都患有食物过敏或其他过敏性疾病，如花粉热、哮喘、湿疹，研究人员已经确定了一些能够影响人是否患上 EoE 的基因。这些基因似乎具有遗传性，因此可以认为 EoE 背后有基因因素。环境因素也很重要，生活在寒冷或干燥气候中的人比生活在其他气候中的人更有可能确诊为 EoE。自然地，一个人也更可能在春季和秋季之间被确诊，这可能是因为这段时间里花粉和其他过敏原的数量更多，而且人们也更常出门。

不幸的是，目前诊断 EoE 的唯一方法是通过内窥镜检查从食管中取出活检组织，并计算组织中嗜酸性粒细胞的数量。好消息是，创口更小的新诊断技术即将问世。患者将获益良多，通常可由多学科中心的团队就诊，该团队经验丰富，包括胃肠医生、过敏症专科医生、营养师、喂养专家，通常还有 1 名社会工作者和 1 名心理学家。其优势在于，患者可以在同一天接受多个医生专家就诊，与专家讨论自身情况并设计未来的个性化计划。

关于 EoE 及其治疗，我们仍有许多需要了解的地方，世界各地许多研究人员都在研究这种疾病。目前，儿童和成人都可使用的治疗方法便是禁食主要过敏原，然后恢复摄入一种（一次一种即可）过敏食物，并通过内窥镜（这是一种细长的摄像机）检查是否正常。然而，对于患者及其家属来说，这种治疗方法相当麻烦，又很乏味。好在不仅新治疗方法即将问世，诊断方法也不断进步，这种新诊断方法能在无需镇静和内窥镜检查的情况下检测炎症。其他常见治疗包括摄入局部类固醇药物。我知道有的家庭两种治疗方法都在做，有时还会二者轮换。

我的同事兼好友安娜·诺维克 - 维格辛博士（Dr. Anna Nowak-Wegrzyn）是纽约大学朗格尼医学中心哈森菲尔德儿童医院（Hassenfeld Children's Hospital at NYU Langone）儿童过敏项目（Pediatric Allergy Program）的主任。她和我一样，也在和孩子们及其父母一起对抗过敏，防止将来出现新的过敏症，她还碰巧专攻 EoE。"这是一种长期的炎症性疾病，病情时好时坏，不过是可以缓解的，"她说，"患者经常严重过敏，当花粉计数较高时，他们的症状也会恶化。男性的患病率要高于女性，原因暂不清楚。"

除了控制花粉暴露等环境诱因以帮助控制病情之外，与你的过敏症专科医生和消化科医生讨论决定病情管理策略也很重要，因为根据你和你家人的情况，有多种方案可供选择。患者可从饮食中规避引发 EoE 的常见食物（牛奶、小麦、鸡蛋、大豆、坚果、海鲜），或者在不改变饮食的情况下，使用吸入性皮质类固醇或称为布地奈德（budesonide）的类固醇溶液进行管理。

对于上述疗法无法改善 EoE 症状的婴幼儿，要素饮食（elemental diet，特别配制的液体制剂）在缓解活动性炎症方面效果超过 90%。要素饮食通过特殊的氨基酸配方提供营养补充，这些配方不会引起过敏反应，可以帮助患者安全地满足自身营养需求。许多用于 EoE 的生物制剂也正在开发中（更多关于生物制剂的信息详见第 7 章）。

虽然 EoE 本身不会引起严重过敏反应，但 EoE 患者偶尔也会因为食物过敏造成的食道发炎导致食物嵌塞，从而被送往急诊室。因此，综合管理是控制食管炎症的关键。那么，为什么 EoE 也会出现在这个广阔且日益复杂的食物敏感谱上呢？为了回答这个问题，我们需要谈谈为什么食物过敏病例越来越多了。

无所畏惧的事实

→ 食物过敏（在食物敏感谱的最左端）会激活免疫系统，症状可影响皮肤（如荨麻疹、肿胀、皮疹）、肠道（如腹痛、呕吐、腹泻）、呼吸系统（如喉咙发紧、咳嗽、呼吸困难、哮鸣）和心血管系统（如血压下降、昏厥）。

→ 严重过敏反应是最严重的过敏反应，如果不及时处理，可能危及生命。

→ 过敏反应的核心是免疫球蛋白 E（IgE），这种抗体会迅速进入超速运作状态，并激活其他化学物质的释放，从而产生巨大的生理影响。

→ 除了九大食物过敏原引发的过敏反应之外，其他免疫反应还包括 α－半乳糖过敏/综合征（对肉）、食物依赖性运动诱发性过敏反应（摄入某些食物后进行运动）、嗜酸性粒细胞性胃肠道疾病（对造成胃肠道内特殊白细胞积聚并引起炎症的物质）和花粉－食物过敏综合征/口腔过敏综合征（对某些水果和蔬菜）。这些反应的诊断至关重要，这样你才能知道发病时该如何处理。

第 3 章

过敏症的基因组、表观基因组、微生物群和风险因素

为什么我们的身体会出现混乱、进而发炎

吉迪恩·莱克（Gideon Lack）是伦敦国王学院（King's College London）儿科过敏症教授。他在儿科过敏领域深耕多年，颇负盛名。20 多年前，莱克棋逢对手，在科学研究上遇到了一个难以解决的难题。因为他是国际公认的食物过敏界权威，所以你可能熟悉他的研究结果，即在婴儿期喂食花生产品的益处，这一研究带来了食物过敏预防领域的范式转变。

1998 年，莱克在《柳叶刀》杂志上发表了他的双重过敏原暴露假说（Dual Allergen Exposure Hypothesis）。根据这一革命性（又自相矛盾的）理论，过敏症可能是由两大因素造成的：①湿疹等疾病造成婴儿皮肤受损，婴儿因此局部暴露于家里、家人身上或物体表面上的蛋白质残留，随后蛋白质残留进入皮肤并引起异常免疫反应；②延迟摄入食物蛋白质，如花生，使得身体无法建立对这些蛋白质的正常耐受性。换句话说，如果婴儿在 4~6 个月大的时候开始吃固体食物却没

有吃花生（或含花生的食物）的话，那么他们会比那些已经开始摄入花生的婴儿更容易对花生过敏。也就是说：我们可以通过确保婴儿皮肤健康，并给婴儿喂食花生等潜在食物过敏原，来降低食物过敏的风险。过去人们认为，至少1岁（甚至更长）前不给婴儿引入含花生的食物可以保护婴儿免受这些潜在有害蛋白质的影响。但现在，基于一些令人吃惊的新证据，这种想法已经完全被推翻了。我们现在知道，你给婴儿延迟喂食某些过敏食物的等待时间越长，他们对这些食物产生过敏的潜在风险就越大。

2000年，美国儿科学会（American Academy of Pediatrics，AAP）发布的指南中就建议，对于有家族史的食物过敏高危婴儿，不要在3岁前开始食用花生产品。这一建议可能是为了应对当时花生过敏增加的问题以及病因未知引发的恐惧。但这一建议并没有帮助，食物过敏的发生率仍继续攀升。直到2008年，由于没有数据支持延迟引入过敏原的有效性，AAP推翻了他们此前的建议，让儿科医生和父母自行决定。到了2017年，美国国家过敏和传染病研究所（National Institute of Allergy and Infectious Diseases，NIAID）发布了新的指南，旨在预防婴儿（尤其是湿疹高危婴儿）患上花生过敏。新指南基于一项专家小组审查（我有幸担任小组成员），小组审查了当前所有来自临床研究的证据，包括莱克的LEAP（Learning Early About Peanut Allergy，尽早了解花生过敏）小组的一项里程碑式研究。最值得注意的是，新指南建议最早在婴儿4~6个月大时就给其喂食含花生的食物，以降低食物过敏的风险。对于患有严重湿疹的高危婴儿，新指南建议在婴儿4个月大时就要开始让其食用含花生的食物，对于低危婴儿，则建议在婴儿6个月左右开始食用含花生的食物。指南建议，应该首先给婴儿喂食其他食物（之后再引入花生），一个常见的方法是将2茶匙的细腻花生酱和大约 2 茶匙的水混合（更多信息详见附录 A）。早在 4~6 个月大时，就可以向花生过敏高危婴儿喂食花生制品等过敏原，这样能将花生过敏的风险降低高达 80%。

医学界有这么一大规律：通常需要一个偶然的机会，将一位资深科学家长期、大量、重复的观察汇集在一起，并摒弃一些根深蒂固的教条，再加上一些独创性和直觉，才能孕育出一个新的理论。"我们在医学文献中接触耐受性已有数十年，但从未将其应用于人类。"莱克说。几十年前，他在科罗拉多州丹佛市做博士后过敏研究员，当时他试图让小鼠对鸡蛋蛋白质白蛋白（albumin）过敏，同时用小鼠模型研究哮喘。令他懊恼的是，他发现如果给小鼠喂食白蛋白，就不可能使它们过敏。众所周知，白蛋白是 IgE 的佐剂（adjuvant），这意味着白蛋白能在动物的免疫系统里"大闹一场"，从而造成动物过敏；而药物中的佐剂又能增强机体对抗原的免疫反应。但莱克的导师欧文·盖尔范德博士（Dr. Erwin Gelfand）指出，如果莱克给小鼠喂食某种食物蛋白，它们就永远不会对这种食物过敏。这是一个巨大的线索，将为莱克后来的重大发现铺平道路。莱克的一位德国同事当时也正在研究一种湿疹模型。他的同事就注意到，如果自己轻微划伤小鼠的皮肤，并在它们的皮肤中加入低剂量的白蛋白，它们最终就产生了过敏反应。"我已经好久没有根据现象进行推断了。"莱克博士哀叹道。回想十年前，莱克回到英国，看到许多花生过敏的婴儿，他们的母亲遵守了所有指导方针，但禁食并不起作用。

大约在这个时候，莱克注意到了一些有趣的现象：居住在英国的犹太儿童对花生过敏的概率是居住在以色列的犹太儿童的十倍。因为这些孩子的祖先相似（即遗传背景也相似），所以这种差异就一定是环境接触的结果。结果发现，这些孩子的饮食存在很大的不同。英国儿童在出生后一年左右的时间里很少吃花生制品，而以色列婴儿常吃邦巴（Bamba），一种用花生酱制成的玉米酥，作为孩子出牙期的磨牙零食。莱克想知道：这一点会是一大重要区别吗？以色列儿童从小就吃花生制品？邦巴的作用是不是类似预防食物过敏（在这一例子中是花生过敏）的疫苗呢？

所以，莱克和同事乔治·杜托伊特博士（Dr. George du Toit）（该研究贡献者众多，不只有这两位）决定检测自己的假设，他们这一研究也就是著名的 LEAP 研究，于 2015 年发表在《新英格兰医学杂志》（*New England Journal of Medicine*）上。莱克和他的团队招募了 640 名患有严重湿疹或鸡蛋过敏的婴儿，已知这些症状会增加花生过敏的风险。他们把婴儿分成两组：一组定期食用邦巴（如果婴儿不喜欢邦巴，可以吃质感细腻的花生酱）；另一组则远离含有花生的食物。实验一直持续到孩子们 5 岁。

实验中的孩子们 5 岁时，吃花生制品的孩子中仅 3% 对花生过敏。相比之下，不吃花生的孩子中过敏率为 17%，这其中还包括免疫系统已经产生针对花生蛋白的 IgE 抗体的孩子，也就是说，他们已经由花生"致敏"。值得注意的是，出于安全性考虑，检测呈强阳性的患者并未纳入本研究。当这项里程碑式研究发表时，我和一组国内专家正在与 NIAID 合作制定 2017 年新指南，该指南旨在帮助儿科医生和家长解读这些研究发现，并将其应用于花生过敏的预防。AAP 于 2019 年认可了这些发现，并在一份更新的报告中强调了它们的重要性。这里需要注意的一点是，一些严重湿疹高危婴儿可能已经对花生过敏，因此，如果你的孩子处于高风险中，你需要咨询儿科医生，并在孩子大约 4 个月大时尽早去过敏症专科医生处进行评估，这一点非常重要。

事后看来，莱克的一些见解很有趣，我们每位研究人员都应该好好考虑一下："我们设计研究的基础概念是混淆的，疾病的原因（reason）与疾病的诱因（trigger）并不相同。或者像我们用专业术语说的那样：原因就是发病机制；诱因是另外一回事。这么一个例子也许能帮助理解：如果你死于心脏病，诱因可能是动脉阻塞切断了心脏的重要供血，但是潜在的原因可能是你长期生活在吸烟、糖尿病和高血压等危险因素中，从而导致了冠状动脉疾病。"

"多年来，我们一直认为原因和诱因是一样的。当你给一个花生过敏的 5 岁小孩吃花生时，她会有反应。我们就会假设摄入过敏食物是这种反应的诱因，因此逻辑是避免吃那种食物以防止疾病的发展。这样做就是将两个不同的问题混为一谈了。一个是原因，一个是诱因。"

他提供了一个恰当的类比来说明这一点：患有心绞痛等心脏病的人过去常被告知要避免锻炼，因为大家认为体育活动会引发心脏病发作。而如今，建议恰恰相反：锻炼可以延缓心脏病的发展。体育运动在很大程度上是保护性的，就像早期引入过敏食物一样。现在，我的同事和我想和大家分享这么一句话：通过皮肤，过敏可能爆发。通过饮食，过敏可以控制。

重点很简单：预防和治疗湿疹，让婴儿的皮肤尽可能保持健康完整，使过敏原无法渗透，并在婴儿 4~6 个月大时开始引入过敏原，此时他们已经发育成熟，可以吃多样的食物了。作为一名儿科医生，我研究着食物过敏的世界，自己还带着一个禁食花生、幼年时患过严重湿疹的女儿，我觉得我找到了自己的使命。我的目标是找到食物过敏的潜在可规避诱因。

基于我的经验和研究（将在附录 A 中详述），我的建议是每 1~2

天让孩子接触一种新食物，开始多样化饮食，并和你的宝宝一起好好享受这个过程。我们将在后续章节重新讨论这些关键概念，并思考以下问题：我们是否把婴儿辅食添加搞得过于医疗化了？毕竟，在世界上的许多地方，婴儿吃的就是父母吃的东西，只是咀嚼了一下，或者稍微冲淡了一点。

这是一个有趣的问题，与现代食物过敏之谜相呼应。你想想数百数千年前母亲是如何喂养婴儿的（那时显然还没有食品制造、器皿、婴儿食品、配方奶粉这些概念），母亲会为孩子预先咀嚼好食物，然后直接用手去喂。请注意，母亲那双手远非无菌；这位母亲在自然环境中接触过许多东西，因此在喂养的过程中也将孩子尚在发育中的免疫系统暴露于各种微生物中。

虽然这并不是我们今天的生活方式，也不是我们憧憬的生活，但这种情况为婴儿提供了健康的免疫挑战。我的同事斯科特·西格勒博士（Dr. Scott Sicherer）是儿科过敏与免疫学部门（Division of Allergy and Immunology）的负责人，也是西奈山伊坎医学院贾菲食物过敏研究所（Jaffe Food Allergy Institute at Icahn School of Medicine at Mount Sinai）的主任。他说道："在公司生产婴儿食品和我们实现工业化之前，正常的喂养方式是口–手–口喂养或口–口喂养，否则婴儿容易窒息！在许多文化中，预先咀嚼食物（premastication）仍然很常见。这意味着孩子有多样化的饮食，吃的是社区正在吃的食物，还有大量的公共细菌！我还假设，接吻也是这种自然倾向的残余，因为嘴对嘴喂养体现了爱。"同样，我们将在后续章节中继续探索这些有趣的信息。现在让我们转向一个更广泛的问题：为什么食物过敏总体呈上升趋势——不仅仅是花生过敏，也不仅仅是儿童过敏。

不仅是花生，也不仅是孩子

湿疹已被确定为花生过敏和大多数其他过敏症的首要风险因素。我很清楚这一点，因为我女儿婴儿期就患有严重湿疹，后来又陆续对花生、鸡蛋、树坚果过敏。当时，我们对过敏的认识远没有现在多，得到的建议是要禁食花生。我应该补充一点，湿疹病例的增加并不是没有原因的。尽管遗传因素在湿疹的发展过程中起着重要作用，但其他因素同样会影响湿疹的严重程度和食物过敏的流行程度，如卫生情况，尤其是和前几代人相比，观察一下我们如今生活方式的无菌程度就知道了，但我们的免疫系统并没有变化，需要在其健康发展过程中受到挑战。我们通常每天洗澡，用的还是去污力极强的（有时是抗菌的）化合物，这些化合物五十到七十多年前才刚刚出现——从进化的角度来看，五十到七十多年只是一眨眼的工夫。许多婴儿洗澡次数过多，我们在他们皮肤上使用的某些产品可能会损害他们的皮肤屏障。

不要误解我的意思：在0~100岁的每个年龄阶段，洗澡对于保持卫生来说都很重要，一旦出现湿疹，每天正确洗澡就至关重要。但是，如果你使用错误的产品、用力擦洗皮肤，洗澡就可能会从一种健康行为转变为一种不健康的风险因素。正常的皮肤应该是弱酸性的，但我们总喜欢使用大量碱性乳霜和乳液，它们会剥去皮肤上的天然油脂，甚至损害皮肤的天然微生物群，即生活在皮肤上促进其屏障功能的保护性微生物。再加上我们使用的洁肤刷和丝瓜络，很容易就能看出这个过程很粗暴，容易磨损皮肤（你向任何皮肤科医生咨询其他皮肤疾病的流行情况，包括成人痤疮，他们都会告诉你：当我们过度清洗和过度去角质时，就会为皮肤问题埋下伏笔）。稍后我将对这些问题进行深入讨论，但我现在先点出这些问题，以便你可以开始理解这个问题的复杂性。

潜在过敏食物的范围和食物敏感谱本身一样广泛且多样。虽然我们列出了九大最常见的食物过敏原，但根据美国国家过敏和传染病研究所的报告，超过 170 种食物能够引起真性过敏反应。事实上，任何食物都能引发任何年龄组的不耐受。我们必须问的问题是为什么？是什么导致了这令人不安的过敏流行？是什么改变了我们的身体？让我们一起深入探究这些问题，从引人注目的研究中挖掘当下已知的信息，搞清楚还有什么问题尚未得到解答。科学告诉我们，合理的答案是遗传因素和环境因素的结合，以及它们对我们生理机制的影响。第 2 章中定义了什么是真性食物过敏，接下来就来探索掌握这一概念。

生来注定要过敏

你是否会因自身的基因构成而易患食物过敏？当然会。父母或兄弟姐妹对食物过敏会增加你的过敏概率。科学家仍在寻找某些过敏症背后的遗传因素。例如，我们知道名为 c11orf30/EMSY（简称 EMSY）的基因就与食物过敏有关（这意味着 EMSY 可能是未来预测和管理食物过敏治疗的有用靶点）。此外，科学家还发现，丝聚蛋白基因（filaggrin gene）中具有某种突变的个体患上湿疹的风险更大，而你也已经了解，湿疹又是发生食物过敏的一大主要风险因素（第 8 章对此会有更深入的探讨）。因此，上述基因对表皮具有重要的屏障功能。

我的同事、医学博士、哲学博士卡里·纳多（Kari Nadeau）在肖恩·N.帕克过敏和哮喘研究中心（Sean N. Parker Center for Allergy and Asthma Research）任领导，我则担任该中心科学执行委员会委员。中心研究发现，增加对环境污染物（如香烟烟雾和汽车尾气）的暴露将会导致在哮喘关键基因 Foxp3 的 DNA 上形成化学标记（即所谓的"表观遗传修饰"），这是引发食物过敏的又一个风险因素。这可能有助于解释为什么空气污染严重的社区中居民患哮喘和食物过敏的风险会更大。

可以肯定的是，表观遗传修饰（遗传密码的开关）能调节基因的表达，并可能是导致哮喘和过敏性疾病快速流行的一大因素。我们的基因可能相对静止，但我们周围环境的变化会影响这些基因表达的方式，当某些环境影响存在时，就会导致相同的 DNA 表现不同。国际健康与疾病发育起源协会（International Society for Developmental Origins of Health and Disease，DOHaD）的成立便是为了推动科学家研究疾病的胎儿起源，协会会员包含了来自不同背景的科学家。部分证据表明，与其他没有过敏史的孕妇相比，有过敏史的孕妇与胎儿之间的免疫相互作用会有所改变，而且有过敏史的准妈妈更有可能生出食物过敏的婴儿。

著名期刊《科学转化医学》（Science Translational Medicine）2016年发表的两项研究表明，食物过敏的迹象可能在出生时就已经存在于免疫细胞中，如单核细胞（一种白细胞）。后来在其中一项研究中，出现了食物过敏的澳大利亚婴儿脐带血中富含过度活跃的单核细胞，这表明这些即将对食物过敏的孩子在出生时免疫功能就已经发生了改变。他们也出现了与食物过敏相关的表观遗传变化。有人暗示，这些活跃度过高的细胞可能会促使其他免疫细胞变成引起过敏的细胞。然而，遗传并不是唯一的罪魁祸首。

《美国医学会儿科学》（JAMA Pediatrics）杂志 2013 年的一项研究发现，移民到美国的外国出生儿童患过敏症的风险低于在美国出生的同龄人。具体来说：在美国，20% 的外国出生儿童患上了过敏性疾病，而在父母生于外国、自己生于美国的儿童中，过敏比例达 34%。哮喘的患病率甚至更低，在美国境外出生的人患哮喘的可能比在美国出生的人低 47%。简而言之，出生在原籍国并随父母移民美国的孩子患过敏性疾病的可能性几乎是父母移民美国后在美国出生的孩子的一半。随后的研究揭示了一个有趣的变化：当这些在国外出生的孩子长大并在美国生下孩子时，这些第二代移民儿童发生食物过敏的风险更大，不仅高于他们的父母，也高于他们美国出生的同龄人。我自己是知道这一点的，因为我的家庭就是一个完美的例子。我两岁时随父母移民，当时没有任何过敏症状。然而，我的两个孩子却严重过敏，都患有过敏性鼻炎，其中一个还患有食物过敏。

在这些人生命的最初几年里，他们失去了什么样的环境保护？即使在研究人员考虑了种族、族裔、社会经济地位等可能影响过敏率的因素后，出生在美国与过敏高危之间的密切联系仍然存在。我自己的调查就证实了这一点。不同的环境似乎是一大过敏诱因（更多信息见第 5 章）。

对于毫无征兆患上食物过敏的成人来说，情况尤其如此。因为搬到另一个州或另一个国家而接触了不同过敏原可能也是一个诱因。地理环境的改变通常涉及环境的变化，包括本地植物和污染物的变化，这些因素都可能引发任何年龄组的首次过敏。此外，不同的环境因素也会与食物中的成分（主要是蛋白质）发生交叉反应。例如，成人期发病的贝类（虾、龙虾）过敏可能与先前未诊断的尘螨或蟑螂过敏有关，由于这些长腿生物的肌肉中存在类似的蛋白质，因此有所联系。

根据《过敏与临床免疫学杂志》2017 年 11 月发表的一项研究，42% 的患有特应性皮炎（湿疹）的成人是在成年后发病的，症状最常见于手、头或颈。此外，在我们的研究中，50% 的对食物过敏的成人至少有一种食物过敏是成年后出现的。这些数据告诉我们，免疫系统是动态的——当我们遇到新环境、接触新物质时，免疫系统就会随着我们一起变化发展。你今天的免疫系统与十年前不一样，与十年后也不一样。这种动态性也解释了为什么成人型过敏症背后的一些理论围绕的都是免疫系统削弱时过敏原暴露，免疫系统削弱的例子就包括疾病、怀孕或长时间承受压力的时期（通常，免疫系统随着年龄的增长而减弱，这也是为什么老年人更容易罹患带状疱疹和肺炎等疾病）。传染性病原体，如病毒，可以对免疫系统产生不利影响，促使其对其他安全食物蛋白做出错误反应。青春期、妊娠期和绝经期的激素变化也会促使免疫系统对某些食物产生反应。事实上，接受食物过敏口服免疫疗法的人有时也不得不将激素周期纳入考虑范围，因为激素波动（尤其是绝经妇女和青春期女孩）也会引发反应。还有一种可能性是，有些人小时候接触的过敏原不足以引发过敏反应，在成年后才终于达到了过敏阈值。

请记住：有近一半（高达 48%）食物过敏的成年人在成年后患上了至少一种过敏，而且和儿童一样，成年人食物过敏的发生率在所有种族群体中都呈上升趋势。当我在 2019 年公布这些数据时，我注意到美国成年人中最常见的食物过敏是贝类过敏，估计有 2.9% 的美国成年人患有此疾病，而 2004 年一项有影响力的研究公布的患病率是 2.5%，相比之下有所上升。同样，这些新数据表明，成年型树坚果过敏患病率已从 2008 年的 0.5% 上升至 1.8%，增幅为 260%。这相当于将近 450 万人。对某些人来说，成年期发作的过敏可能会持续一生。孩子长大后过敏有可能痊愈，但这种情况不太可能发生在成人身上。因此，学会与食物过敏共存并在日常生活中避免食物过敏原至关重要。

狂暴激素：我会对自己的激素过敏吗？

激素是腺体（如垂体、肾上腺、卵巢和睾丸）中产生的生物信使（biological messengers），通过血液传播到身体的其他部位并发挥作用。五十多种不同的激素和相关分子共同调节着几乎所有身体机能，对几乎每个组织、器官和系统的功能都至关重要。激素调节你的新陈代谢、出生至发育成熟期间的生长发育、组织功能、液体平衡、血压、生育能力、情绪，以及对伤害、压力和环境因素的反应等等。

那些与性和生殖有关的激素你可能一听名字就知道：孕酮（译者注：又称黄体酮）、睾酮和雌激素。在过去的十年里，一种叫作孕激素超敏反应（又名自身免疫性孕酮性皮炎 autoimmune progesterone dermatitis）的罕见疾病已经进入医学词汇。这种疾病影响育龄妇女，让她们经受瘙痒、水泡样皮疹随月经周期反复发作。患者还可能出现腹痛、潮红、疲劳和气短的症状。尽管这种疾病极为罕见，但也已经出现了该疾病引发严重过敏反应的病例，有人认为这种疾病是一种自身免疫驱动的对自身孕酮的过敏反应，发生在孕酮升高的周期阶段。了解这种新型疾病的医生可以用某些药物来抑制卵巢功能（和激素释放）以预防和控制不良反应。我之所以要提到这种罕见的"伪装症"，不仅是因为它与食物无关，还因为它说明了人体的复杂性。在第4章中，我们将探索更多关于过敏性疾病和自身免疫之间的隐藏联系。这如今是一个迷人的、不断发展的研究领域。

虽然过敏性疾病有一定遗传成分，在有家族病史的个体中更为普遍，但过敏病例数量的急剧增加不能仅用相对静止的基因变化来解释。由于过敏性疾病的激增比实际基因组变化的速度更快（基因组变化需要许多代人的时间，有时需要数百万年），并且过敏性疾病在西方国家似乎更为普遍，因此有人假设，我们的饮食习惯、生活方式和周围环境的某些新变化是导致各个年龄组过敏性疾病患病率普遍增加的原因。

目前，与过敏流行相关的因素中，人们谈论最多的有三个：生命早期微生物暴露的变化；饮食因素（例如，婴儿时期和某些食物接触较晚、现代农业和食品生产的转变、现代促炎饮食的增加）；城市化污染物暴露（即汽车和交通在空气中产生了大量促炎微粒）。现代生活的这些变化为生活在21世纪的人掀起了一场完美的风暴。我们将重点关注前两个因素，因为它们在研究领域中占据主导地位。

你的微生物朋友有助于塑造你的免疫力

在过去的一个世纪里，卫生和清洁大大改善了我们的健康，定期洗手和每日洗澡是其中的一大部分（尤其是在严峻时期，如我们如今经历的冠状病毒大流行）。但除去新冠肺炎这一例外，我们可能正在为过去一个世纪的过度全面清理付出代价。我们当中很少有人在生命早期（和整个生命周期）就接触到了免疫系统的潜在敌人，这些敌人会挑战我们的免疫系统，并大大增强其抵抗过敏的能力。我们中没有多少人住在农场，不再像前几代人那样经常接触动物和宠物，甚至连在户外玩耍都已经不多了。当代生活方式让我们许多人待在室内，"无菌"，错过了以健康的方式与自然交流的机会，而这种健康的方式原本能够"教育"和增强我们的免疫系统，降低我们对常见环境过敏原的敏感性。当我们好不容易走出封闭的建筑，通常又走进了生物多样性最少的人工环境中，如混凝土操场和种植着商用草、非本地草或人造草的大片田地。

1989 年，英国流行病学家大卫·斯特拉坎（David Strachan）首次提出了"卫生假说"（Hygiene Hypothesis），即儿童时期接触传染病将为以后提供抵抗过敏的良好防御。他提出，幼儿期疾病感染率较低可能是 20 世纪过敏性疾病上升的一个原因。斯特拉坎在《英国医学杂志》（British Medical Journal）上发表了自己的发现，即大家庭中的孩子患花粉热的概率更低，因为他们会被哥哥姐姐暴露在细菌中。这一发现又推动了进一步的研究，结果表明幼儿期较少接触脏乱环境会增加个体对疾病的易感性。这个想法不难理解，但它提出了一个理论，即慢性过敏性疾病患病率的上升可能是摆脱致命传染病的必然代价。

这个想法类似于一个人通过重量训练来增加肌肉质量和力量的情况。为了能够举起重物，你必须逐渐增加重量来锻炼肌肉。没有适当的训练，你就举不起重物。免疫系统也是如此。为了抵抗感染（可以理解成一种"重量"），免疫系统也必须通过抵抗日常生活中的污染物来加以训练。不暴露于污染物的免疫系统很难摆脱感染的侵袭（举不起重物）。

如果不深入讨论我们的免疫系统和微生物群之间的关系，研究就不够完整——微生物群是生活在身体表面和身体内部的所有微生物的集合，其中许多微生物有益健康，并与我们身体之间存在一个强大的互利关系。微生物群是连接你与环境（与潜在过敏原）相互作用和免疫系统的纽带，你可以称其为生物铰链（biological hinge）。你可能已经听说过人类微生物群的概念，相关文章也很多，但要想完全理解，可能还是需要停下来学习思考一下。

"微生物群"（microbiome）一词来自微（micro，表示"超小"或"微型"）和生物群（biome）的组合，生物群是指生物占据大型栖息地（在本例中为人体）而自然形成的群落。当年我还是一名医学生，刚开始学习免疫学和微生物学时，没有人能告诉你什么是微生物群；而如今，解码我们的微生物群（从我们内脏深处的群落到覆盖我们皮肤的群落）已经成为最有前景的科学研究领域之一。我们开启了一趟激动人心之旅，正逐步理解人类微生物群并利用其力量。

构成人类生物群的生态系统包括各种微生物，主要有细菌、真菌、酵母、寄生虫和病毒。他们的遗传物质总和远远超过我们自己的 DNA。目前人们认为，虽然当我们还在母亲子宫里时有些微生物就已经能接触到我们，但大多数微生物还是在我们出生时在产道里接触到的。大量微生物落在我们身上开始繁殖，使我们的微生物群在出生时就开始欣欣向荣。当我们开始在母亲体外的世界生活时，这个过程还在继续。顺便说一下，这可能有助于解释阴道分娩婴儿与无菌剖宫产婴儿在终身健康方面的差异。目前科学表明，剖宫产婴儿可能无法发展出合适的微生物群，因此，在今后的生活中患上某些疾病的风险可能会更高——主要是炎症、代谢疾病和免疫问题（是的，这其中就包括哮喘和食物过敏）。然而，关于剖宫产时错过的微生物洗礼能否通过其他方法来弥补以期保护婴儿并支持其微生物群的健康发展，目前尚无定论。许多因素都会影响婴儿的微生物群以及某些疾病的终生风险，分娩方式只是其中一个因素。其他因素包括母亲的健康情况和年龄、母乳喂养状况、早期生活暴露和饮食习惯。

"是我的错吗？"

当一位妇女生下了一个对食物严重过敏的孩子（为了方便讨论，我们把湿疹和哮喘也包括在内），这位母亲便开始怀疑这是不是自己的错，这种情况很常见。我经常听到这样的故事（因为我的孩子也有过敏，我自己也很好奇）。是不是她怀孕期间的饮食习惯不好？她接触过什么东西吗？还是她的意外剖宫产造成的？其实都不是！

让我们直截了当地点明这一点：迄今为止，最好的研究和大多数出版文章都支持以下结论，即在怀孕、哺乳或怀孕同时哺乳期间避免食用某些食物对预防过敏性疾病无效。2012 年的一项系统综述（包括 5 项随机试验和 900 多名患者）也得出了这一结论。但是一些准妈妈并没有得到这个信息。在 2018 年对 4 900 名孕妇的数据分析中，约 3% 的孕妇表示自己减少了坚果、鸡蛋和乳制品的摄入，以期防止新生儿出现食物过敏。

然而，剖宫产这个因素确实值得我们停下来进一步讨论。2016 年，一组希腊研究人员针对 459 名孩子开展研究，在孩子出生后 3 年内对他们进行了 8 次检查，结果发现剖宫产的孩子确实容易患上食物过敏。剖宫产出生且父母至少对一种食物过敏的婴儿比阴道分娩且父母不过敏的婴儿更容易患上过敏（分娩方式和遗传性过敏这两个因素是哪个在发挥作用，目前尚不清楚）。在 2 500 名通过剖宫产出生的德国婴儿中，2 岁前出现食物过敏的概率也更高。瑞典对 2001—2012 年间超过 100 万例分娩开展了一项研究，结果发现剖宫产婴儿患食物过敏的风险比阴道分娩婴儿高 21%。

然而，原因可能不仅仅是剖宫产。这可能是多种因素共同作用的结果，自然阴道分娩对婴儿微生物群发展的影响仅仅是一个开始。通过产道的婴儿受到微生物的"洗礼"，随后这些微生物会继续训练孩子的免疫系统。通过无菌剖宫产出生的婴儿则错过了这样的机会。但这一数据不应该被解读为准妈妈必须永远拒绝剖宫产，或者剖宫产一定会导致婴儿出现健康问题。许多其他因素也会导致孩子出生后出现食物过敏（或任何健康状况），如抗生素使用、环境暴露、早期食物引入等。在许多情况下，剖宫产在医学上是必要的，也发挥着重要的医学作用。

我想重申：我们不应该互相责备。我们都在利用自己的所有知识做着对宝宝最有利的事，但涉及的因素实在太多。我此前曾作为专家接受过一家全国性报纸的采访，并回答了关于早期花生引入膳食的问题。然后又有人想了解我女儿的情况以及我是如何照顾女儿的。采访文章里有几句话，大意是"古普塔博士因为之前没有让女儿尽早摄入花生而后悔不已"。永远不要因为剖宫产而感到内疚。内疚无处不在。放下这件事，继续努力吧！

我们肠道内的细菌尤为重要。它们对我们身体健康的方方面面都有着举足轻重的影响，从我们新陈代谢的效率和速度到我们罹患各种疾病（包括过敏性疾病）的风险。肠道细菌帮助我们消化吸收营养，没有它们，你就无法有效地给身体提供所需的营养。它们还会产生并释放重要的酶和其他物质，这些物质都是你身体需要的，但仅靠自身产生远远不够。这些物质就包括维生素（特别是 B 族维生素）和神经递质，如多巴胺和血清素。据估计，"快乐激素"血清素中 90% 都不是由大脑产生的，而是产生于你的消化道，这都多亏了你的肠道细菌。它们（也被称为"肠道菌群"）对激素系统的影响能够帮助你调节压力，甚至能让你晚上睡得更好。好的，这就是关于肠道细菌的快速入门（仅这个话题就足够写整整一本书了，而且许多人也都写了）。接下来谈谈它们与食物过敏的关系。你的微生物和免疫系统之间的关系反映了你身体的重心，即你患上食物过敏的可能性。

微生物干预免疫

我的同事克里斯蒂娜·西亚乔（Christina Ciaccio）是一名医学博士，也是芝加哥大学（University of Chicago）变态反应和免疫学主任兼副教授，在微生物群领域是一位杰出的研究员，她正在开发能够改变微生物群的治疗方法，以预防和治疗食物过敏。她还指出，我们如今已经看到微生物群在几代人之间发生了巨大变化，这无疑是由环境造成的。在过去的 30 年左右，我们也可以看到食物过敏的患病率发生了同样巨大的变化。西亚乔博士和其他研究人员都认为，微生物群的变化也改变了我们患上食物过敏的风险，因为我们体内的常驻微生物群与我们的生理机能之间是有关系的。

你看，在微生物让你保持健康的诸多功能中，或许最重要的功能是调节和支持你的免疫系统，免疫系统与你的过敏风险直接相关。我们与内脏中的细菌共生共存。它们让我们保持健康，而我们给它们提供富含纤维的水果蔬菜等食物，让它们健康生存。在食物过敏和相关疾病方面，也许最重要的一点是，这些微生物还能帮助免疫系统准确区分敌我。

在正常情况下，微生物会判断什么东西对我们是安全的，如食物。还记得莱克博士说过，让消化系统接触食物时，应该先让食物通过口腔和肠道进入免疫系统吧？然而，我们可能做不到这一点。在过去的几代人里，我们的许多饮食和清洁习惯都发生了变化，所以理解微生物群以及我们是如何破坏微生物群的，也许是帮助我们揭秘西方世界过敏性疾病和自身免疫性疾病激增的关键。

我们饮食和清洁习惯的变化只是过去几代人以来众多变化中的两个例子，这些变化可能导致微生物群接触不到那些擅长控制我们免疫系统的细菌。例如，我们现在摄入了太多抗生素（处方药和偶尔在食物、供水中发现的抗生素，这些都是农业工业化的结果）。由于我们在公共卫生和大众健康方面采取的种种措施（这是一项显著的成就，但也可能产生副作用），我们降低了病原体和感染的暴露量。我们把房子改成了人口密度更小、更干净的建筑。我们已经基本上从农场搬到了城市和郊区。当然，剖宫产后使用配方奶粉喂养也更常见了。饮食变化带来的深远影响也不能低估。标准的美国饮食由不营养、低纤维、高糖、脂肪不健康的高度加工食品组成。西亚乔博士表示，"即便是微小的饮食变化，也会导致我们的微生物群迅速发生变化。"她还补充道："我们并不是希望生活环境突然变回曾祖父母年代的样子。有许多变化我们都不希望倒退。我们只是在寻找解决这个问题的方法。"

许多变化本质上并不是坏事——剖宫产、婴儿配方奶粉和清洁消毒拯救了许多生命。连粮食生产的转变也给我们带来了更好、更可靠的粮食供应。但这些变化确实对我们的微生物群产生了深远的影响，我们不能忽视。西亚乔博士希望能够找到好办法，将重要纤维、微生物和分子重新引入肠道，增强微生物群的自然活性和功能，毕竟微生物群就像免疫系统的一大外围器官。

因为肠道细菌可以控制某些免疫细胞并调节身体的炎症机制，所以肠道（包括肠道微生物）也被称为是你免疫系统最大的"器官"。你甚至可能已经知道，皮肤是最大的身体器官。从生物学角度来说，肠道和皮肤是一体的，因为它们在我们体内体外之间形成了屏障，这些屏障被微生物占据，而微生物又可以调节这些屏障的功能（其实，在胚胎发育期间，皮肤和肠壁在子宫内就有着相似的起源）。在我们的一生中，免疫系统是动态的，并且随着微生物群不断变化。

事实上，我们人体本质上就是一个庞大而复杂的生态系统，生活在我们身体表面和体内的微生物构成了一个器官。至少对健康来说，这个器官和我们的肝脏或肾脏一样重要。我们可以把免疫系统想象成一个学习设备来帮助理解，在出生时，免疫系统就像一台有硬件和软件但缺乏数据的计算机。必须在出生后第一年通过接触来自其他人类和自然环境的微生物来获取额外数据。如果这些输入不充分或不适当，免疫系统的调节机制就可能会出问题。这样一来，免疫系统不仅会攻击导致感染的有害生物，还会攻击无害物质，如花粉、屋尘和食物蛋白，从而造成过敏性疾病。

许多研究人员现在已经证实，接触兄弟姐妹和其他室友、在农场长大或生活在发展中国家、接触一点"污垢"对微生物群都是有益的，甚至可以预防疾病。2014 年，芝加哥大学一支由凯瑟琳·纳格勒（Cathryn Nagler）教授领导的研究团队发表了一项具有里程碑意义的研究，表明产气荚膜杆菌（Clostridia perfringen，一种常见的肠道细菌）可以预防某些食物过敏。当研究人员将花生过敏原喂给无菌小鼠（在无菌条件下出生长大）和出生便采用抗生素治疗（以减少它们的肠道细菌）的小鼠时，小鼠均出现强烈的免疫反应。然而，通过将产气荚膜杆菌（但不是另一类细菌拟杆菌）重新引入小鼠体内，就可以逆转这种致敏作用。进一步实验显示，产气荚膜杆菌会让免疫细胞产生大量白细胞介素 –22（IL–22），这是一种已知会降低肠黏膜通透性的信号分子。"简单地说，"纳格勒表示，"我们发现，这些细菌会阻止食物过敏原以完整的形式进入血液，从而避免了过敏反应。"

第二年，在另一项纳格勒没有参与的研究中，研究者量化了儿童与狗一起长大这一因素对哮喘风险降低的可能性，该研究也结束了之前数十年的观察。研究人员梳理了 100 多万名于 2001 年至 2010 年间在瑞典出生的儿童的记录。研究人员发现，其中 275 000 名学龄儿童中，养狗家庭的儿童患哮喘的概率比不养狗的同龄人低 13%。

从"老朋友假说"或"微生物群假说"（这是对"卫生假说"的改进）的角度来看，宠物可以增强微生物群的观点就更站得住脚了。"老朋友假说"或"微生物群假说"认为，人类与牲畜等动物的共同进化使我们要依赖动物的微生物来维持健康甚至生存。与这些"老朋友"失去联系可能会打破微妙的进化平衡。

在皮肤科，医生经常谈论所谓的特应性进程（atopic march），有时也称为过敏性进行曲（allergic march），这可能也与卫生假说有关。我们经常在婴幼儿期看到过敏症的自然发展（即进程/进行曲）：首先是出生后 6 个月出现特应性皮炎（湿疹），然后是 1~4 岁开始出现类似哮喘的症状，最后是学龄期的过敏性鼻炎（花粉热）。1~2 岁也可能出现与过敏性进行曲直接相关的食物过敏。患一种或多种过敏症的患者（通常是儿童）人数急剧上升，这使得我和其他科学家开展了调查，也进一步断定孩子生活环境的过度清洁可能是部分原因。我们还假设，正如我前面强调的，早期控制预防湿疹（湿疹通常是今后出现食物过敏问题的第一个迹象）不失为一种预防策略。

除此之外，"太干净"和无感染并不是全部原因。毕竟我们肯定也需要保证自己身上生活着的是有益细菌、不受有害细菌的感染。事实上，医学界正在开展一场运动，以逐步取消使用"卫生假说"一词，因为它可能会误导人，并过度简化食物过敏流行的复杂原因。

真相慢慢浮出水面

2016 年，我的团队发表了一篇论文，在某种程度上改变了普遍观点，并得到了该领域其他科学家的证实。早期没有接触挑战免疫系统的物质并因此终生免疫失调，并不是食物过敏增加的唯一机制。正如莱克记录的那样，通过破损的皮肤接触到食物过敏原从而引发食物过敏的理论还需要进一步解释。另一项研究进一步支持了这一理论，该研究发现，如果儿童在出生后第一年患有皮肤感染或湿疹，则食物过敏的患病率会增加（更多证据表明，缓解湿疹可能对食物过敏具有长期保护作用）。

我们的研究招募了 1 359 名参与者，年龄从刚出生到 21 岁，食物过敏和不过敏的人都有。这项基于家庭的研究之所以独特，是因为它把过敏和不过敏的兄弟姐妹都包含了进来。实验组和对照组的基因组成相似，帮助我们对比评估了不同暴露量对食物过敏和哮喘的影响。我们调查了与食物过敏和哮喘相关的关键卫生因素，包括抗生素使用、感染史、兄弟姐妹人数、宠物暴露量和母婴健康因素，如产妇出生年龄、剖宫产、母乳喂养和托儿情况。在幼儿期生活环境方面，日托环境中的儿童会接触到更多的细菌，从长远来看，这些细菌能增强免疫功能并预防食物过敏。

兄弟姐妹数量和生活在儿童保育中心是仅有的两个能降低食物过敏风险的卫生因素（孩子越多，过敏越少）。这是一个重要的发现。它强化了这样一种观点，即接触多个孩子，从而接触潜在的细菌、病毒和微生物群，在早期预防食物过敏中起着关键作用。

需要注意的是，食物过敏的发展并不仅有一个原因。正如一个人患癌症也有多种可能，既有潜在的遗传因素，也有叠加的环境因素。同样地，食物过敏背后也有多种机制，其中一些我们尚不清楚。易患食物过敏的人身上可能会发生各种事情，食物过敏是遗传和环境因素共同作用的结果。

我的一些其他研究也揭示了过敏的有趣和微妙之处。生活在暴力和毒品犯罪高发社区的儿童哮喘患病率更高，在芝加哥南部和西部地区，这一数字高达 44%（请记住：一般来说，确诊哮喘的儿童通常也有食物过敏）。虽然我不知道为什么会这样，但基于现有证据做出的猜测是，生活环境压力太大也会通过同样的炎症机制对免疫系统产生不良影响（见第 4 章）。社会经济因素也可能会导致风险增加，因为经济收入较低的人可能生活住所的环境毒素更多，如旧建筑中的霉菌、交通繁忙的市中心和高速公路附近的空气污染。

我的同事凯蒂·艾伦（Katie Allen）博士曾是澳大利亚默多克研究所（Murdoch Research Institute）的研究员，现任澳大利亚议会议员，她点出了另一个需要考虑的过敏因素：维生素 D。或者更准确地说，是因为缺乏维生素 D 这种重要的维生素。[1]维生素 D，有时也被称为"阳光维生素"，是一种对健康至关重要的营养素 / 激素。它通过帮助身体吸收钙，在维护骨骼健康方面发挥着重要作用，在免疫系统功能方面也发挥关键作用。体内钙质充足有助于预防各种疾病，从 1 型糖尿病和高血压，到癌症、自身免疫性疾病和过敏性疾病。最近，维生素 D 缺乏与新冠肺炎感染高危也显示出了一定的联系，维生素 D 缺乏可能会使新冠肺炎住院患者的死亡风险增加 3.7 倍。就连心脏、肺和大脑的健康与功能也依赖于这种营养素。难怪进化让我们可以通过简单的阳光照射就可以轻松地制造出这种维生素。食物过敏的增加与怀孕期间（以及整个社群）维生素 D 缺乏症的增加同时发生，但我们仍不确定维生素 D 缺乏是否会造成过敏，又或者过敏是孩子出生后第一年出

1　艾伦博士巧妙地将当前的过敏假说按主要类别分成了 5 个 D：饮食多样化（Diet diversity）、狗及其微生物（Dogs and dribble）、脏东西（Dirt）、皮肤干燥（Dry skin）和维生素 D（Vitamin D）。我们将在第二部分中再次讨论这些主要影响因素。

现的其他因素造成的呢？

但是，维生素 D 对免疫系统强度和功能有着巨大影响，这一事实仍旧很能说明问题。维生素 D 还能与微生物群沟通，不断强化着正在发育、不断进化的免疫系统。如果没有足够的维生素 D，免疫系统可能会失调。我发现艾伦博士的研究非常具有说服力，她的研究显示，缺乏维生素 D 的儿童可能更容易患上食物过敏，也更可能出现多种食物过敏。我想，我们需要继续记录所有年龄段组的维生素 D 水平与过敏性疾病（以及其他疾病）风险之间的关系，包括成人组在内。据估计，西方国家有 50% 的人可能缺乏维生素 D，其中 10% 的人在临床上缺乏这种重要的维生素。即使是美国国家过敏和传染病研究所（NIAID）主任安东尼·福奇（Anthony Fauci）博士也建议使用维生素 D 来降低新冠肺炎的严重程度、减少并发症。

然而，有一点需要提醒：这是一个动态的研究领域，将来会有更多的数据和更加深入的了解，如 "缺乏" 如何定义。如今甚至连维生素 D 水平的检测（以及这些数字的真正含义）都还没有达成普遍共识，争议颇多。尽管将维生素 D 缺乏与食物过敏进行比较的研究尚未得出结论，我们也不知道维生素 D 是否能逆转食物过敏，但我们确定，维生素 D 可以预防过敏性疾病，是整体健康福祉所必需的营养素。

我们从暴露于阳光中的紫外线下获得大部分维生素 D，紫外线会引发皮肤中一系列反应来制造这种激素。人体内 80%~90% 的维生素 D 都来自日晒。阳光照射不足（而不是饮食摄入不足）才是维生素 D 缺乏的最常见原因，因为大多数食物中维生素 D 的含量都很低。一些研究表明，与赤道附近地区相比，远离赤道地区（因此环境紫外线辐射较低）儿童食物过敏相关的住院率、肾上腺素自动注射器处方率和花生过敏率（最高风险达赤道地区的 6 倍）均较高。出生季节（出生在紫外线照射较少的秋季或冬季）也与严重过敏反应和食物过敏高危有联系。

不过，如果你像我一样生活在一个比较冷的环境中（我住在芝加哥），不要沮丧。在我们发表的一篇地理食物过敏论文中，我们在美国并没有发现地理因素带来的变化——事实上，生活在低纬度地区与降低食物过敏风险并无关系。我们在研究中发现的主要关联是，与农村地区相比，城市地区的食物过敏率更高，这一发现让我仍旧处于高风险地区。

然而，在澳大利亚，越来越多的研究发现维生素 D 与食物过敏风险之间存在令人信服的联系。2012 年公布的一项针对澳大利亚儿童的纵向研究就特别引人注目。研究发现，纬度较高与食物过敏高危之间存在量效关系[1]，进一步加深了先前发现较低纬度和较高肾上腺素自动注射器处方率（医师诊断食物过敏的一项指标）之间有类似关联的研究。

澳大利亚的一项大型研究中，有文件证明了晚期引入鸡蛋（婴儿饮食中维生素 D 的少数常见膳食来源之一）与食物过敏之间的联系。较早（4~6 个月）吃鸡蛋的婴儿的食物过敏发生率比较晚（6 个月后）吃鸡蛋的婴儿要低得多。

维生素 D 与食物过敏之谜的激烈辩论至今仍在继续。最近的研究对维生素 D 理论提出了挑战，这很大程度上是因为我们还没有维生素 D 缺乏症的标准定义，也不知道什么样的"最佳"水平才能影响免疫

---

[1] 量效关系原指效应在一定范围内随着剂量或浓度的增加而增加的规律性变化，此处借指纬度与食物过敏风险之间的规律性变化。——译者注

功能。尽管如此，这仍是一个引人深思的理论，也是我想提出的一个理论。维生素 D 与食物过敏的关联很可能会指向其他更重要的因素，这些因素将有助于解释食物过敏流行的原因。以此为基础，我们接下来谈谈饮食问题。除了食物过敏，我们还会讲到食物不耐受。

饮食缺陷和进化错配

人如其食（You are what you eat，译者注：西方谚语，指饮食与一个人的身体健康密切相关）。在微生物群的组成方面尤为如此。如果说科学家在过去十年左右的时间里学到了什么，一定就是饮食变化会导致我们微生物群的调整。随着时间的推移，我们祖先的饮食在进化，他们的肠道微生物也在进化，从轻松分解早期人类饮食中丰富纤维性食物，进化到更擅长处理大约一万年前农业和畜牧业出现后饮食中普遍存在的动物蛋白质、糖和淀粉。但众所周知，西方人已经将动物蛋白、糖（尤其是过度精制的糖）和淀粉的摄入推向了极致。我们喜欢汉堡、谷类食品、百吉饼、比萨饼和加工食品，结果就是我们的饮食热量极高，缺乏纤维、必需脂肪酸和其他微量营养素（这些营养素有助于滋养健康微生物群，进而使免疫系统更加强大）。俗话说得好，我们如今吃得过多，反倒还营养不良。新的研究表明，生活在非洲农村的人（他们的饮食模式与我们的祖先更相似）肠道中的微生物比西方人更健康，这可能会保护他们免受现代发达国家许多常见疾病的影响，如食物过敏和不耐受、肠道疾病、自身免疫性疾病，甚至是神经退行性疾病，如阿尔茨海默病。

我们的饮食与我们的 DNA 预期相反，这种观点有时被称为进化错配理论（evolutionary mismatch theory）。尽管迄今仍没有长期数据以及其他医学领域常见的双盲、安慰剂对照研究，因此很难证明这一理论，但它仍是一个令人信服的概念，符合微生物群假说，未来研究也将帮助我们进一步理解这一理论。进化错配理论是针对食物过敏才谈到的，所以我们先从免疫系统发展的角度来讨论这个问题。

从纯粹的进化角度来看，过敏反应不一定是免疫系统的错误，过敏反应是针对潜在破坏性环境暴露的适应性反应。过敏反应是为了帮助我们应对食物、化学物质、肠道寄生虫等其他生物对身体的潜在伤害而产生的。但从许多方面来看，我们中有些人的免疫系统"出错了"——考虑到我们的进化史和正常生理情况，免疫系统对确实不应该过敏的食物出现了过敏反应。这些过敏反应被不必要地强化，出现了适应不良的问题。数百万年来，免疫系统对食物适当耐受的能力一直受制于自然选择，不应该轻易出现频繁的过度反应。这里有一个关键词：耐受。对各种食物的"耐受"与微生物群及其发展变化过程中的训练有着千丝万缕的联系，让我解释一下这一点。

离开子宫的无菌环境后，新生婴儿暴露于大量外来物质（抗原蛋白）中，暴露量相对较高。大部分抗原实际上来自周围环境，以及母乳中来自母体（或配方奶粉）的共生细菌和食物成分。为了防止对这些基本无害的抗原产生炎性反应，肠道周围的免疫系统，即所谓的胃肠道相关淋巴组织（gastrointestinal-associated lymphoid tissue, GALT）已经进化出了复杂的机制来促进耐受，将耐受作为默认反应。换句话说，其内部机制知道如何应对这些暴露、避免引发不良免疫反应。我们全身的免疫系统至少有80%是由GALT组成的。我们免疫系统的总指挥部位于肠道，因为肠壁是通向外部世界的生物大门，因此它是除了皮肤之外我们最有可能接触到外来物质和外来生物的地方。GALT 与全身其他免疫系统细胞保持着持续的联系，如果肠道中的细胞遇到潜在的有害物质，GALT 就会通知其他免疫系统细胞。

生活在旧石器时代的儿童在 1 岁或 1 岁多时就已经接触到了大部分，甚至所有他们一生中可能会接触的食物抗原。这与当今生活在发达国家的儿童形成了鲜明的对比。如今发达国家的儿童面临着早期和晚期食物抗原暴露之间前所未有的"不匹配"风险。换句话说，他们在子宫内和出生后不久所接触到的东西与他们以后发育成人期间所接触到的东西是不同的。这种脱节造成了不匹配，使他们失去了建立耐受的机会，这可能会导致免疫系统针对这种不和谐产生反射性食物过敏反应。

过去，西方世界的新手父母会收到一份婴儿禁食食物的清单，因为担心自己的孩子会对这些食物出现反应进而发展为过敏。但不幸的是，这产生了消极的影响，限制了婴儿接触潜在过敏原从而激发免疫系统并防止过敏的机会。由于新指导方针的改编尚未完成，因此一些家庭仍然遵守着上一份清单的禁食建议。此外，宝宝出生后便受到父母的重重保护，开始吃辅食的时候又接触不到多样的食物，父母这样做可能会无意中增加孩子患上严重食物过敏的可能。

如今，这种想法已经完全逆转了。多项研究已经证实，早期频繁接触多种食物确实有利于预防过敏。花生过敏的研究数据已经清楚地证明了这一点，食物过敏和哮喘研究中心（Center for Food Allergy & Asthma Research，CFAAR）正在继续研究确定其他常见食物过敏原是否也是同样的情况，包括牛奶、鸡蛋、坚果、大豆和芝麻。我们正在与世界各地的研究人员合作，很快就会得到答案。

药物对生物群落影响巨大

现代生活中的一些便利，如药物，也可能对我们的微生物群产生影响。如果过度使用抗生素或降胃酸药等药物，特别是在生命早期使用，胃肠道微生物群的变化就会造成更多免疫混乱和健康疾病——不仅包括食物过敏，还包括代谢问题，甚至是自身免疫性疾病。

药物的影响不可低估，对于需要长期每日服药来控制病情的成人来说影响就更是巨大。诚然，这些药物通常是必要的，能起到一定的效果，但我们不能忽视它们对微生物群可能产生的副作用，这些副作用反过来会增加过敏性疾病的风险。2019 年，荷兰的一组研究人员警告称，多达一半的常用药物会对肠道微生物群产生深远影响，可能会增加患上严重疾病的风险。特别是，他们发现共有 18 种常见药物与肠道微生物群的组成或功能变化有关。

哪些药物影响最大呢？答案是当今一些最受欢迎的畅销药物：质子泵抑制剂［包括胃酸抑制剂，如 Prilosec（译者注：主要成分奥美拉唑）或 Prevacid（译者注：主要成分兰索拉唑）］、二甲双胍（用于帮助控制血糖的主要糖尿病药物）］、抗生素、泻药、抗抑郁药和口服类固醇。许多人定期服用的质子泵抑制剂不止一种。尽管人们对这些药物损害微生物群健康和功能的担忧大多集中在其对代谢的影响以及患糖尿病或肠道疾病的风险上，但既然我们已经知道了微生物群和免疫系统之间的密切关系，那么也必须将过敏性疾病纳入这项研究和讨论中。我们需要回答一个问题：一个人定期使用某些药物对患上过敏性疾病或不耐受的风险有多大影响？风险会突然增加吗？一些研究开始显示，抗酸药和抗生素是增加过敏性疾病风险的两大因素，尤其是当这两种药物被过度使用时。而且，你可能也知道，这些都是现在每天开给儿童和成人服用的常用药物。在第二部分中，我将告诫大家，当这些药没有必要服用时，不要下意识要求开药。

尽管微生物群与免疫系统有着密切的联系（这也是为什么任何关于食物过敏的讨论最终都必须提到微生物群），但我猜想，讨论很快就会涵盖不耐受。如你所知，不耐受反应并不是免疫反应，但我们正在逐渐深入了解微生物群是如何控制我们的许多生理活动的，包括消化、代谢、激素系统和炎性机制。微生物群通过迷走神经（vagus nerve），也就是所谓的肠-脑轴（gut-brain axis）与大脑持续对话。例如，任何引起肠道不适或头痛的食物无疑都涉及这些微生物细胞与我们自身细胞之间的生化交换。肠道细菌产生化学物质，通过神经和激素与大脑交流；这种交流是一个独特而复杂的网络。所以，肠道微生物不仅是免疫的关键，也是我们整个神经系统的关键。

我们体内微生物群的健康和组成在现代发生了变化，自然也就使更多的人患上了食物相关疾病。微生物群与免疫系统、消化系统的联系意味着它有着双重职责：微生物群影响着免疫系统和消化系统的正常功能以及对某些食物的反应（或不反应）。微生物群研究项目正在世界各地顺利开展，因为这一医学领域仍处于初级阶段。尽管仍有许多东西需要学习，但很明显，肠道微生物群在无数生理和心理机制中起着重要作用。我希望将来我们能学会如何调整微生物群，这样不仅能预防和治疗过敏，还能够根除不耐受。

无所畏惧的事实

→ 当婴儿开始吃固体食物时（即年龄在 4~6 个月），早期摄入多样食物有助于预防食物过敏；某些过敏食物（如花生）的引入拖得越久，孩子对这些食物产生过敏的潜在风险就越大。

→ 严重湿疹等疾病导致的婴儿皮肤受损是引发食物过敏的重要风险因素。患有严重湿疹的婴儿需要由过敏症专科医生进行早期评估，如果医生建议，可以开始食用含花生的产品，以防止花生过敏。

→ 尽管某些基因与食物过敏高风险有关，但移民模式和过敏流行率的变化也表明了不同环境因素对过敏概率有着巨大影响。

→ 免疫系统是动态的，因此改变免疫功能的因素（如感染，乃至终身的激素周期变化）可能也会改变过敏和食物相关疾病的风险。

→ 我们的微生物群包含数以万亿计的微生物（也称为小型生物或微小生物），包括细菌、真菌、原生动物和病毒，它们生活在人体内外，深刻影响我们免疫系统的强度和功能。微生物群是将你和环境（和潜在过敏原）的相互作用与免疫系统联系起来的一种生物联系。

→ 过度消毒、极其清洁的环境可能无法提供在发育过程中"训练"免疫系统所需的多种细菌暴露，因此免疫系统可能无法学会区分敌友。这可能是儿童中出现过敏性疾病的原因，因为患儿往往早在出生 6 个月内就被诊断为特应性皮炎（湿疹），然后又患上了食物过敏、过敏性鼻炎和哮喘。这些疾病是相关的，但并不是所有儿童都患有这些疾病。

→ 其他可能影响过敏性疾病风险的环境因素包括维生素 D 缺乏、饮食和药物治疗，如抗生素和抗酸药。

→ 因为微生物群控制着我们的大部分生理活动，包括消化、代谢、激素系统和发炎机制，所以越来越多的人都在仔细研究微生物群是否会导致食物过敏 / 不耐受（除了免疫反应）。

第4章

炎症、过敏、自身免疫性疾病和其他疾病

免疫功能障碍的隐性联系

2016 年，简·霍根（Jane Hogan）在她 50 岁生日前的几个月里，从一个身体强健、活泼快乐的妇女变成了一个几乎不能正常生活的人。出事前一年，简的母亲中风猝死，在那之后她一直承受巨大的压力。后来，简开始出现关节疼痛，炎症蔓延到了整个身体——从下巴到脚、手、肩膀、肘部、脚趾。她的个人或家族史里也没有发现任何潜在病因，但几年前，她因冰激凌消化问题和氯敏感，不得不停止游泳锻炼。她也把自己终生胀气的问题归结为一种家庭特征。

然而，就在 2016 年，全身性疼痛成了压倒她的最后一根稻草，在短短几周内迅速发展到浑身无力、走路摇晃、睡眠不佳、抓握疼痛，连基本自我护理都困难。这些症状也对她造成了巨大的心理伤害，她希望在自己患上严重抑郁症之前能控制住病情。医生建议她去看看风湿科医生，并建议她在等待预约期间尝试改变饮食，因为医生认为食物可能会引发关节痛。起初，简认为这个想法不切实际，但她黔驴技

穷，于是她内心深处的工程师（译者注：简是一名土木工程师）开启了解决问题的项目经理模式。调整饮食五天左右，疼痛和炎症就惊喜地消退了 50%，促使简进一步了解食疗。

简最终被诊断出患有类风湿性关节炎，一种自身免疫性疾病。她沉浸在自身免疫的研究中，认识到了食物和生活方式对健康福祉的巨大影响。虽然简从未被诊断出食物过敏甚至不耐受（尽管她怀疑自己确实会对加工食品中的化学物质产生反应），但她的经历突显了食物对身体及其炎症机制和免疫系统的深远影响。她如今的饮食方案仍遵循低 FODMAP 原则，限制大多数谷物、乳制品、加工食品、传统饲养的肉类、鳍鱼类和贝类、鸡蛋、糖、茄属蔬菜（马铃薯除外）和豆类的摄入。水果基本上也只摄入浆果。她现在几乎已经没有疼痛和炎症了。简的经历使自己的人生发生了巨大改变，以至于她离开了土木工程行业，在加拿大的家中以"健康工程师"的身份就食物力量开展宣讲。

劳伦·A（Lauren A）是另一个典型例子：她也是通过自身免疫疾病和多种食物不耐受领略了食物的力量。劳伦是一名四十多岁的女性，有两个孩子。她从幼儿园开始就有健康问题，从来记不得哪天"感觉自己很健康"。劳伦小时候多灾多难，后来在 20 世纪 90 年代中期加入加州大学洛杉矶分校（UCLA）女子排球队，期间努力克服严重的疼痛和疲劳问题，但随即确诊为纤维肌痛和脊柱关节炎（强直性脊柱炎）。这些疾病都不易识别。在确诊后的一小段时间里，劳伦内心出现了怀疑，觉得病情都是"自己臆想出来的"。不幸的是，当症状如此复杂（其中一些症状可能看起来很模糊或与其他症状毫无关系）并且缺乏明确的诊断工具时，这种初始反应可能也很常见。但幸运的是，劳伦找到了合适的医生、进行了正确的诊断，也照亮了自己的前进之路。此后，她还被诊断为鸡蛋过敏、肠易激综合征（IBS）、季节性过敏和运动性哮喘。她忍受了多年的慢性疲劳、恶心、头痛和身体疼痛，但已成功控制住了疼痛和疲劳的症状。除了医生开具的治疗药物外，劳伦还学会了通过改变生活方式、减少过敏诱因并控制炎症来恢复健康。饮食改变是她的主要策略——不吃鸡蛋、乳制品、玉米或小麦。她尽量维持以家常菜为主的饮食，不吃会引发炎症、影响消化健康和新陈代谢的问题食物。定期锻炼、瑜伽和冥想也有所帮助，在压力较大容易生病时尤为有效。

食物是一把双刃剑：它既可以伤人，也可以治病。当我们选择吃什么的时候，我们也就选择了给身体提供什么信息——给我们的细胞、组织乃至它们的分子结构提供什么信息。有时，这能让人摆脱食物只是提供能量的卡路里（"燃料"）或食物只是微量营养素和常量营养素（"组成部分"）的理念。恰恰相反，食物是表观遗传（epigenetic）表达的工具，或者说，食物是你的饮食和基因组相互作用的工具。这就是为什么潜在的遗传因素会影响某些疾病的风险，包括过敏性疾病和不耐受。你的基因可能对食物过敏谱上的每一种疾病都有影响。

你可能以前没有这样审视过食物，但是你吃的食物会把周围环境的信号传递给你的DNA。这些信号能够改变基因如何运作、你的DNA如何转化为信息和蛋白质产品供身体使用的过程，以及由此产生的生物机制和生理功能。因为食物是我们每天都必须向身体提供的信息，所以我们必须确保发送的信息是正确的、适合我们的身体，并支持健康的生理机制，避免助长有害或自毁的机制。

简和劳伦各自经历了不同的症状，这些症状都可以直接解释为食物相关疾病，但她们各自的自身免疫疾病（都是伪装症）又是完全不同的疾病。而食物成了她们用来自我护理恢复健康的工具之一，不仅用于应对食物相关疾病，还用于应对自身免疫疾病。这说明了情况非常复杂，一些潜在问题之间确实存在着相互联系。明确地说：我并不是在暗示她们的自身免疫性疾病是由饮食引起的，也不是说任何饮食都能让他们的病情减轻，治愈当然就更不可能。但是这些故事确实为进一步的科学研究提供了有趣的见解和轶事。

如果人们发现避免食用某些食物能改善症状，但又没有明确证据解释其中的潜在机制，就可以建议他们咨询医生和注册营养师，以确保他们现行的饮食方案营养充足。食物过敏加上任何其他健康疾病，包括自身免疫挑战，都可能反映出我们尚未科学识别、绘制或理解的隐藏联系。毕竟，食物是我们每天吃进体内的东西，它对我们的生物机制和所有器官功能都产生影响。越来越多的人开始研究典型西方饮食与多种疾病之间的关系，这些疾病有着共同的潜在机制，涉及代谢、免疫功能和炎症。微生物群也逐渐在讨论中占据一席之地，因为我们知道肠道微生物群的组成和健康会影响代谢功能和免疫功能。虽然食物不良反应和自身免疫是两个独立的话题，但它们都与身体的代谢、免疫功能和炎症机制有关，并且在某些情况下可能都是由食物驱动的。

自然地，当我们的健康出了问题时，饮食往往是我们首先审视、考虑改变的因素之一。即使我们完全没有真性食物过敏或不耐受，食物往往也是我们走向健康的共同道路。这就是本章即将讲述的内容。我已经基本介绍了我们身体与微生物群、免疫系统之间的重要联系。让我们继续往下看、深入学习，从我们的微生物朋友开始吧。

这与肠道有关

在第 3 章中，我解释了肠 – 脑轴为什么是一个双向通道。你可能会觉得，自己的内脏和大脑并不是一个紧密相连的单元，它们和胳膊、腿脚连接大脑（并让你的大脑指挥手脚移动）是不一样的。但你一定已经通过一些痛苦的经历体验过这种隐藏的联系。例如，胃部不适（"胃里七上八下"），或者更糟的，跑去洗手间上厕所。

迷走神经（vagus），也称为颅神经 X，历史上曾被称为肺胃神经，是十二条颅神经中最长的一条，也是中枢神经系统和肠神经系统中数亿神经细胞之间的主要信息通道。迷走神经的名称源自拉丁语中的"游荡"一词（vagary），因为这条神经在所有脑神经中行程最长。（顺便说一下，还有一个轴与你的皮肤相连，形成一个完整的循环，称为肠 – 脑 – 皮肤轴。因此，当你体验到强烈的情绪时，如恐惧或尴尬，你的皮肤可能会变得"苍白如鬼"或发红）

事实上，神经系统不仅仅由大脑和脊髓组成。除了中枢神经系统，还有一个胃肠道固有的肠道神经系统（又称肠神经系统）。中枢神经系统和肠神经系统都是在胎儿发育期间由同一组织产生的，并且由从脑干延伸到腹部的迷走神经连接。这构成了不自主（自主）神经系统的一部分，控制着许多不需要经过意识思考的身体功能，如维持心率、呼吸和调节消化。交感神经系统（sympathetic nervous system）是你身体的战斗或逃跑系统（fight-or-flight system），它能加快脉搏和血压，将血液从消化系统分流到大脑和肌肉。它还能让你保持警觉、思维敏捷。另一方面，副交感神经系统（parasympathetic nervous system）是休息和消化系统，让你整顿、修复和睡眠。

了解完迷走神经传递信息（和"感觉"）的重要性，我们还需要知道，肠道内壁的健康同样重要，因为它将你的身体内部与体外所有可能进入你身体的潜在威胁隔离开来。你看，胃肠道内壁从食道到肛门都是单层表面（上皮）细胞。事实上，身体的所有黏膜表面，包括眼、鼻、喉和胃肠道的黏膜表面，都是各种病原体的主要进入点，因此它们必须受到身体的重点保护。

肠内壁是最大的黏膜表面，共有三个主要功能：第一，它是身体从食物中获取营养的途径。第二，它阻止潜在有害颗粒、化学物质、细菌和其他可能对健康构成威胁的生物体及生物体成分进入血液。第三与免疫功能有关，可能不大为人所知：肠内壁含有一种称为免疫球蛋白的化学物质，免疫球蛋白能与细菌和外源蛋白结合，防止它们附着在肠道内壁。免疫球蛋白是由肠道外侧的免疫系统细胞分泌的抗体，通过肠壁运送到肠道中。肠内壁的第三种功能能让病原性生物体和蛋白质保持移动并最终被排泄出体外。

身体通过两种途径从肠道吸收营养：一种是跨细胞途径，即营养物质通过上皮细胞移动或扩散；另一种是细胞旁途径，即营养物在上皮细胞之间移动通过。如果你很难想象这个活动，不要担心。重点记住以下内容即可：这些细胞之间的动态连接被称为紧密连接（tight junction），是一个错综复杂、高度调控的系统，其中也涉及一些特殊的蛋白质。当我们谈论肠道通透性问题，即所谓的肠漏症（Leaky Gut）时，我们指的就是这些拉链状连接出了问题。如果这些连接没有正常工作，即"解开"了，它们就不能控制物质的通过。因为紧密连接就像守门人一样，会放出可能刺激免疫系统的潜在威胁，所以，这些连接在很大程度上决定了全身炎症的程度。现在有充分的证据表明，当肠道屏障出现了某些破损，使得肠道内的物质渗漏到肠道外侧时，就会引发一系列疾病，包括过敏性疾病。

这里还有另一个要记住的要点：肠道微生物有助于控制肠道的通透性，或者说，肠道微生物有助于控制物质通过单个细胞厚度的肠壁的难易程度。话虽如此，我还应该补充一点，尽管细胞壁可能只有一个细胞厚，但杯状细胞（goblet cells）会产生附着在细胞壁上的黏液，使细胞壁"更厚"。黏液产生的过程依赖于与肠道微生物群之间的来回相互作用（黏液层有两层，内部黏液层每小时更新一次）。换句话说，你的肠道微生物群在塑造肠道屏障结构方面发挥着关键作用，并强烈影响其渗透性。微生物失衡会破坏这道屏障。如果由于微生物的干扰而使肠道内壁细胞的完整性出现问题，那么控制营养物质从消化道通过循环进入身体的过程也会出问题。

科学家更愿意将"肠漏症"称为上皮损伤，肠漏症在过去被传统研究人员和医生视为未经证实的可疑理论，也是各种疾病的代罪羔羊。但现在，大量精心设计的研究多次表明，当你的肠道屏障受损导致肠道菌群不健康、无法保护肠道黏膜的完整性时［称为微生态失调（dysbiosis），字面意思是"生命模式较差"］，你就更容易受到各种疾病的影响——这些疾病可能是环境和遗传因素共同作用的结果。文献中经常引用的疾病就包括食物不耐受、代谢功能障碍（如肥胖症、糖尿病）、心血管疾病、痴呆、癌症、炎性肠病、类风湿性关节炎、哮喘和其他自身免疫性疾病。就连皮肤科医生也顺应了肠－脑－皮轴的发现。例如，成人痤疮突然发病的患者基本都可以把这一皮肤疾病归因于肠－脑－皮轴失衡。此外，你的皮肤上存在着健康的、不健康的细菌，这也正好是我们小组和许多其他人的研究领域。当一个人患上了似乎截然不同的疾病，如过敏性疾病和慢性皮肤病，通过这些隐性联系找到共同点其实并不荒谬。我的同事、国际皮肤病学的领导者彼得·莉雅（Peter Lio）博士就表示："我们不断了解到，皮肤和肠道微生物群的平衡与和谐在皮肤病中起着重要作用。最初人们认为突发皮肤病仅仅是炎症和皮肤屏障损伤等其他因素造成的结果，但我们现在意识到，这个系统像多米诺骨牌一样复杂而微妙，损伤一个部分就会导致其他部分崩溃。这也有助于我们理解为什么简单地治疗一个方面（如仅治疗炎症）往往会导致疾病在治疗停止后立即复发。"我们与莉雅博士和西北大学费恩伯格医学院皮肤病学主任艾米帕勒博士（Amy Paller）密切合作，旨在更好地了解皮肤自身微生物群与过敏性疾病发展之间的相互作用。

我应该补充一点，肠道的上皮屏障并不是完全不可穿透的，但是如果它被破坏到一定程度，炎症导致肠道微生物的健康、活性和功能都发生了变化，肠道乃至其他器官就有可能出现问题，也可能殃及身体的其他地方。研究表明，肠道通透性增加（由于没有标准检测，因此不容易诊断）可能会引发某些 GI 疾病，如乳糜泻、克罗恩病和IBS；科学家尚在研究其是否可能与自身免疫性疾病相关，如 1 型糖尿病、慢性疲劳综合征、狼疮和纤维肌痛等。科学家还在研究不健康的肠壁与过敏、哮喘和食物不耐受之间是否存在任何潜在联系。肠漏症（有时称为肠漏综合征）与食物过敏和不耐受风险之间的关系现在是一个热门研究领域。通过治愈肠道损伤来改善过敏性疾病和不耐受的研究也正在进展中。许多医生认为肠漏症算不上一种疾病，肠漏症确实尚未进入医学词汇，也还没有诊断和治疗的标准。不同水平和类型的微生态失调也是如此，微生态失调会导致肠道中细菌数量异常，或者肠道（进而包括免疫系统）功能正常运行所需的特定细菌缺失。尽管这一领域仍不够清晰，但并不意味着患者的症状就不真实了。我的直觉是，通过深入研究了解肠壁动力学、肠道微生物、免疫功能以及食物过敏，我们将能更加准确地解释不同疾病的病因以及它们之间的联系。目前理论比比皆是，但我们还需要更多的证据才能得出明确的结论。

一言以蔽之，这不是一门简单的科学，没有一刀切的解决方案。因为每个人都有自己独特的生物学"指纹"，因此食物不耐受症状和触发食物都是因人而异的。换句话说，对味精［这是一种常用于许多食物（主要是中国食物）的增味剂］有反应的两个人中，可能一个人会出现消化问题，另一个人会出现偏头痛。在 10 个偏头痛患者中，可能有 10 种不同的触发食物。然而，所有病人都会有一个共同点，那就是炎症。

炎症有两大因素

炎症不仅是所有慢性病的致病因素，也是所有食物过敏和不耐受的致病因素。

现代医学最重要的发现之一就是持续性炎症的危险。炎症是所有慢性病和过敏性疾病的基础。它是两面性的：有好的一面和坏的一面。好处是炎症可以帮助你从疾病或伤害中恢复过来。作为身体的自然愈合机制，炎症会暂时增强免疫系统来应对如膝盖皮肤过敏、感冒病毒或身体不喜欢的食物成分。但炎症也有坏处。当炎症始终处于"开启"状态且免疫系统永久处于紧张状态时，炎症过程中产生的生物物质就不会消退，甚至会开始损害全身的健康细胞。这种类型的炎症是全身性的潜伏性紊乱，通常不局限于某一特定区域，往往会影响整个身体。血流也会使得炎症扩散。幸运的是，我们能够通过血液测试［如C 反应蛋白（CRP）］来检测这种系统性炎症。

如第 2 章所述，炎症反应是过敏反应的核心。其实食物不耐受反应也经常涉及炎症。例如，因为食物中某些成分而产生的疼痛性胃肠反应可能不会刺激免疫系统，但肯定会引发炎性反应（不然你感觉不到症状），症状可能复杂多样。事实上，其中一些症状和其他疾病类似，还会加重纤维肌痛、肠易激综合征、GERD 病（胃食管反流病）、偏头痛、注意力缺陷障碍、关节炎，甚至狼疮。这些疾病都有一个共同的潜在问题：严重的炎症。

这又引出了另一个重要问题：一些根源于炎症的慢性病患病率飙升，其根源是否在于食源性反应？你可以思考一下。我并不是说食物敏感谱上的任何一种饮食疾病都可能导致其他严重的疾病，但对于一个长期承受炎症折磨的身体来说，确实有些重点需要解释一下，光是炎症就足以诱发其他健康问题。再考虑上所有的潜在遗传因素（这些因素会进一步增加患某种疾病的风险），你很快就会明白我说的这种可能性。

我刚才提到的一些疾病本质上是自身免疫性疾病，这种疾病是当身体由于某种原因被误导而开始错误地攻击自己正常、健康的细胞和组织。免疫系统出现了一个小故障，引发免疫功能失调，最终导致自我攻击。已知有超过八十种自身免疫性疾病影响身体的各个部分，从1 型糖尿病、乳糜泻和炎性肠病，到类风湿性关节炎、多发性硬化和银屑病。自身免疫性疾病的核心是免疫反应异常，这就将自身免疫性疾病与食物过敏放在了相似的位置上。确实，过敏和自身免疫性疾病乍一看可能不同要大于相似，但二者都是免疫系统产生的反应，这就是它们的相似之处。二者在细胞生物机理、潜在遗传转换以及由此产生的炎性机制上都存在重叠。在第 3 章中，我简要介绍了一种罕见的自身免疫性疾病，这种疾病可能发生在对自身排卵周期有过敏反应的女性身上，因为她们的身体对孕酮峰值有不良反应。这个例子非常不寻常，但又非常能说明我们对身体内部紊乱知之甚少，这些紊乱反映了我们身体内部的相互关系复杂且深刻。

科学家现在正在研究过敏和自身免疫性疾病之间是否有任何联系。二者的生物反应可能不同（在自身免疫反应中，会出现组织破坏；在过敏时，免疫系统会对无害的过敏原反应过度），但是它们具有某些共同特征。我们对一种特定疾病的研究可以帮助我们理解另一种疾病。例如，如果我们理解了为什么有些人会患上纤维肌痛，就更容易理解为什么其他人会患上狼疮。同样，如果我们理解了你为什么对食物过敏，就可能帮助我们理解你为什么对花粉过敏。跨医学领域、跨疾病的综合知识共享是深入了解人体并重新审视其内部工作方式的关键。

虽然我们不能明确宣布食物过敏原也可能与一些自身免疫性疾病有关，但科学研究也才刚刚起步。北卡罗来纳大学医学院（University of North Carolina School of Medicine）的科学家在 2019 年的首批此类报告中就指出，核桃过敏原除了会引发过敏性疾病外，还可能促进自身抗体产生，诱发一种称为寻常型天疱疮（pemphigus vulgaris）的自身免疫性皮肤病。这种慢性皮肤病会导致皮肤或黏膜（口腔或生殖器）出现水泡和溃疡，最常见于中年或老年人群。这一发现有助于未来研究过敏和自身免疫（免疫系统功能障碍的两个主要结果）之间的联系。这两种完全不同的疾病背后都有免疫系统失调的问题。

这一点尤其有趣，因为 2019 年发表的一项欧洲研究涵盖了 300 多万名患者，该研究表明，湿疹、哮喘和过敏性鼻炎等过敏性疾病患者在今后的生活中患自身免疫性疾病的风险可能会增加。我再次强调，过敏和自身免疫之间并非一定有关系；二者背后是一个共同的问题：免疫系统出现失调。我十分期待这类革命性的研究能够继续顺利展开，并为我们提供更多线索。在我撰写本书时，新冠肺炎相关科学家正在研究为什么一些新冠肺炎患者的症状长期不消失。这些被称为"长期感染者"（long-haulers）的患者从急性感染中恢复，但会经历数月的虚弱、慢性症状——其中一些症状本质上是自身免疫性症状，我们尚不明白为什么会这样。即使病毒消失，感染也可能以某种方式改变免疫系统、损害器官，使症状继续存在。简单地说，新冠病毒就像一个打完就撤的恶棍，使患者身体虚弱、极易患上其他疾病。

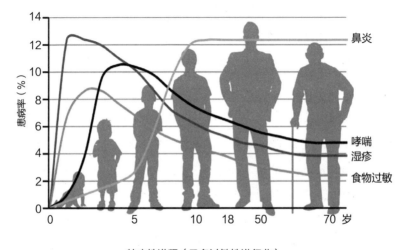

特应性进程（又名过敏性进行曲）

患有一种过敏性疾病（如特应性皮炎或食物过敏）可能会增加患其他过敏性疾病（如过敏性鼻炎或哮喘）风险的观念在我们之前讨论"过敏性进行曲"时就提到了。然而，需要注意的是，上述这些疾病并不是唯一与食物过敏密切相关的疾病。我们的团队最近对超过5万个美国家庭进行了调查，评估了各种免疫介导性慢性疾病。下表中显示与美国一般人群相比，患有免疫介导疾病的美国儿童和成年人当前食物过敏患病率的估计值要高得多。在美国一般人群中，估计有7.6%的儿童（超过500万）和10.8%的成年人（超过2 600万）对食物过敏。

医生诊断的疾病	美国儿童食物过敏患病率	美国成年人食物过敏患病率
过敏性鼻炎	18%	17%
哮喘	20%	21%
特应性皮炎 / 湿疹	19%	19%
嗜酸细胞性食管炎	32%	37%
FPIES	65%	43%
昆虫叮咬过敏	22%	23%
乳胶过敏	49%	29%
药物过敏	18%	19%
荨麻疹 / 慢性荨麻疹	31%	28%

在本章中，我希望你们记住，我提到的所有因素（主要是微生物群失衡和免疫系统功能失调）都参与了炎症机制。在本书的其余部分，我们将了解为何控制炎症是控制预防食物过敏和不耐受的关键。

现代生活使我们聪明但又传统的身体出现了失调。在第 3 章中，我的重点主要集中在饮食和卫生中的环境因素，但其他因素也在发挥作用，如压力。现代社会对我们的要求越来越高，由此产生的心理压力也会对我们的生理机能产生深刻影响，进而增加患上食物相关疾病的风险。

你可能会惊讶地发现，压力甚至会以难以想象的方式影响微生物群。突发性或暂时性焦虑可能会令人不快，但对微生物群并没有特别的伤害，然而，持续性压力是具有破坏性的，它会对肠道产生更严重的影响，并增加患病风险。实验研究表明，压力会使小肠中的消化停滞，从而导致小肠细菌过度生长、损害脆弱的肠屏障，因而有害细菌得以增殖，挤占有益细菌的生存空间并改变肠道构成，导致微生态失调，带来一系列消极影响，轻者就能导致弱势人群出现过敏性疾病。这再次表明了人体中各部分的相互联系，仿佛一张巨大而复杂的蜘蛛网，当你拉动一根丝，整张网就会移动。而蜘蛛网如何移动、如何受损就取决于蜘蛛的类型、蛛网的样式，以及你拉动蜘蛛丝是轻是重。

压力可能是造成这些疾病的根本原因，这一观点令人惊讶，但压力生理学在过去几十年里已经取得了长足的进步。人体在压力下出现的变化已经在很久以前就得到了翔实的定义，但一些以前并没有与压力联系起来的疾病还是被最新研究证明和压力有关，其中就包括过敏性疾病和食物不耐受。简永远都不会知道，自己确诊类风湿性关节炎前一年的压力在多大程度上导致了自己发病，但压力很可能是部分原因。同样，劳伦的压力可能也是她患病的部分原因。

目前科学研究（包括我自己的研究）正在进行，旨在揭示压力、焦虑与过敏性疾病之间的关系。我们知道压力会以许多方式影响健康，目前正在研究它对过敏的影响。突患食物过敏的成年人可能会将他们的部分发病原因归结于压力。他们和他们的孩子一样，也目睹并经历了食品制造和耕作方式的革命。如前所述，我们必须要思考现代农业对所有年龄组食物过敏和不耐受风险的影响。现代丰富的食物选择最终会害了我们吗？这个问题就值得单独写上一章了。

无所畏惧的事实

→ 食物不仅仅是燃料，也是身体的信息来源，可能会通过表观遗传效应影响基因的表达。这解释了潜在遗传因素是如何影响疾病风险的，包括目前为止讨论的所有食物不良反应。

→ 肠道内壁（通过循环把肠道内部与身体其他部分相连的单细胞层或屏障）的健康极其重要。肠道微生物群不仅在免疫系统中扮演着重要角色，还会影响肠壁的强度和功能。肠道菌群失调会导致肠壁受损（通俗称为"肠漏症"），进而带来诸多影响健康的疾病，包括食物过敏、代谢紊乱和自身免疫疾病。

→ 慢性心理压力会"影响到皮肤",对免疫功能有重大影响,包括影响过敏性疾病的发展。虽然新数据仍在不断涌现,但如果能系统性地解决慢性压力问题,就有望改善身心健康,包括改善各种过敏性疾病。(更多信息包括减压策略,详见第8章)

第5章

注意：本品可能含有……

一片混乱

你下次吃美味多汁的芝士汉堡或者看见别人吃的时候，想想牛肉、面包、奶酪、生菜、西红柿、洋葱、泡菜、调味汁、调味料这些配料都是从哪里来的。你可能会想象9种左右的"简单"配料（也许你不吃洋葱和奶酪），脑海里会浮现一些中美洲家庭农场提供了美味的原料。但事实可能会让你很惊讶，制作汉堡实际上要复杂得多，成品汉堡的原料来源非常复杂。如果我给你播放全球食品供应链的视频图片，你看完都会感到眩晕、困惑，或许还会留下深刻印象。在初级生产和你（作为接收端/饥饿的消费者）之间，有一系列令人眼花缭乱的交汇点是你不知道的，也永远猜不到会发生在哪里。

追踪经典芝士汉堡的制作能帮助大家形象地想象这个复杂过程并加深了解。明尼苏达大学（University of Minnesota）的研究人员与一家大型快餐连锁餐厅合作，绘制了芝士汉堡的全球供应链图。他们追踪不同商品从农场到加工工厂再到餐馆的流动情况，识别出这家公司的芝士汉堡中的所有成分。其中包括各家供应关键配料（如醋、大蒜粉、西红柿、牛肉和小麦面粉）的公司。每个芝士汉堡包含50多种配料，这些配料来自除南极洲以外的各个大洲。不仅可能所有的成分都来自美国境外，而且只要拿任何一种成分加以分析，如标准正方形的"美国奶酪"，就会发现一长串的成分：牛奶、乳脂、水、奶油、柠檬酸钠、盐、磷酸钠、山梨酸、人工香料、奶酪培养物、乙酸、大豆卵磷脂、酶和淀粉。这还只是奶酪而已！你甚至可能认不出其中的一些成分，而且"人工香料"里可能还含有一些配比巧妙的化学成分。基础汉堡绝不普通，相反，它是一个现代奇迹。

花点时间想想现代世界的所有奇迹，事实上，从计算机技术和交通，到唾手可得、简化生活的商品和服务。在食品领域，我们可以走进任何一家杂货店，买到任何我们想要的食物，即使某些食物不是当季的，或者是在几千英里外（有时甚至远隔重洋）种植和包装的。我们中的一些人甚至都不用去实体商店；我们可以在线订购，几个小时内购买的商品就会送到家门口。

现在，让我们颠倒一下这个画面。想象一下，时光倒流到狩猎采集的时代，你随身携带着一两袋典型的杂货（还带着汉堡）。你的祖先会认得出你的这些日常食物吗？他们可能认得出鸡蛋、水果和蔬菜（不过他们可能会惊讶于一下子有了这么多品种），但还是会被许多主食弄糊涂。他们可能会对分层整齐的汉堡特别感兴趣，所有的配料都被面包包了起来，放在手中大小非常合适。假设他们可以阅读营养标签，你的祖先可能会看不懂许多成分，对这时髦包装也会感到好奇。绝大多数杂货可能完全是外国货，你的祖先根本无法识别。

在食物过敏的背景下，我经常被问到有关现代食品制造和全球供应链的问题。在过去的几十年里，食品制造和耕作方式发生了很大的变化。这些变化对过敏反应增加的影响有多大？当我们摄入的食物变成非自然状态的产品时，对我们的身体意味着什么？（而且"自然"这个词经常被误解。）食品中隐藏的添加剂、在贮水池中养殖的鱼以及转基因生物呢？还是像有机食物运动一样，食品行业经常受到的批评其实也是过度炒作？西方饮食中过度加工的食物是罪魁祸首吗？为什么生产过程中的食物过敏原管理如此困难？我们能指望食品行业来保护我们吗？

这些问题的答案都很复杂，还有许多问题尚不清楚，但是你会惊讶于这样一个事实：如今我们食物的无菌程度令人难以置信，比几百年前的食物干净得多，而且，提高食品安全还是有希望的。农业生产和食品生产的规章制度在很大程度上保证了食品供应的安全。当然，总会有一些令人讨厌的经营者和偷工减料的问题，这在任何行业都一样，但总的来说，现代食品供应非常稳定且清洁健康。然而，最具挑战性的问题是食物贴上标签的过程，以及潜在过敏原背后的原因。

生活在一个需要仔细阅读标签以避免食物过敏的家庭里，我的目标是代表所有面临食物问题的家庭挺身而出，要求改善食品标签和食品加工。在一次会议上，我就这一点的重要性进行了发言后，许多食品行业代表开始告诉我他们的困难。我记得有一封信清楚地写道："我们的食品原料都是进口自别的大陆，我们怎么知道装可可用的粗麻布包有没有用来装过花生？"这确实是个合理的问题。

2017 年，我和同事一起写了一篇论文，回顾了食品行业的观点，尤其是制造商在努力保护食物过敏顾客时经常会面临的挑战。我们需要找到更好的方法才能一起做好这项工作，因为食品行业面临的最大支出之一就是产品召回。这些发现可以用一句话总结：食品行业不仅改变了我们的饮食方式，也改变了我们的饮食——有时是好的改变，有时则不然。我在上文中已经暗示过，如今食品生产比以往任何时候都更高效、更易得；我们可以在秋天吃青菜，在夏天买冬瓜，基本上想吃什么就吃什么，因为我们有庞大的全球食品分销网络。此外，面对不断扩大的人口，我们如今的食品生产也能够养活更多的人。这是好消息，因为粮食不安全仍然是全球一大问题，每天有 8 亿多人生活在饥饿之中，或者得不到供应稳定充足、价格实惠、有营养的食品。

在本章中，我们将快速了解食品行业，并进一步探讨为什么人口中的某些迁移模式是食物过敏流行的部分原因。由于现代食品生产的奇迹和世界各地的人口流动模式，食品不良反应未来只会变得更加复杂多样。可以肯定的是，我绝不是在"痛击食品行业"。反对现代食品工业的数据目前仍不够有力，在许多方面仍旧站不住脚（不过也经常受到媒体的密切关注）。显然，食品行业提供的食品种类不断增加，制备方法也越来越新颖。在我看来，最重要的是我们要共同努力，确保出台适当的法规，为患有食物过敏、不耐受和其他食物相关疾病的消费者提供建议和保护。

从农场到餐桌？

从生产到消费的食品供应链就像一个迷宫，而迷宫的密码复杂得就像一张藏宝图。每个人都要吃东西，所以每个人都得依靠食物系统，除非能做到完全自给自足、"脱离网络"。食物系统复杂多样、不断变化，涵盖了从自给农业（译者注：自给农业生产的农畜产品不为满足市场的需要和交换，仅为满足本国或本地区的需要，与商业农业相对）到跨国食品公司的方方面面，又受制于多种因素——天气、人口、经济、技术进步、创业文化、消费者偏好。包装食品主要是在商业食品加工机构中生产和组装的，这些商业食品加工机构可能是一个工厂就生产数十种不同产品的大集团，也可能是生产范围很窄、常与其他小生产商共用厂房的小企业。包装食品也可以在餐馆、杂货店和其他零售店生产。"即食"食品日益增长的需求推动了快速服务餐馆和全熟冷冻菜肴（只需要重新加热）的增长。这便是这个巨大迷宫中的又一条新走廊，这条走廊进一步扩大了供应链，也使迷宫变得更加复杂。

此外，食品加工设备常用以生产不同的产品。尽管我们中的许多人喜欢以未加工的全食物（whole food）为饮食目标，觉得这样是"直接从大自然中进食"，但在某种程度上，想做到饮食完全脱离全球食物供应和加工系统是不可能的。请注意，加工涵盖的领域很广泛——从简单的从藤上摘下一个水果包装好送往当地农贸市场，到谷物、面包、奶酪和糖果的复杂加工。更复杂的是，一份包装食品可能含有几十种从不同供应商采购的成分，而这些供应商自己也可能有上游供应商。食物及食物成分就包括动物和动物产品、植物和植物产品、矿物质和维生素。这些成分的来源供应地（如农场、海洋、矿山）也常常是多样化的，并且经常共享收割和种植设备、运输车辆和存储设施。我们不能忘记，还有我们没有想到的幕后方面——农业投入，如饲料、肥料、疫苗和药物。

食品标签背后的隐语

你可能已经猜到了，过敏原可通过农场、储存、分销和制造设施、食品服务机构或家中的交叉接触，有意或无意地从食物链中的多个来源进入食物。食品行业当然希望防止食物过敏患者在食用包装食品后出现不良反应。事实上，不管是哪个年代，要做到这一点都很不容易，但制造商正在尽最大努力，投入大量资金来确保产品尽可能安全。

从食品行业的角度来看，有三种常用方法可以最大限度地降低食品过敏反应的风险：①消除产品中的潜在过敏原或特定过敏原；②如果是有意添加，将过敏原列在产品标签上；③实施严格的过敏原控制计划，以最小化过敏原污染，并在必要时使用建议标签（如本品可能包含……）告知风险。

显然，我们所有人都指望食品制造商切实跟踪、报告产品中是否存在食物过敏原。在过去的 20 年里，食品行业越来越频繁地在其加工设施中使用过敏原控制方法。几乎所有（92%）供应美国市场的、由主要食品制造商生产的食品都含有一种或多种 FDA 认证的九大食物过敏原。FDA 制定了"良好生产规范"（Good Manufacturing Practices），概述了加工食品生产的具体要求，其中包括供应链原材料追踪、加工过程中的材料处理以及最终食品的标签粘贴。

2004 年，FDA 颁布了《食品过敏原标识和消费者保护法案》（*Food Allergen Labeling and Consumer Protection Act*，FALCPA）。FALCPA 适用于由 FDA 监管的食品，包括除家禽以外的所有食品、大多数肉类、某些蛋制品和大多数酒精饮料（由其他联邦机构监管）。FALCPA 要求食品标签清楚标明属于"主要食物过敏原"的食物来源，或者源自"主要食物过敏原"的任何蛋白质。"主要食物过敏原"是指以下九种常见过敏原：牛奶、鸡蛋、鳍鱼类（如鲈鱼、比目鱼、鳕鱼）、贝壳类水生动物（如蟹、龙虾、虾）、树坚果（如杏仁、核桃、碧根果）、花生、小麦、大豆，以及芝麻（截至 2021 年最新版）。FDA 并未将高度精炼油（如花生油和大豆油）列为过敏原，因为它们对大豆过敏的人通常是安全的（不过一些公司还是会粘贴来源标签）。

请注意，在我撰写本书时，软体动物贝类（如牡蛎、蛤蜊、贻贝或扇贝）是不需要被标记为主要过敏原的。芝麻将于 2023 年开始被列为主要过敏原。多年来，我的同事克里斯托弗·沃伦（Christopher Warren）博士领导着我们团队帮助美国卫生与公众服务部（US Department of Health and Human Services，HHS，负责监督FDA、CDC和NIH）及其他利益相关方了解食物过敏流行的严重程度，以便制定和实施适当的公共卫生政策。通过多次全国性调查，我们帮助美国决策机构研究了解了芝麻、软体动物和其他罕见食物过敏原目前对美国儿童和成人的影响。例如，最近的两项研究发现，对贝壳类水生动物过敏的美国儿童和成人中大约有一半也对软体动物过敏。应美国FDA收集芝麻过敏频率和严重程度数据的要求，我们于2019年发表了另一项研究，指出美国国内的芝麻过敏和芝麻引发的严重过敏反应比以往更常见了。每一个研究都引起了人们对某些领域的关注，在这些领域中，现有的过敏原标签法还需要进一步改进，这样才能更好地保护越来越多患有食物过敏的美国儿童和成人。

目前，根据FALCPA，美国法律要求食品标签注明食品制作中所有主要食物过敏原的食物来源。如果主要食物过敏原成分（如酪乳）的通用名称已经显示出过敏原的食物来源（例子中酪乳的名称可知来源自牛奶），则满足该要求；否则，过敏原的食物来源必须在食品标签上，用以下两种方式之一至少声明一次。

一种方式是在配料名称后用括号注明主要食物过敏原的食物来源。示例："卵磷脂（大豆）""面粉（小麦）""乳清（牛奶）"。另一种方式是紧邻配料表（后方或旁边）用"本品包含"的字样注明潜在过敏配料。示例："本品含有小麦、牛奶和大豆"。我们都已经习惯了在食物上看到这些标签，但它们有时也无法完全反映食品过敏原的情况。在下一部分中，我将详细介绍如何阅读标签，但我想在这里做一个标签的基础入门介绍。

FALCPA 的标签要求不适用于生产过程中"交叉接触"导致食品中可能存在或无意带入的主要食物过敏原。就食物过敏原而言，交叉接触是指一种食物过敏原的残留物或痕量物质混入另一种不含该物质的食物中；简单地说，就是不经意地将过敏原残余物引入到原本不含这些过敏原的产品中。FDA 针对食品行业的指南规定：食品过敏原建议标签（如"可能含有［过敏原］"或"与含［过敏原］产品共用生产设备"）不可替代当前"良好生产规范"，并且此类标签必须真实且不具有误导性。2011 年通过了《食品安全现代化法案》（Food Safety Modernization Act，FSMA），指南也在其中得以更新，该法案将食物过敏原交叉接触确定为需要评估的关键危害之一。当过敏原被确定为一种危害时，FSMA 要求食品生产机构制定详细的预防性过敏原控制措施。

重大警告：目前的指南尚未确定生产过程中过敏原控制的具体要求。尽管在生产过程中通常会对含有主要过敏原的食品进行隔离，但由于共用加工设备、包装过程中处理不当、原料来自世界各地且未经分析、设备清洁困难，交叉接触可能还是会发生。因此，制造商通常会制定并实施自己的过敏原控制计划，以最大限度降低产品接触食物过敏原污染物的风险，防止因未申报的过敏原而导致召回事件。这些过敏原控制计划通常规定了原材料的安全处理和储存、员工培训、设施设备设计、清洁程序和生产计划。

此外，公司可以在包装上使用预防性过敏原标签（precautionary allergen labeling，PAL）来标记生产过程中可能与食物过敏原交叉接触的产品。但不幸的是，这种措施仍然是自愿选择、不受监管的；预防性过敏原标签目前也给我们所有人带来了相当大的挑战，因为它的使用标准没有得到统一。尽管预防性过敏原标签不是法定强制要求的，但几乎有一半的消费者都以为是。此外，这些标签的含义（"可能包含……"）可能也会令消费者困惑。这些标签使用的措辞多种多样，但不同的措辞又不能表明过敏原的存在可能性或可能含量不同。我自己对标签的研究就发现，预防性过敏原标签有超过 25 种不同的措辞类型。例如：

"本品可能含有少量坚果"

"本品加工工厂亦加工花生产品"

"本品与花生产品共用加工设备"

"本品不适合花生过敏人士"

"本品加工工厂亦加工花生产品，但隔离配料的过程遵循良好生产规范。"

人们可能会问：这个产品含有过敏原成分的可能性有多大？如果确实有，含量是多少？足以引起反应吗？超过一半的消费者（53%）表示，当前的标签系统造成了严重的问题，干扰了他们的日常生活。食品行业的标签确实不完美，需要彻底改革。我从很多患者那儿听过他们的故事，他们明明能做的预防措施都做了，但还是因为意外的过敏原交叉接触诱发了过敏。在如今的世界，想要避开 PAL 是很难的，常常要"以身犯险"；在我们调查的人中，近 1/4 都说自己曾因摄入贴有 PAL 的食物引发过敏。

未来的监管只会加大力度整治食品行业，好让人们更省心。我经常在专业和非专业圈子里谈这个话题，包括食品行业峰会，让人们了解标签系统，并根据我自己的部分研究推动政策的改革。这方面有一个令人兴奋的发展：通过了《食物过敏安全、治疗、教育和研究法案》（*Food Allergy Safety, Treatment, Education, and Research Act*, FASTER），由拜登总统于 2021 年签署成为法律。该法案的既定目标是："改善患有食物过敏和相关疾病（包括可能危及生命的严重过敏反应、食物蛋白诱导性小肠结肠炎综合征和嗜酸性粒细胞胃肠道疾病）的美国人的健康和安全，同时也用于其他目的"。该法案的关键条款之一更新了 FALCPA，以保护近 160 万对芝麻过敏的美国人，并强制要求对含芝麻食品粘贴标签；另一项条款则指示卫生与公众服务部（HHS）部长发布一份关于食物过敏预防、治疗和新疗法的研究报告。此外，该法案建立了一套基于风险的科学流程和框架，用于增加《联邦食品、药品和化妆品法案》（*Federal Food, Drug, and Cosmetic Act*）所涵盖的过敏原。

多年来，我们团队开展的全国食物过敏调查一直是了解美国食物过敏患病率和严重程度的主要信息来源。随着 FASTER 法案的通过，我们有机会与 CDC 的专家合作，对美国食物过敏带来的公共健康负担进行预估。我得承认，看到国会对食物过敏研究如此热情，两党都对 FASTER 法案表达了支持且法案已经惠及每一位患者，真是令人兴奋和鼓舞。

2020 年，我的团队发表了一项研究，旨在了解食物过敏相关方对 PAL 的偏好。我们询问了他们对标签政策的理解、当前的购物习惯、使用 PAL 的总体感觉，认为标签使用何种语言、位置和形式可以让他们在购买包装食品时感觉更放心。在分析了全国 3 000 多名受访者的数据后，结果令人震惊。约有 1/4 的受访者称自己使用含有 PAL 声明的产品时曾出现过敏反应。只有约 1/4 的受访者知道 PAL 是由制造商自愿选择粘贴的，许多人认为 PAL 的措辞（"可能含有……""在……工厂内制造"等）是根据产品中过敏原含量对应选择的。此外，我们还发现，虽然 PAL 完全不受到监管，但调查参与者仍旧比其他人更偏爱带有某些 PAL 字样的产品。

最后，当被问到希望未来使用什么样的措辞时，大多数人选择了"本品不适合……人"的标签，这表明大家真的希望标签能使用明确字句来表明食物对他们是否安全。排名第二的是"本品可能包含……"。这是众所周知的警示字句，也是加拿大推荐使用的。如果只有这一种标签，没有其他选择，也许能减少大家对警示字句含义的混淆。大家想要清晰明了的表达，不想揣摩解读字句的含义和食物的风险。我们正在与科学家和食品行业合作，争取实现这一目标。大多数受访者（尤其是对多种食物过敏的受访者）表示，如果产品注明制造商使用的是无过敏原设备（或列出具体的过敏原），或者产品注明制造商使用的是无过敏原生产线（或列出具体的过敏原），他们购买PAL 食物就更放心。对于 PAL 的阈值，人们也有明确的需求。这也是许多研究人员以及食物过敏研究和资源项目（Food Allergy Research and Resource Program，FARRP）正在努力的方向。在理想情况下，最好要了解你自己的过敏原阈值（你的身体能够耐受、不会产生反应的量），并通过 PAL 标识了解食品中的过敏原阈值。这是许多组织和科学家正在努力实现的目标。我们还需要与保险公司在保险政策上合作，以确保阈值检测可以与食品供应安全无过敏原一起纳入保险范围。

此外，在我们继续努力的同时，我也想感谢许多小公司，它们从个人的热情中成长起来，致力于保护人们的安全，将过敏原排除在产品之外。我也赞扬那些组织起草了"值得信赖食品品牌"列表的公司，附录 B 中的资源列表每天都在增长。

所有这些结果都非常清楚地表明，我们需要对食物过敏家庭进行更多的宣传教育，以帮助他们在购物时选出安全的产品，大家也做了很多推动统一标签的工作以帮助他们。我们已经使用这些数据来帮助制造商和 FDA 管理 PAL 相关政策，这项工作仍在进行中，在确保食物过敏患者的安全方面也是不可或缺的。

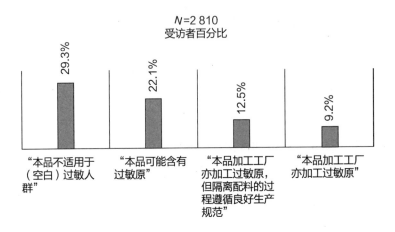

N=2 810
受访者百分比

29.3%　"本品不适用于（空白）过敏人群"

22.1%　"本品可能含有过敏原"

12.5%　"本品加工工厂亦加工过敏原，但隔离配料的过程遵循良好生产规范"

9.2%　"本品加工工厂亦加工过敏原"

有机食品、转基因食品和过敏原

贴有有机标签的食品如今十分流行。与此同时，越来越多的人开始反对转基因食品（GMO）。但是，关于这些术语的实际含义以及它们对过敏风险的影响程度，人们仍有很多困惑。当你在杂货店购物时，可能会在任何一个角落遇到"有机"这个词，但"转基因"倒是不多（你遇到的"非转基因"的标签会比"转基因"更多）。你可能会认为有机种植的食物不含过敏原，但这是一种误解。你可能也认为所有转基因食品都会贴上转基因标签，但事实并非如此。尽管该行业受到生产监管，但标准化标签系统仍旧有些落后。

有机食品可能不含有害的杀虫剂，但它们仍旧含有可能引起过敏反应的蛋白质。人们喜欢将"有机"或"天然"与"安全"乃至"健康"等同起来。但是，有机或天然并不意味着不含过敏原（也并不意味着是安全的；许多毒素，如炭疽和砷，也都是天然的、有机的）。下图是美国农业部（USDA）对有机食品的要求，显示了有机食品和天然食品之间的差异。虽然有机食品和天然食品对人体有好处，但在某些情况下，一定要记住它们也有可能引起过敏，有机食品有时还会产生额外的经济成本。

人们很容易被有机标签迷惑，所以让我来澄清一下。美国农业部有机（USDA Organic）标识表明，食品生产中没有使用合成杀虫剂、转基因生物或石油提炼的化肥（如硝酸铵、过磷酸钙和硫酸钾）。

美国农业部有机食品 VS 天然食品

	有机食品	天然食品
残留性有毒杀虫剂	不允许	允许
转基因生物	不允许	允许
抗生素	不允许	允许
生长激素	不允许	允许
污泥与辐照	不允许	允许
动物福利要求	是	否
奶牛在放牧季节必须在牧场上吃草	是	否
较低的环境污染水平	是	不一定
从农场到餐桌全程跟踪	是	否
需要认证，包括检查	是	否
对可用原料的法律限制	是	否

说到有机肉类和有机乳制品，有机标识的含义就更广了：它还意味着这些肉类或乳制品来自食用有机饲料和有机草料的动物，未接受抗生素或激素治疗，并且在顺应其自然行为（如放牧）的条件下饲养。只有含有 100% 有机成分的食物才能在标签上注明。如果一种食物含有至少 95% 的有机成分，那么它只能标识"有机"。标识上写着"有机成分制造"的产品中有机成分至少要达到 70%，其余 30% 也受到限制，如不含转基因成分。

我讨论这些定义的目的是要强调一个重点："有机"一词根据其应用场合有多种定义，而有机并不等同于无过敏原。例如，接触猕猴桃会出现口腔过敏的人，可能会对传统种植品种和有机种植品种都有反应。然而，许多食物过敏患者都会问这么一个问题：含有过敏原的动物饲料（不管是不是有机的）是否会进入到这些动物产品中。例如，如果鸡饲料中含有大豆或花生蛋白，那么由它们生产出来的鸡蛋和鸡肉是否也会含有这些蛋白？迄今为止的研究结果表明，饲料中的过敏原并不会转移到肉蛋中。

接下来谈谈转基因生物。我回答过很多关于转基因食品和过敏之间关系的问题。但在解决这些问题之前，我们先来了解一些定义。转基因是什么意思？

转基因生物是利用其他生物（包括细菌、病毒、植物和动物）的DNA进行基因工程改造的植物或动物，由此产生的遗传组合不是在野外或传统杂交中自然产生的。这便是争议的核心：这些都是"不自然的"。转基因食品通常用于抗害虫，或者培育具有某些预期特征的作物。例如，许多夏威夷木瓜就是转基因水果，因为在20世纪90年代，环斑病毒摧毁了夏威夷近一半的木瓜作物。1998年，科学家研发出了一种被称为彩虹木瓜（Rainbow papaya）的基因工程木瓜，能够抵抗病毒。现在夏威夷种植的木瓜中有70%以上是转基因木瓜。事实上，许多作物都经工程改造过，旨在生产出更有营养或更抗病的产品。

将转基因生物分为三大类能帮助我们更好地理解。第一类包括经过工程改造的食物，这些食物能够产生原本没有的营养物质。科学家使用转基因生物对其进行了生物强化（"生物强化"包括基因改造，但也包括其他用以改善作物营养的非转基因方法）。例如，世界上许多地方普遍存在营养不良和粮食不安全的问题，为了解决维生素A缺乏的问题，科学家利用转基因技术将一种普通的白米变成了黄色的大米，这种转基因大米中含有维生素 A 的前体：β – 胡萝卜素。强化黄金大米（Fortified Golden Rice）仍然存在激烈争议，仅在部分地区得到接受并上市，但它是转基因技术解决潜在健康问题并拯救生命的一个典型例子。维生素 A 缺乏症在西方世界可能不是问题，但它每年在全球范围内夺去多达 200 万人的生命，并导致 50 多万名儿童失明。

第二类包括经过工程改造的抗病原体作物，如夏威夷木瓜。但是这种工程可能导致这些修饰基因（译者注：基因修饰是指科学家们在不导入外源基因的情况下对生物体本身遗传物质进行加工、敲除、屏蔽以改变生物体的遗传特性，经基因修饰后的基因便称为修饰基因）中的致敏蛋白进入到食品供应。我希望这些转基因生物能够得到深入的研究和严格的监管。我们还要注意，因为食物过敏原几乎都是蛋白质，所以可以研究新转基因蛋白质的氨基酸序列，并将其与已知食物过敏原的氨基酸序列进行比较。这是找出哪些转基因生物最有可能致敏的一种方法。未来，我们也许能够培育出不含致敏蛋白质的植物。

第三类包括旨在抵抗一种或多种化学杀虫剂和除草剂的作物。这一类给转基因生物带来了坏名声。由于农用化学品有使用限制，这类转基因作物涉及的耕作方式引起了环境保护主义者和一些医生的关注。属于这一类转基因生物的种子经过基因改造，可以抵抗某种化学品的影响，但这也意味着农民可以使用这些化学品，其中就包括草甘膦，草甘膦因其潜在的致癌属性而臭名昭著（2017 年，加利福尼亚州成为美国第一个对草甘膦发出警告的州，并将草甘膦列入了该州第 65 号提案的已知致癌化学品和物质清单中）。除草剂的使用越来越多，这意味着转基因作物和常规种植作物总是受到除草剂和其他农用化学品的污染。玉米和大豆是美国两大转基因作物，紧随其后的是油菜和甜菜；这些作物经常用于加工食品。事实上，据估计，多达80%的传统加工食品中（由于缺乏标签，当你食用这些加工食品时，可能都不知道它们含有多少转基因生物）都有转基因生物的存在。根据FDA的说法，开发转基因生物的科学家正在进行测试，以确保过敏原不会从一种食物转移到另一种食物中。我再次重申，研究表明转基因食品和非转基因食品一样不会引起过敏。

大多数转基因作物都不是供人类直接食用的。转基因玉米用于生产动物饲料和高果糖玉米糖浆，而转基因大豆用于生产大豆油和植物油、大豆蛋白、精加工豆制品，如卵磷脂，以及大量加工产品中的调味品。如果你是一个传统的肉类、鸡蛋或乳制品食用者，那么你吃的这些食物都产自食用大量转基因玉米和转基因大豆的动物。即使是严格的素食者和纯素食者也无法逃脱转基因生物；如果他们吃的是传统的蔬菜汉堡和大豆热狗（soy dogs，译者注：这是一种素食热狗，香肠由大豆制成），食材也可能含有转基因大豆。

我们知道，转基因产品的致敏率并不比IgE结合研究中的常规同类产品高（当然，如果你对某些水果和蔬菜过敏，记得转基因品种不一定就不含过敏原）。转基因作物生产技术并不一定会让我们比传统育种时代更脆弱。转基因作物在商业化之前要经过严格的食品、饲料和环境安全评估。在评估致敏可能性时，会研究多个问题。例如，导入作物用于编码蛋白质的新基因的来源和序列，食物中新表达出来的蛋白质的含量，以及新蛋白质是否能抵抗住消化酸。

转基因市场的审核批准是受到严格监管的，因此我们应该更加关注未经授权的转基因食品造成的污染，而不是对常见转基因食品的过敏。例如，你可能还记得21世纪初玉米脆饼召回事件，涉事玉米脆饼当时连塔可钟（Taco Bell，又称塔可贝尔，是全球大型墨西哥风味快餐餐厅）都在使用。涉及的转基因玉米含有一种经过特殊工程改造的蛋白质，使玉米具有抗虫性，但不适合人类食用，因为这种玉米有一项测试还没有通过，因此尚未被批准供人类食用，只被批准用于动物饲料，但不知何故却泄漏到了食物供应中，导致供应严重中断。尽管有人担心转基因玉米含有潜在的人类过敏原，但并没有证据表明任何人对其有过敏反应。这一事件是史上第一次召回转基因食品，自那以来，转基因食品的管理法规就变得越来越严格，因此大多数转基因产品的生产过程都十分谨慎且受到严格监管，我们不必太过担心。

美国农业部（USDA）提出：有机产品中禁止使用基因工程生物或转基因生物。这意味着有机农场的农民不能种植转基因种子，有机奶牛不能吃转基因苜蓿或转基因玉米，有机汤的生产商不能使用任何转基因原料。为了符合美国农业部的有机食品法规，农民和加工商必须证明他们没有使用转基因生物，并且从农场到餐桌全程保护产品不接触违禁物质，如转基因生物。部分常见食品是使用转基因食材制成的，或者源自接触转基因食物的动物。例如：

→ 预制汤

→ 冷冻食品

→ 非乳制品豆奶产品（如豆奶、大豆配方奶粉、大豆冰激凌、大豆奶精）

→ 果汁饮料和苏打水

→ 谷类

→ 薯片

→ 植物油

→ 豆腐

→ 传统肉类和乳制品

→ 部分肉类替代品

→ 香料和混合型调味品

→ 软饮料和果汁

→ 干果

因为转基因食品对我们来说是相对较新的概念，我们还需要更多研究才能真正了解它们对我们健康、过敏和不耐受的影响。我们还需要更明确的标签法，以了解转基因食品会出现在哪里。透明度也很重要，对食物过敏患者来说，没有什么比结束长期食物恐惧更重要了。任何患有食物相关疾病的人（尤其是对多种食物过敏的人）都会告诉你，成分不明确的东西每吃一口都非常可怕。没有什么比隐藏的食物过敏原更令人焦虑不安了，这些过敏原要么没有粘贴正确的标签，要么出现在了没有标签的分装包装里（如餐馆和自助餐厅）。

隐藏的食物过敏原

我们经常认为现代农业会导致食物供应中出现不必要的成分，但我们没有意识到，现代农业也会使食物缺少我们身体所期望的某些成分。与以前相比，许多植物的营养成分变少了；由于土壤耗竭，如今大多数人种植的作物中维生素和矿物质的含量比几十年前种植的品种要低。德克萨斯大学奥斯汀分校（University of Texasat Austin）化学和生物化学系的唐纳德·戴维斯（Donald Davis）曾领导开展过一项研究，该研究于 2004 年在《美国营养学院学报》（*Journal of the American College of Nutrition*）上发表，首次为我们敲响了警钟，也登上了主流头条新闻。研究人员回顾了美国农业部 1950 年和 1999 年 43 种不同蔬菜和水果的营养数据，发现在过去的半个世纪里，蛋白质、钙、磷、铁、核黄素(维生素 B2)和维生素 C 的含量"在数据上呈稳定下降趋势"。另外 7 种营养素没有变化。戴维斯和同事认为，某些营养素含量下降（"稀释效应"）是因为当今农业的关注点在于改善营养以外的性状（大小、生长率、抗虫性）。我读过的其他一些研究就表明，不同的育种技术也可以改变植物从土壤中吸收养分的方式。然而，这个领域的研究仍在活跃进行中，这些发现对人类健康和营养的影响尚不明确。

我还想澄清的是，最近有研究对上文提到的营养下降问题提出了质疑，认为如矿物质浓度的变化"在自然变化范围内，并且在营养上没有显著性"，只要我们饮食健康，就不会达不到推荐的每日营养量。这场辩论也蔓延到了有机领域，研究表明，有机食品因为更有营养而收到了过分吹捧。我期待这些辩论能够继续下去。有一点我们可以达成共识，那就是食品加工通常会改变我们身体习惯的食物成分，并改变身体吸收食物成分的方式（羽衣甘蓝脆片不会像新鲜羽衣甘蓝沙拉那样滋养身体）。例如，当将全谷物转化为精制产品时，就会失去其中的纤维，这对身体健康包括微生物群的健康都是至关重要的。

在上文中，我将我们祖先的饮食与现代食物选择多样的乐趣相比较。那个讨论并不意味着我们都应该恢复古式饮食或"穴居人"饮食。尽管我们祖先食物种类多样，但年复一年、一代又一代，食物几乎总是相同的。他们的身体是一台润滑良好的机器。今天，我们的饮食有很大的不同，正如我上文所述，这是食品生产、农业耕作以及某些食物获取方式变化的结果。

避免致敏食物，如鸡蛋或奶制品，乍一看可能很简单，但如果你经常出去在外面吃饭，就很容易踩雷。以下是五种常见过敏原食物隐藏在日常食物中的常见方式（请注意，以下内容仅为部分）。

花生：对花生过敏的人应该避免食用可能含有花生的食物，包括沙拉调料、巧克力糖棒、亚洲风味蘸酱、牛轧糖、冰激凌、蛋卷／春卷、辣椒、能量棒、全麦饼干碎和杏仁蛋白软糖（还有许多其他食物，见第9章）。请注意，花生的收获和加工方式也会影响其蛋白质的过敏特性。例如，煮花生可能会使一些人的过敏反应减弱或根本没有反应（烤花生则更容易引起过敏）。这一领域仍有大量研究正在进行中。

鸡蛋：蛋清中含有致敏蛋白质。鸡蛋蛋白通常隐藏在烘焙食品、蛋黄酱、鸡蛋替代品、鸡蛋意大利面（通心粉／千层面）、鸡蛋面条、人造蟹肉和蛋白酥饼等食物中。请注意，蛋黄中总是含有残留的蛋清蛋白，因此，蛋清过敏患者食用蛋黄成分也会有过敏风险。

牛奶和含奶食物：我在前文中已经解释过，牛奶过敏不同于乳糖不耐受，因为牛奶过敏涉及免疫系统，免疫系统会对牛奶中的蛋白质产生不良反应。避免乳制品并不像你想象的那么容易，因为它们普遍存在于咖啡奶精、奶油冻、调味汁和花生酱等食物中，所有这些食物都可能含有某种形式的牛奶固体。它们会出现在许多你毫无戒备的地方，如金枪鱼罐头、格兰诺拉麦片和饼干中。例如，酪蛋白和酪蛋白酸盐是牛奶中的蛋白质，存在于金枪鱼罐头、口香糖甚至薄荷糖等产品中。一般来说，牛奶蛋白可能披着许多成分的外衣：黄油、奶酪、鲜奶油、酥油、水解产物、乳清等。像天然调味料、调味料、焦糖调味料、高蛋白面粉、大米奶酪和大豆奶酪，甚至非乳制品或奶酪这样的产品也可能含有乳蛋白。提醒一下，如果这些食物成分中含有任何有意添加的牛奶，那么必须贴上标签（FALCPA）；当然，也可能是无意残留的。

小麦：避免食用小麦很难，因为它会进入到许多将其作为黏合剂或增稠剂的产品中。请记住：这与乳糜泻中的麸质不耐受或麸质敏感不同，但在某些情况下可能会非常严重。要想避免食用可能含有小麦的食物，就需要避开谷物和谷物棒、蒸粗麦粉、意大利面/面条、面包/面包屑、保加利亚干酪、斯佩尔特干酪、曲奇饼冰激凌、现成汉堡、啤酒和酱油。在某些情况下，吸入小麦粉也可能诱发反应。

大豆：大多数加工食品中经常使用大豆，这意味着它隐藏在大量食品中。常见食物包括味噌、谷类、烘焙食品、饼干、熟肉（如香肠和午餐肉）、人造黄油、起酥油、部分花生酱、金枪鱼罐头、汤罐头（大豆是豆腐和豆豉的主要成分）。大豆还可能存在于蔬菜汤、植物油、调味汁、"天然调味品"和使用食品技术化学名称的成分中，如水解植物蛋白、纹理植物蛋白、卵磷脂、甘油一酯和味精。据估计，约有60%的加工食品中含有大豆。请注意，豆油（除非是冷榨油或榨汁机压榨油）和大豆卵磷脂对大豆过敏人群来说通常是安全的。

芝麻：虽然芝麻籽经常出现在某些食物或菜肴中，尤其是亚洲菜和中东菜，包括塔希尼（塔希尼是中东美食的一大重要原料，是一种由芝麻籽研磨制成的糊状物）和哈尔瓦（哈尔瓦是一种用塔希尼芝麻糊做成的甜点，在中东地区广受欢迎），但芝麻油可能会隐藏在你意想不到的常见食物中，如面包制品。芝麻没有进入过敏原食物的前八大名，它是第九大过敏原，因此标签可能也没有前八大过敏原食品那么清晰明确。芝麻过敏的宣传可能没有花生过敏那么多，但造成的过敏反应可能同样严重。芝麻的不常见来源包括烘焙食品（百吉饼、面包棒、汉堡面包和面包卷）、面包屑、谷物（如格兰诺拉麦片和什锦早餐）、薯条（百吉饼薯条、皮塔薯条和玉米粉圆饼薯条）和饼干（梅尔巴吐司）。对少数人来说，其他种子（包括亚麻、大麻、向日葵和罂粟种子）也可能致敏，这些种子可能隐藏在各种食物中。

食品添加剂和"天然化学物质"

我们也不能忽视未归类为食物过敏的不良反应，这些不良反应确实在食物敏感谱中占据了一定的空间，并且往往会导致伪装症。潜在致敏物质可分为两大类。路易斯安那州立大学医学院（Louisiana State University School of Medicine）过敏／免疫学系主任萨米·巴纳（Sami Bahna）曾就此展开过讨论并发表了文章：致敏物质中一类是食品添加剂，患者会对食品防腐剂、调味剂、染料、乳化剂、增稠剂、稳定剂或甜味剂有反应（除非你是食品化学专家，否则这些添加剂可能会隐藏在你不熟悉的术语后面）；另一类是食品"天然化学物质"，它们是食品中天然存在的成分，不是添加剂。我们先后分析一下这两类物质。

食品添加剂：虽然食品添加剂已经使用了几千年，但不论是天然添加剂还是人工添加剂，还是要数现在最丰富。根据 FDA 的数据，如今有将近 4 000 种食品添加剂（要在这里列出的话，本书根本没有空间）。虽然对添加剂的过敏反应很少，但还是有可能发生。亚硫酸盐是其中比较常见的致敏物质。亚硫酸盐被用作防腐剂，以减少食物的腐烂，也可作为抗氧化剂，防止水果蔬菜过早褐变。对亚硫酸盐过敏的人可能会出现皮疹等轻度症状，或者哮喘恶化、严重过敏反应等严重症状。也有病例对胭脂红（常用于红色食物着色）、番茄红花色素及胭脂树橙（均用于黄色食物着色）等色素产生反应，并且是 IgE 介导食物过敏。当患者抱怨自己对市售食品过敏而食用类似的自制食品又没有问题时，我的第一直觉是问题可能出在食品添加剂，而不是食品本身。

食品天然化学物质：许多食物中的天然化学物质会给对这些物质

敏感的人带来麻烦。他们可能缺乏消化这些物质的酶，或者由于遗传因素导致消化系统对某些食物的处理方式不同。以下是导致人们产生不耐受的一些常见天然化学物质。

→ 血管活性胺，如酪胺、血清素和组胺（存在于奶酪、加工肉类、香蕉、菠萝、鳄梨、柑橘类水果、部分发酵鱼和泡菜中）。请注意，因为血管活性胺可以直接作用于细小血管以扩大其容量（因此我们才称其有"血管活性"），所以可能是造成敏感人群出现偏头痛、潮红和鼻塞的罪魁祸首。

→ 色胺（存在于番茄和李子中）。

→ 苯乙胺（存在于巧克力中）。

→ 咖啡因（存在于咖啡、茶和软饮料中）。

→ 可可碱和茶碱（存在于巧克力和茶中）。

→ 糖苷生物碱茄宁（存在于马铃薯中）。

→ 水杨酸盐（存在于各种草药、香料、水果和蔬菜中）。

除了在食品敏感谱上占据一席之地的添加剂和天然化学物质之外，食源性毒素也可能引起食品不良反应，但不属于过敏，属于伪装症。这些毒素包括来自细菌、真菌和鱼类的毒素——特别是金枪鱼和鲭鱼造成的鲭鱼毒素中毒；鲭鱼、笛鲷和梭鱼造成的雪卡毒素中毒和贝类造成的石房蛤毒素中毒。受污染食品中存在的病原体（如沙门氏菌、大肠杆菌、肉毒杆菌和李斯特菌）可能导致典型食源性疾病，也属于这一类。任何经历过食物中毒的人都知道，食物中毒可能导致严重的胃肠不适，有时还会导致神经系统症状，但不会触发免疫系统、诱发危及生命的症状。

据报告，来自重金属（如铅、汞和铜）的意外污染物、大米和大米食品中的砷、杀虫剂、抗生素和尘埃/储藏螨虫都会引起胃肠道症状，可定性为不耐受，但也是伪装症。

食品欺诈警钟

由于我们的全球食品供应链非常复杂，食品欺诈（定义为"对食品的故意掺假、替代、篡改、虚报"）在全球范围内日益成为一个严重问题。欺诈可能发生在原材料、配料、最终产品或食品包装等各个环节，每年给食品行业带来数百亿美元的损失。例子包括笼养母鸡下的"散养鸡蛋"、未申报来源的肉品（例如，2013年英国和爱尔兰爆出含有马肉的牛肉汉堡），养殖的大西洋鲑鱼作为野生太平洋帝王鲑鱼出售，还有餐馆老板为了节省成本把杏仁粉换成便宜的混合花生坚果酱这样的老把戏。如果不披露，这种偷梁换柱的行为可能会产生毁灭性的后果。食品欺诈也可能涉及你意想不到的成分：橄榄油中含有芝麻油或者核桃油；蜂蜜中含有玉米糖浆；万寿菊花、姜黄和染色草混合起来以冒充藏红花香料。

食物欺诈影响了每一个人，但对那些确实需要小心饮食并确定食物成分的人来说，食物欺诈使饮食变得更加复杂危险。贴有虚假标签、含有未上市或不纯成分的食品不仅会损害合法经营的公司，还会造成过敏。此外，被禁成分还会使食品不符合相关规定。

自13世纪约翰国王统治时期以来，英格兰就有食品欺诈法，禁止用水稀释葡萄酒、向胡椒中添加灰或往面粉里掺白垩。早在1784年，美国就通过了食品法律，首次处理了食品欺诈和掺假问题。在19世纪，FDA开始保护消费者免受蛇油推销员（snake oil salesmen，译者注：

指利用欺骗等手段卖假货牟利的奸商）和其他骗子的欺骗，这些骗子拿着所谓炼出来的补药和不老药欺骗单纯民众。为了应对这种情况，FDA 在全球部署了数百名特工（其化学调查部门的一部分），以调查食品欺诈。

幸运的是，大多数食品欺诈并未造成严重伤害，但过去几年的报告显示，海鲜欺诈现象非常普遍，美国的情况尤为严重，甚至出现在高档餐馆里。加州大学洛杉矶分校 2017 年做了一项令人震惊的研究，标题是这样的："诱饵调包法。无论为了营利还是为了规避环境法规，洛杉矶寿司餐厅菜单上的食物和你盘子里的食物有 50% 的概率是不一样的。"当研究人员检查 2012 年至 2015 年洛杉矶 26 家寿司餐厅的鱼肉 DNA 时，发现 47% 的寿司与标签对不上号。新闻稿是这样写的："好消息是，金枪鱼寿司里基本上是金枪鱼。出现假鲑鱼的概率仅为 1/10 左右，但是，研究人员还点了 43 份比目鱼和 32 份红鲷鱼，DNA 测试显示上的鱼都是假货。针对高端杂货店为期一年的抽样调查发现了类似的标签误贴率，这表明诱饵调包问题可能发生在供应链上游，而不是向消费者销售的阶段。"另一个问题是，许多餐馆老板甚至不确定他们的鱼来自什么地方，因此也无法告知顾客他们吃的到底是什么鱼。

解决食品欺诈问题需要地方、联邦甚至国际各级的共同努力，他们负责监管供应链，在发现无意或故意发生的欺诈行为（即发现从食品欺诈中获利的犯罪网络）时进行纠正，并大力追究所有欺诈者的责任。然而，对于普通消费者来说，防范食品欺诈的最好办法是：不管是市场买菜还是下馆子，都坚持选择信誉良好的食品供应商，确保自己知道食物的来源。食品有问题时要勇于质疑。当对某种食品产生疑问时，将其从你的饮食中剔除。

食物相关疾病的一大残酷讽刺就在于，我们如今生活在高科技时代，能够获得突破性的医疗服务，随时想吃什么就能吃什么。在西方社会，我们并不太担心饮用水供应、饥荒和传染病的问题。但是围绕着过敏／不耐受仍然有着相当多的问题：为什么有些人似乎是遗传了食物过敏，而有些人没有家族史却还是过敏了？你的出生地和当下居住地是否也是食物过敏的影响因素？答案是肯定的。

地理位置重要吗？

食物过敏更令人困惑的特征之一就是世界各地人口的过敏率不同。在不同地区，食物过敏的患病率和表征似乎有很大的差异，但值得注意的是，许多地区尚未开展高质量的研究，而且当下大部分数据都只专注于小儿过敏。作为流行病学家，我们记录所有国家所有年龄组过敏流行病的工作才刚刚开始。

我们的全球预估的研究样本有限、不够全面，不过未来还会有更多研究来帮助我们填补空白。尽管迄今为止大多数食物过敏研究都集中在澳大利亚、北美和欧洲，但我们已经开始从亚洲、非洲、中东以及中南美洲收集数据，以全面了解情况，并提供更完整的证据视角。了解为什么某些国家的食物过敏率比其他国家高得多，将有助于我们了解过敏流行病的原因并寻找应对策略。

到目前为止，我们知道美国、澳大利亚和英国的预估患病率高于希腊和西班牙，但原因仍是个谜，我们认为这并不是由不同的饮食造成的。真正有趣的是，针对儿童食物过敏的研究发现了尤其令人困惑的差异：在泰国，5 岁以下儿童食物过敏的总患病率仅为 1%，但在韩国婴儿中高达 5.3%，在澳大利亚学龄前儿童中更是高达 10%。同样，我们也不知道这背后的原因。此外，在不同国家，调查所问的问题和数据收集的方法也不尽相同。

除了这个难题之外，我们还要注意过敏原本身也可能存在很大差异。有趣的是，一些国家最常见的食物过敏原往往是当地最常见的食物。例如，榛子在法国很常见，鹰嘴豆在印度很常见。在以色列，芝麻是最常见的过敏原之一，也是诱发严重过敏反应的主要原因。此外，同一大陆上不同国家的过敏患病率也可能存在较大差异。例如，在英国、美国、澳大利亚以及欧洲和亚洲的许多地方，牛奶和鸡蛋是幼儿期最常见的过敏原。有这么一个恰当的例子：欧洲预防联盟（EuroPrevall）分娩研究从 9 个具有不同气候和文化背景的欧洲中心招募了超过 12 000 名婴儿，研究发现与英国和荷兰相比，希腊和意大利等东南欧国家的牛奶过敏率较低。鸡蛋过敏的普遍性也具有高度的可变性——低患病率更多出现在南欧国家。

放眼全球，我们发现亚洲最常见的食物过敏原与西方国家也不同。在英国、美国和澳大利亚，花生过敏主要发生在 5 岁以下儿童中，但花生过敏在除日本以外的亚洲其他地区非常罕见。在美国的一项地理研究中，我们发现城市地区的花生过敏率高于农村地区。在美国，唯一一种在不同人群密度中发病率相同的食物过敏是牛奶过敏。

在泰国、日本和韩国，小麦正成为儿童最常见的食物过敏原之一，紧随其后的是鸡蛋和牛奶。韩国的一项大型研究发现，核桃是学龄前儿童和学龄儿童食物过敏的最常见原因，而荞麦过敏和小麦过敏在青少年中最常见。贝类过敏已被证明是美国青少年和成人中食物过敏的一大主要原因，亚洲其他地区也呈现出同样的趋势。这些惊人的差异背后到底是什么原因呢？

像我这样的科学家在解决这个巨大难题的过程中，最先感兴趣的研究领域之一是迁徙模式。瞧，我们已经发现，父母都是亚洲人、但在澳大利亚出生的孩子的坚果过敏率，比在亚洲出生后移居澳大利亚的孩子更高。这一发现表明，亚洲环境在某种程度上对食物过敏有保护作用，但在澳大利亚出生的亚洲儿童患食物过敏的风险又要高得多。为什么？原因可能是因为那些在澳大利亚出生的亚洲儿童已经接触到了不同的环境。我所说的"环境"不仅仅是指气候和紫外线照射，还包括饮食，甚至微生物暴露，这些都是影响微生物群的重要因素。

迁移的时间也可能产生影响。当父母在孩子婴儿期后离开亚洲，孩子患食物过敏（尤其是坚果过敏）的风险似乎更低。在北美，情况也相似。简而言之，当家庭成员带着幼儿（通常在 5 岁以下）跨越国家和大陆进行移民时，这些孩子比年龄较大时才举家迁移的同龄人要面临更高的过敏风险。在西方化国家出生的婴儿过敏风险最高，这可能是因为他们在婴幼儿期没有接触到保护性环境或保护性食物。

我在墨尔本默多克儿童研究所（Murdoch Children's Research Institute）的同事记录了亚洲 – 澳大利亚的数据，其中涵盖了 57 000 多名 5 岁儿童。他们还发现，城市地区的儿童比农村地区的儿童更容易患上坚果过敏。这与我们在美国记录的情况相似。我之前在《美国医学会儿科学》杂志上曾讨论过一项 2013 年的研究，该研究发现，居住在美国的外国出生儿童患过敏症的风险较低；但更有趣的是，他们在美国待的时间越长，患过敏症的风险就越大。在美国出生的移民二代对食物过敏的概率要高得多。这是我个人亲历的故事，也是我反复听到的故事。在亚洲出生的儿童早期生活环境中到底缺失了什么，才会导致他们更容易患上过敏症？如果我们能够找到这些缺失的部分，就有可能帮助所有儿童预防过敏。这是个至关重要的问题！如果你有想法，可以写下来分享。只有我们每个人都参与研究才能找到真正的答案。

我知道，我给大家介绍的知识似乎让大家更加困惑了，但这确实就是我日常打交道的（激动人心的）世界。这是一个巨大的难题，我和同事正在努力解决。我们科学界才刚刚开始触及食物过敏背后的科学，我们也才刚刚开始了解食物过敏高危人群。随着我和同事继续搜集全球数据，我们渐渐发现，过敏疾病之间的相互联系比我们想象的还要紧密。

一般来说，虽然我们都知道环境（我们的生活方式，如吃什么、如何锻炼）对健康有着重要的影响，但我们通常不会去想那些比较微妙的"环境"因素。例如，我们的地理位置，以及我们是不是从别的州甚至别的国家迁移过来的。世界各地食物过敏的差异很可能是由遗传、表观遗传和环境因素的复杂相互作用造成的。同一国家内不同民族的食物过敏风险也存在显著的可变性。例如，在南非，非洲黑人（科萨人）儿童花生过敏的患病率就显著低于混血儿（白人和黑人混血）。然而，与白人儿童相比，居住在美国的非洲裔儿童和拉丁裔儿童发生食物过敏、哮喘和湿疹的概率则要高得多。我们如何解释这些差异呢？

我要再次强调，这是由多种因素之间复杂的相互作用造成的：从婴儿早期生活暴露、喂养方式，到遗传脆弱性和医疗保健中的种族差异。我们才刚刚开始了解种族和民族在食物过敏方面发挥的重要作用。直到 2016 年，第一项记录非裔美国人、白人和拉丁裔三个不同种族青少年儿童食物过敏特征的研究才在《过敏与临床免疫学杂志》（*Journal of Allergy and Clinical Immunology*）上发表。研究人员（包括我自己以及拉什大学和辛辛那提儿童医院的工作人员）发现，与白人（非拉丁裔）同龄人相比，非裔美国儿童对小麦、大豆、玉米、鱼和贝类过敏的概率要高得多；拉丁裔儿童对玉米、鱼和贝类过敏的概率明显较高，但与非拉丁裔白人儿童相比，哮喘的发生率相似。花生在这三个种族中都是最常见的食物过敏原。白人儿童患病率比非洲裔儿童和拉丁裔儿童更高的只有树坚果过敏。我和同事指出，拉丁裔社区中观察到的玉米过敏率升高可能是因为玉米是他们文化中的一大重要主食。

但是，非洲裔美国儿童和拉丁裔美国儿童中极高的过敏率，再加上美国的非洲裔社区和拉丁裔社区中急诊室就诊率和食物诱发性过敏率都较高（与白人儿童相比），就使问题格外令人担忧。以前占主导地位的说法是，食物过敏在中高收入的白人人群中更为常见，但这种说法是错误的。其他种族和民族不仅也会受到过敏的影响，还会由于资源减少、食物过敏教育机会减少以及医疗保健的巨大差距而更加脆弱，要遭受更多的痛苦。儿童群体和成人群体都是如此。我们的研究结论认为，我们需要制定对食物文化敏感且有效的教育计划，帮助每个人预防、处理食物过敏。

地理因素还远未分析完。生态学研究已经确定，若干与维生素 D 状况以及环境湿度相关的气候因素（如纬度、日照和出生季节）可能是控制婴儿期食物过敏风险的潜在地理决定因素。这在国际上和更微观的层面上都是正确的。例如，在美国，各州之间存在差异，这可能是由于饮食、维生素 D 水平、空气中花粉含量，甚至是否生活在沿海地区等因素的差异造成的。你觉得这已经够复杂了？等等，烹饪方法可能也会影响和改变不同地区的患病风险。烤花生在西方饮食中很常见，而煮花生或油炸花生在亚洲烹饪中更为常见；与煮花生或油炸花生相比，烤花生更容易引发过敏。用食物添加剂处理花生（如韩国人用醋）也已被证明可以降低花生过敏的风险。此外，我们不要忘记，法国等一些地方对榛子等常见食物的过敏率最高。其他研究表明，从小就在饮食中占据显著位置的食物不容易过敏。食品敏感谱显得越来越复杂了。

事实上，饮食和地理环境（例如，你居住的位置离赤道有多近）等多种环境因素都会影响过敏风险，这一点不能低估。我在第4章中定义了表观遗传学（指基因表达的变化，而底层DNA序列没有变化），但值得重申的是，任何身体行为（乃至其分子结构）都受到表观遗传学驱动因素的巨大影响。表观遗传因素有助于解释为什么同卵双胞胎长大后行为会有所不同，以及为什么这些同卵双胞胎拥有完全相同的脱氧核糖核酸序列，过敏风险却又不同。他们的DNA可能是相同的，但是他们一生都在对环境做出反应，由此造成的表观遗传变化改变了相同DNA的表达方式。

谈到解决医学问题，我是一个永远的乐观主义者。从这本书的第一部分就可以看出，我和同事有很多工作要做，但我对眼前的任务感到兴奋，并为自己能够每天帮助家庭和个人摆脱食物恐惧而感到荣幸，同时，我也在不断寻找食物过敏流行的相关线索。这个问题当然错综复杂，但它的美妙之处在于，我可以在处理流行病学实验室的核心数据和与人打交道之间来回切换，这些人多彩的生活经历丰富了我的讲座和临床实践。我从许多家庭以及他们的故事、激情中获得灵感。他们从不放弃，我也不会放弃。与家庭合作是我的"创意孵化器"，让我有机会亲手寻找研究中的大漏洞，以便尽早填补。

希望第一部分能为你提供一个全面的视角，让你了解如何应对食物过敏流行的驱动因素及其所有细微差别，包括伪装症。对于大多数患有过敏性疾病的人来说，第一大问题不是为什么，而是什么——他们患有什么样的食物相关疾病？这是真性过敏还是假性过敏？他们应该如何解读自己的症状？他们能做些什么？翻开下一页，我们就要进入第二部分了，第二部分涵盖了丰富的信息，从诊断、治疗食物相关疾病，到如何过上充实的生活。你不仅能治愈自己的疾病，还能为解决全球食物过敏流行的问题贡献力量。

无所畏惧的事实

→ 食品行业的现代标签系统需要大家的关注，标准需要更加清晰统一。

→《食品过敏原标识和消费者保护法案》（FALCPA）未涵盖民众最大的标签诉求，如"纯素食产品""不含乳制品"等。务必要阅读配料表和"本品包含……"框（如果有的话）。

→ FALCPA要求食品标签清楚地标明属于"主要过敏原食物"或含有源自"主要过敏原食物"的任何蛋白质的食物来源名称，九种常见过敏原分别是牛奶、鸡蛋、鳍鱼（如鲈鱼、比目鱼、鳕鱼）、贝类水生动物（如蟹、龙虾、虾）、树坚果（如杏仁、核桃、山核桃）、花生、小麦、大豆和芝麻。请注意，软体类水生动物（如牡蛎、蛤蜊、贻贝或扇贝）无须标记为主要过敏原。

→ FALCPA的标签要求不适用于生产过程中"交叉接触"导致食品中可能存在或无意带入的主要食物过敏原。

→ 公司可能会在包装上使用预防性过敏原标签（PAL）来标记生产过程中可能与食物过敏原交叉接触的产品。但不幸的是，粘贴PAL是自愿的，不受监管，而且没有统一的标准。

→ 有机食品和转基因食品并非不含过敏原。

→ 加工食品可能含有没有用标签注明的食物过敏原，致敏成分也可能会被牛奶蛋白或鸡蛋的别名所掩盖。

→ 许多食品中的食品添加剂和天然存在的化学物质（我称之为

food agents）也可能致敏，并且可能会诱发食物敏感谱上的任何一种疾病。

→ 地理因素也很重要：居住地、民族血统、从出生到成年的迁移时间都影响着你患上各种食物过敏疾病的风险。

—— 第二部分 ——

寻找食物自由

识别并赋权；治疗；管理与预防；健康生活

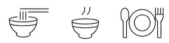

第6章

识别并赋权

如何理解不完善的测试方法

西方医学之父希波克拉底（Hippocrates）曾打趣道："知道疾病影响什么样的人要比知道人患有什么疾病重要得多。"他通常被认为是第一个认识到食物可能导致部分人出现不良症状甚至死亡的人。在他的著作（公元前 460—377 年）中，他提到一些人体内存在"敌对体液"（可能是 IgE 抗体），使他们在摄入奶酪后会"遭受严重痛苦"。要是希波克拉底能看到今天的食物过敏领域就好了（或者任何医学领域都好）。在过去的两千年里，虽然食物过敏研究取得了指数级的进展，但是许多知识空白仍然让像我这样的科学家夜不能寐。

糖尿病检测的定义很明确。检查某人的体温可以在几秒钟内完成，甚至不需要触摸这个人。确认怀孕只需要几分钟。但诊断食物过敏和伪装症呢？这个过程和简单、可靠、快速、高效这些词语一点也不沾边。与其他疾病相比，（随着食物相关疾病的患病率在过去 20 年里的激增）食物相关疾病这一医学领域才刚刚起步。研究进展迅速，目前正在开发测试新的诊断方法。这就是为什么疾病管理计划的基石在于识别。一旦你确定了食物相关疾病的病因，就可以利用这些知识帮助自己前进，找到正确的治疗和管理方案。可能我对食物过敏诊断的描绘使其看起来不太乐观、不太完美，但新科学和大量策略正不断涌现，有望帮助大家走出这个迷宫。

在本章中，我将讨论分析主要的检测方法，帮助你为接受专业检测做好准备，并学习如何管理和治疗自己的疾病（同时尽可能防止出现新的过敏）。你可能已经确诊，需要的是更多的信息，以进一步确认你针对自己或者家人食物疾病的处理方法没有问题，或者你怀疑诊断的准确性，心里有疑问，想要进一步确定，又或者你被告知要禁食许多自己喜爱的食物。在接受食物过敏检测后，人们通常会选择禁食某些食物，但其实他们从未对这些食物过敏。重点在于，只有在你提供了本书开头那样的详细病史时，血液检查和皮肤点刺试验才最准确。你还将在本章中了解到更多关于 STOP 策略的知识，以帮助你在遇到过敏反应时做好准备。没有提供病史的单独检测甚至会带来"反安慰剂效应"，即你以为自己对特定食物有不良反应，进而引发身体心理上的不适，但在医学上又没有潜在的病因。研究表明，有些并没有患病的人认为自己的消化问题是由麸质造成的，因此不吃麸质，这些人就可能会受到反安慰剂效应的影响。麸质相关的所有报道文章都玷污了它的形象，以至于部分人食用麸质之后出现了不良反应。反安慰剂效应（拉丁语义"我会带来伤害"）是安慰剂效应（拉丁语义"我会带来快乐"）的邪恶双胞胎。

还有一个问题会使这种情况更加复杂化：可能的疾病实在是太多了，从 IgE 介导型反应到非 IgE 介导型反应，其中许多疾病都有相似的症状和食物诱因。这不像怀孕，怀孕很少具有灰色区域（你要么怀孕了，要么没有），但食物过敏是一个巨大的灰色领域，对病情的解读多种多样、见仁见智，又缺乏明确的测试，而且随着时间的变化，患者的身体也会随着年龄、病史和新过敏原暴露而变化。同时，我们也不能忽视那些虽未归类为食物过敏，但在食物敏感谱上又占据一席之地的不良反应。例如，这些伪装症可能很难深入探究、很难梳理清楚，并会使诊断工作复杂化。但科学始终能够引领前进的方向，无论你身在何处，本章都将帮助你学习如何识别食物敏感谱上的各种疾病，并学习如何应对病情。

我首先要说的是，检测细节繁多，需要一名好医生帮你认真解读，他将与你合作，给你提供知识和数据，帮助你为自己和亲人做出最佳决定。这是医学中无法一刀切的领域之一，必须考虑每个患者的年龄、生活方式、环境、家庭动态等个性化因素。这个过程的第一步是区分免疫（基于免疫的）反应和非免疫（基于非免疫的）反应。让我们开始学习吧。

食物过敏测试是一项协作性工作

目前尚未有一种通用方法能够充分满足诊断食物过敏所需的安全性、敏感性和特异性要求。食物过敏的诊断主要基于患者的病史、皮肤点刺 / 划痕试验（如适用）、实验室 IgE 抗体检测、消除饮食过敏原（将某些食物从饮食中移除，重新引入后注意任何变化 / 影响）和口服食物激发试验。食物激发仍是诊断 IgE 介导食物过敏的黄金标准，但由于存在严重反应的风险，对一些人来说可能耗时较长且令人恐惧。成本和普及度也是问题。

正确诊断食物过敏和相关疾病的重要之处在于，不同疾病有不同的治疗方法，了解疾病的可能治疗手段以及严重性也很重要。如果你对食物不过敏或不敏感，就没有理由拒绝摄入食物或食物成分。这就是为什么大家应该与通过专业资格考试、经相关委员会认证的过敏症专科医生（下称认证医生）合作，这些医生经过专门培训，能够开展并解读食物过敏试验。你也知道，食物不良反应非常复杂。

请记住，对某种成分的不良反应可能不符合食物过敏的条件，因为没有刺激到免疫系统，但尽管如此，这样的反应仍然很麻烦，会降低患者的生活质量。此外，食物不良反应可以表现为（并伪装成）许多具有相似症状的慢性病。例如，你一直都以为微波炉制作的爆米花和电影院售卖的爆米花会引发偏头痛，要是能知道问题不在于爆米花本身而在于黄色染色剂（柠檬黄），岂不是很好？这样一来，以后你就能够在爆米花售卖部做出更明智的选择，无须完全禁食爆米花。食物过敏或不耐受的误诊会导致患者从饮食中剔除许多本来不用禁食的食物，影响饮食平衡和多样性——这两者可是健康的关键。换句话说，如果你没有得到正确的诊断，可能就要失去营养丰富的食物了（还可能是你喜欢的食物）！

以下内容听起来熟悉吗？你对一种食物出现了不良反应，急于了解自己还需避免食用哪些食物。因此，你购买了非处方药敏感试剂盒，结果显示了一大批因为你体内存在抗体而可能需要禁食的食物。因此，即使你从未真正诊断为对这些食物过敏，也随即开始禁食这些食物。好消息是，新型血液测试正在开发中，有望准确识别食品中到底是哪些分子引起了不良反应。这将帮助人们了解自己究竟需要禁食哪几种食物，从而避免大规模禁食。

不要 DIY

我想明确强调一点：不要自行诊断。我知道大家总喜欢自诊，而且当地药店或网上销售的居家试剂盒也越来越多（在撰写本书时，DIY 试剂盒的价格在单个测试 35 美元、全套测试 450 美元不等；这是一个价值数十亿美元的市场，你肯定也曾通过媒体宣传听说过这些试剂盒）。这些试剂盒不受 FDA 监管。虽然它们貌似能给你提供很多至关重要的信息、省去看医生的麻烦，但疑似食物过敏的问题始终应该交给合格的医疗专业人员进行评估、诊断和治疗。许多试剂盒依赖于观察 IgG 水平（IgG 水平与 IgE 水平相反；稍后会详细介绍），但 IgG 水平升高不一定代表过敏——这就会导致大量假阳性。误诊可不会给你带来任何的帮助。如果你正受到伪装症的困扰，或者处于情况错综复杂的食物敏感谱右侧，这些试剂盒并不会帮到你。如果你没有正确识别病症，就无法正确处理、治疗疾病并获得自由。

这些试剂盒的另一个大问题是如何根据测试结果应对疾病。未经过敏症专业知识培训，一个人可能无法正确解读检测结果。要将检测结果转化为对患者有意义的建议，对医生来说都很困难。更复杂的是，随着我们年龄的增长和生理机能的改变，食物过敏也在变化。许多对牛奶、鸡蛋、小麦、乳制品和大豆过敏的儿童通常在 5 岁左右就不再过敏了。但是花生、树坚果和贝类过敏患者中只有大约 10%~20% 的人能够痊愈。由于一些尚不清楚的原因，患者（尤其是成人）可能会对他们曾经耐受的食物产生过敏反应，尤其是贝类。

医生诊室里的假阳性

在我写本章的那一周，我去社区医生那里做了一次年度检查。我们聊到了我的工作，她就向我证实，她接诊的患者中（保守估计）至少有 1/5 正在禁食某种食物，并认为自己可能患有食物过敏或食物相关疾病。有趣的是，我们接着又讨论了过敏测试和诊断的最佳方法。

即使在医生诊室里，过敏测试也不是万无一失的。由于当前血液检查的假阳性率较高，因此如果没有明确的病史，检查结果甚至可能连临床医生都感到头疼。我们的实验室数据仅对少数过敏原拥有较高的预测性。如果有人发现自己对花生、宠物或花粉过敏，但又没有引起实际性的健康问题时，这一发现对他们不仅没什么好处，还可能会导致患者彻底改变饮食和生活方式，从而造成营养不均衡，或不必要地放弃自己心爱的宠物狗，或避免户外活动。长期以来，初级医疗保健机构一直在推广一种检测多种常见过敏原的检测组套。而如今，全社会都在倡导要停止随意开展组套检测的问题，把重点放在病史上，分别测试特定的食物过敏问题。这也是为什么一定要配合初级保健医生和过敏症专科医生的工作，这一点至关重要，只有这样才能做出正确的诊断；如果诊断出多种食物过敏，也可以避免因禁食过多食物而造成的营养不良。如果你尚未被诊断为真性过敏，只是出现了多种反应或处在其他非免疫性食物相关疾病的某个阶段，正确的诊断将帮你找到合适的医生。

近年来的研究表明，在花生过敏的血液检测和皮肤点刺试验结果呈阳性的儿童病例中，大部分可能并不是真性花生过敏（这是我们说的假阳性）：这些研究中的儿童被发现对食物激发试验不过敏，并且摄入花生也没有反应。2020 年，曼彻斯特大学（University of

Manchester）的研究人员对 79 名花生过敏皮肤试验或血液测试呈阳性的儿童进行了食物激发试验。令人震惊的是，试验结果显示其中 66% 的儿童并没有过敏。该发现发表在了《过敏与临床免疫学杂志》（*Journal of Allergy and Clinical Immunology*）上，也证实了悉尼儿童医院和约翰·霍普金斯医院 2007 年发布的两项研究报告，即花生过敏的皮肤试验和血液检查结果存在较大差异。我们自己的研究也证实了这些发现。假阳性的问题不仅影响儿童过敏检测，成人也同样可能被不可靠的检测结果所欺骗，从而导致不必要的、可能有害的饮食调整。研究发现，大约 50% 的血液测试和皮肤点刺试验会产生"假阳性"结果，这一数字适用于所有年龄组。如果没有对食物（在本例中为花生）出现强烈阳性反应的病史，检测结果就不能算是决定性的。好消息是，最近的研究发现，新型血液测试（包括花生成分检测和抗原表位作图）也许能够为某些食物过敏提供更可靠的诊断，如花生过敏。此外，食物过敏也可以通过食物激发测试得到确认，我们随后将对此进行讨论。

如果不清楚一个人到底对什么东西过敏或者到底过不过敏，就很难知道该怎么做以及如何恰当饮食。在这种情况下，学习过敏相关知识反而弊大于利。

病史——最重要的第一步

当你去医院看过敏症专科医生，以期对病情进行诊断时，你将经历以下几个步骤（你可能已经有过这样的经验了）。第一步很简单：尽管我们目前已经拥有了各种新奇的技术，但仍旧没有什么比病史（让患者描述他们的食物过敏经历）更重要。一些患者确切知道自己的过敏食物是什么，因为他们可以将过敏反应与摄入某种食物联系起来。如果你每次摄入含花生食品都会爆发荨麻疹，可能就会猜测花生是致病食物。其他过敏可能较难确定。此外，请记住，每种食物（无论是完整的、新鲜的还是加工过的）都是一个复杂的整体。我们不仅要考虑食物中的多种成分（和分子），还要考虑交叉接触和交叉反应的可能性。

通过记笔记或食物日记来记录过敏经历能够帮助你回答重要问题。例如：

→ 哪种食物给你造成了不适？哪些成分或食物可疑？

→ 你以前能吃这些食物吗？是以不同的形式摄入吗？如果是，上次摄入是什么时候？（几天、几周或几个月前）摄入了多少？摄入频率如何？

→ 食物是如何准备的（如生的、烤的、熟的、腌的）？

→ 你的症状如何？

→ 你是否正在服用其他药物？

→ 你进食后多久出现症状？何时消退？

→ 你吃了多少这种食物？

→ 不良反应频率如何？每次吃这些食物都会有反应吗？是否有其他貌似相关的情况，如运动后有反应或经期摄入有反应？

→ 你接受过哪些类型的治疗（如有）（包括自我治疗和专业治疗）？

我在附录C中附上了一份空白食物日记样本。你提供的信息越多，对未来测试的指导效果就越好。即使是反应的照片（自拍）也有帮助。

完整的检查还应该包括有关饮食、家族病史和家庭环境的问题。例如，如果空气中含有大量豚草花粉，你又患有口腔过敏综合征，当你食用甜瓜等特定食物时，就会出现口腔喉咙肿胀或瘙痒，所有这些情况在诊断时都需要考虑。这种类型的食物相关疾病——花粉-食物过敏综合征（PFAS），我在前面已经定义过，常被误诊为严重食物过敏，因此也是一种伪装症。但与此同时，PFAS 也是一种基于免疫的反应，因此严格意义上也属于过敏，但很少导致严重过敏反应。

一旦确定了全面的病史，下一步就是在病史允许的情况下进行检测。

二次诊断：不同的过敏症专科医生之间还是存在差异的。如果你对诊断结果有疑虑或认为医生没有认真倾听你的意见和经历，请找别的医生进行二次诊断。

皮肤点刺试验（SPT）

皮肤点刺试验（SPT）（或称皮肤划痕试验）简单易懂：它需要用一点点过敏原（如花粉或食物）的液体提取物，轻轻划伤人的皮肤（通常是前臂或背部）。有时可以使用新鲜食物，如水果、蔬菜和海鲜来代替溶液。根据各自的喜好和其他因素，过敏症专科医生可能会使用各种不同的划痕试验设备。通常采用金属或塑料装置，它们会对皮肤表面造成"表皮"擦伤，从而引入少量过敏原。通常经过 15~20 分钟的等待期后，医生会观察发红凸起、清晰肿胀的区域（称为风团，类似于蚊子叮咬的肿包），测量大小，并使用这些数据来辅助食物过敏诊断。如果风团直径比生理盐水阴性对照组大 3mm，SPT 通常就会被解释为阳性。值得注意的是，食物过敏原皮内试验（用针在皮肤下注射）在食物过敏的诊断和治疗中没有任何作用。事实上，皮内试验可能诱发多种假阳性反应，在某些情况下还可能引发严重的过敏反应。

SPT 的优点是简单、经济、无创、快速。缺点是如果患者没有提供详细的病史，可能会出现假阳性。食物"家族"中的成员经常拥有相似的蛋白质。例如，如果你对花生过敏，检测结果可能显示你对豆科植物中的其他成员（如青豆）也有阳性反应，即使你吃青豆从来没有出现过不良反应。这种现象叫作交叉反应（cross-reactivity）。检测结果之所以为阳性，是因为它识别出了花生和青豌豆中的类似蛋白质。但是这项测试还没有发现真正的罪魁祸首——一种只存在于花生中的特殊蛋白质。

尽管假阴性并不常见，但背后也有多种原因。其中一个原因就是划痕没有引入足够的过敏原来触发皮肤反应。一般而言，反应越大，食物过敏的可能性就越大；但是反应的大小与反应的严重程度并不相关（换句话说，反应的大小并不是过敏反应严重程度的准确预测因子），而且，许多变量都会影响到检测结果：从过敏原的性质（商业提取物或新鲜食物）到医疗保健专业人员使用的技术（如压力、身体位置、测量时间、敏感皮肤）。由于检测看的是致敏肥大细胞释放组胺的情况，因此对于服用抗组胺药物且在检测前不能停药的患者，检测结果可能也会受到抑制或阻断。其他药物也可能对检测结果产生干扰，如口服类固醇、顺尔宁（Singulair）和抗酸剂。因此，尽管 SPT 有其固有的局限性，但只要接诊的过敏症专科医生有经验，再结合病人的病史，SPT 确实不失为一大检测方法。

血液测试

血液测试测量特定食物的 IgE 抗体（IgE 是"免疫球蛋白 E"的简称，它是引发食物过敏症状的抗体）。如前所述，并不是所有食物过敏都涉及 IgE。IgE 可分为食物特异性 IgE 和环境特异性 IgE，二者统称为特异性 IgE（sIgE），测量范围为 0 至大于 100 kUA/L（千单位过敏原/升）。请注意，血液测试的测量范围较大且结果水平各异，不一定与食物过敏相关。

一般而言，特定食物的 IgE 值越高，IgE 介导型食物过敏风险就越高。但情况并非总是如此，IgE 需要配合详细的病史/食物史一同分析。此外，sIgE 水平并不能预测临床严重程度。有些人的 sIgE 水平极高，但可能反应轻微，sIgE 水平低的人也可能对所接触的食物有严重反应。此外，某些食物的特异性 IgE 测量值即使较低，也可能引起症状。

更为复杂的是，即使患者耐受食物，特异性 IgE 值有时也会较高。这一般会被视为假阳性，并不一定意味着你必须从饮食中去除这些食物。特异性 IgE 值再加上详细的病史可以帮助医生确定诊断食物过敏后该采取什么样的措施。

在非 IgE 食物过敏中，过敏症状可能是由一些无法测量的因素引发的，因此测量 IgE 的血液测试结果会显示为"阴性"。IgE 介导型牛奶过敏的血液检查结果通常显示阳性，但非 IgE 介导型过敏或乳糖不耐受并不会在血液检查上有所显示。

特异性 IgE 检测可分为不同的"组分"检测。请记住，特异性 IgE 是在测量你血液循环中的某些蛋白质，其中一些蛋白质与症状没有临床相关性。通过组分 IgE 检测，我们可以识别和测量食品中的临床相关过敏原，即过敏原中引发反应的部分。这种类型的测试称为组分解析诊断（component resolved diagnosis，CRD）。我们如今可对牛奶、鸡蛋、小麦、大豆、花生、腰果、榛子、核桃、巴西坚果、红肉（诱发 α-半乳糖综合征）进行组分检测，部分研究中心已经可以测量与PFAS 相关的过敏原。CRD 检测的重要性在于，它确诊某些过敏反应的精确度更高，并有助于排除 IgE 测量的假阳性。

需要注意的是，这些免疫球蛋白检测并非万无一失，这就是为什么我强调一定要与该领域的专业医疗人员合作、让他们帮你决定哪些检测最佳并解读检测结果。了解并尊重这些测试的局限性能增加你的自主权。事实上，在许多医学领域，测试只是线索，而不是答案。在食物过敏领域，免疫球蛋白检测提供的线索并不一定百分之百准确。需要强调的一点是，过敏症专科医生之所以不推荐血检套餐，正是因为所有这些复杂因素会使情况变得更加错综复杂，甚至可能会产生误导。我想要再强调一遍：如果某种你经常摄入的食物在过敏检测中呈阳性，这只能说明这种食物已经致敏，但你并不会对其过敏。你应该继续正常摄入这种食物，不要选择规避。如你所知，每条规则都有例外，这里的例外就是 EoE，稍后将就此深入讨论。

正如我之前所说，不建议在线订购"食物过敏测试"试剂盒。许多出售 DIY 检测试剂盒的网站自称产品会使用 IgG 检测来寻找另一种抗体，以确定客户应该避免食用哪些食物（其咨询服务不仅包括过敏症状，甚至还涵盖了 IBS、肥胖、自闭症等）；这些测试非常混乱，常出现挂羊头卖狗肉的问题。免疫球蛋白 G（IgG）是另一类最常见的免疫球蛋白，也是一种存在于血液循环中的抗体，约占人类血液抗体的 75%。它还存在于细胞外液中。IgG 的主要作用是与多种病原体（如病毒、细菌和真菌）结合，以保护机体免受感染。当 IgG 这些抗体"以为"食物蛋白像病原体一样具有潜在危害时，可能就会参与食物蛋白过敏反应。这意味着 IgG 水平可能仅仅因为你吃了某种特定食物就会升高，并不一定意味着你的身体出现了不良反应（因此有很多假阳性）。

市场上有许多不同类型的血液测试，不同的实验室有时也会使用不同"品牌"的测试，每种测试报告使用的评分系统或评分单位也略有不同。因此，我要再次强调，一定要配合你的初级保健医生和熟悉这些检测及其可变性的资深过敏症专科医生。虽然血液检测和皮肤点刺试验可检测出食物过敏的概率，但并不能预测过敏的严重程度。新型诊断方法正在开发中，有望实现精确诊断过敏并确定过敏严重程度。

食物排除疗法

食物排除疗法（elimination diet）通常持续 2~4 周。在此期间，患者应避免食用疑似过敏食物，并做好记录、向医生报告症状。如果这些食物中的一种或多种引起过某种反应，症状应在食物排除治疗结束时消失。在某些情况下，医生可能会再增加一步，逐渐将疑似过敏食物重新引入饮食中。如果症状再次出现，那么很可能是该食物（或食物中的某种物质，如添加剂）引起了反应。这种方法与皮肤划痕试验或血液测试相结合，将有助于诊断 IgE 介导型食物过敏和伪装症，如造成肠道不适的不耐受（如非乳糜泻性麸质敏感症，乳糖不耐受）。

还有一点不能低估：食物很复杂，这使得诊断食物相关疾病也变得更加复杂！

口服食物激发试验（OFC）

S. 艾伦·博克（S. Allan Bock）博士被亲切地称为口服食物激发试验一大先驱；他也恰好是我的亲密同事兼导师，在科罗拉多州丹佛市的国家犹太健康中心（National Jewish Health，一家领先的医院兼研究中心）工作数十年后退休。我永远不会忘记，在我刚刚开启自己的职业生涯、在全国大会上演讲时，博克博士是第一批支持我的人。他将我收为学生，每年都会给我提供见面指导，他至今仍然是我的一大智慧源泉。20 世纪 70 年代，博克博士与全国著名儿科医生查尔斯·D. 梅（Charles D. May，博克博士称他为"食物过敏科学之父"）合作，共同完善了双盲、安慰剂对照的食物激发试验流程，使其成为评估食物不良反应的黄金标准。"我很幸运，能在正确的时间出现在正确的地点，"博克如是说。他写过大量关于食物过敏的文章，他的书《食物过敏：大众入门》（*Food Allergy: A Primer for People*）出版于 1988年，是最早一批食物过敏相关书籍。

45 年前，在博克刚刚开启自己职业生涯的时候，食物过敏领域还是医学研究中的一潭死水，人们对其了解甚少。在查尔斯·D. 梅的指导下，博克和杜克大学的一位年轻研究员休·桑普森（Hugh Sampson）共同定义了食物过敏的生物学本质，并最终奠定了食物过敏在医学领域中的基础。在食物激发试验中，医护人员向患者喂食少量（后续逐渐增加）食物，并密切监测患者是否有过敏反应。这有助于区分什么症状是真性食物过敏反应，什么症状是由其他因素（如药物、吸入或接触过敏原、病毒性疾病、运动，甚至恐慌）引起的。我很荣幸自己如今也能与桑普森共事：他如今是西奈山伊坎医学院儿科领域的库尔特·赫希霍恩杰出教授（the Kurt Hirschhorn Professor of

Pediatrics），也是贾菲食物过敏研究所的荣誉退休主任。

作为一名小儿过敏症专科医生、免疫学家和三个女儿（其中一个女儿患有鸡蛋过敏）的爸爸，桑普森博士几十年如一日，一直在帮助患者管理食物过敏，并不断寻找着更好的诊断和治疗方法。他对食物过敏的未来持乐观态度："我们已经看到食物过敏变成了一门科学。人们对理解基础生物学和诊断学有着极大的兴趣，现在越来越多的人才进入了这个领域工作，新事物必将不断涌现。"当年医学界尚未认识到食物过敏是一种值得研究的疾病，桑普森博士因此不得不"在会议期间还得在洗手间谈论食物过敏"，如今他和我一样，对食物过敏医学的未来感到兴奋。

我也同意他的以下观点："随着时间的推移，治疗方法会越来越好——想想进化的过程你就知道了，这可不是革命。"在出现更好的诊断方法之前，口服食物激发仍然是一大重要诊断方法。但因为这项检查可能会导致严重的过敏反应，因此只有经验丰富的过敏症专科医生才能开展。这个试验可能会非常耗时、昂贵且令人紧张，尤其要目睹患者出现危及生命的反应、呼吸变得困难，更严重的还会出现多器官衰竭。因此，口服食物激发应在医疗机构进行，并准备好适当的药物和设备。

在口服食物激发期间，过敏症专科医生按规定剂量向患者喂食疑似过敏食物。开始是微量的，不太可能引发症状。每次给药后，医疗人员将在一段时间内观察患者是否有任何反应体征。如果没有明显的症状，剂量会逐渐增加。然而，一旦出现反应的迹象，口服食物激发试验就会停止。OFCs中大多数反应为轻度，如潮红或荨麻疹，但也可能出现严重反应，因此医生都会做好准备，在手边备上肾上腺素，并密切观察患者的反应。由于可能出现严重反应，因此必须仔细权衡口服食物激发试验的益处和风险。有些人进行这种测试时反应良好，但对另一些人来说，疑似过敏食物已经禁食了（如鸡蛋）十多年，一想到自己可能会出现严重反应就十分恐慌。与进行试验相比，继续禁食要容易接受得多。

口服食物激发有不同的类型。开放式 OFC 会摄入常见形式（如花生酱）的食物，患者和医生都知道那是什么食物。在单盲 OFC 试验中，食物以掩蔽形式（装在胶囊中或与其他食物混合以隐藏味道和质地）给药，只有医生(而非患者)知道是什么食物。另一方面，双盲、安慰剂对照的食物激发是明确确诊食物过敏的黄金标准，给药过程中医生和患者都不知道所摄入的食物是安慰剂还是过敏原。在进行 OFC 前，患者必须至少提前两周将疑似过敏食物从饮食中完全清除。

口服食物激发试验可能相当可怕，但有助于诊断病情，从而也有助于治疗。我永远不会忘记我女儿 3 岁时接受口服食物激发试验时候的样子。因为医院要求我们带上试验所需食物，所以我做了一个奶酪煎蛋卷，带到了就诊地点。当你待在家人身边、仔细观察她吃每一口之后的反应时，就会知道这个过程有多艰难。而当他们摄入食物越来越多又没有反应时，那种感觉又是多么令人兴奋；随后试验结束，离开医院回家，你心里会非常激动，因为家人通过了口服食物激发试验，可以往饮食中再添加一种食物了。又或者，在口服食物激发试验明确显示患者存在严重食物过敏的情况下，可考虑采用口服免疫疗法等新型疗法来训练免疫系统耐受缓慢增加的摄入量。

研究表明，无论是否通过了口服食物激发试验，患者的生活质量都会得到提高，因为试验提供了关键信息：你确切知道了自己是否真的过敏。那句老话说得很对：信息就是力量。信息不仅能帮助你确定自身情况，还能告诉你下一步该做什么。此外，如果你确实有不良反应、需要接受肾上腺素治疗，试验也会让你未来使用肾上腺素时更放心，这样也能提高你的生活质量。如果你对自己是否真的患有食物过敏持有疑问，最好与你的过敏症专科医生讨论一下是否需要做口服食物激发试验。

将来，随着我们开发出更好的检测方法（包括预测性生物标志物检测、组分检测和表位作图）以检测过敏及其严重程度，我们也许就不用再开展口服食物激发试验了。想象一下，一个简单的血液测试就可以几乎 100% 准确地告诉你到底是什么过敏原致病。这些革命性的诊断方法目前还处于实验阶段，但前景很好，有望改变我们每个人（从婴儿到老人）的食物过敏状况。其他研究分析过敏反应相关基因的测试也将发挥作用。我们可能无法改变一个人身上影响过敏风险的基因，但或许可以改变基因的功能——这称得上是真正的 21 世纪医学。这便是表观遗传学（epigenetic medicine）的精髓，即能够影响我们的静态 DNA 在体内的动态表达方式。这也是精密医学（precision medicine）的核心，能够根据个人的生理情况提供个性化治疗方案。我们终于可以帮助诊断摆脱两难境地了。

掩蔽型伪装症：混合性食物过敏

混合性食物过敏的特征是 IgE 依赖性和 IgE 非依赖性机制均会影响皮肤（特应性皮炎）和胃肠道（嗜酸性胃肠道疾病，EGIDs）。嗜酸细胞性食管炎（EoE）和 EGIDs［包括嗜酸细胞性胃炎（EG）、嗜酸细胞性胃肠炎（EGE）和嗜酸细胞性结肠炎（EC）］分别以食管、胃、小肠和结肠的慢性炎症为特征，活检时显示嗜酸细胞数量增加。患有这些疾病的人会经历一系列的症状，包括虚弱、腹痛、吞咽困难、食物嵌塞、呕吐和腹泻。因为患者可能有许多与其他（不相关）疾病相似的症状，因此我称这些疾病为掩蔽型伪装症。

EGIDs 患者通常还患有其他过敏症，如特应性皮炎和哮喘，但必须排除可能导致相同症状的其他疾病，包括寄生虫感染、炎性肠病（IBD）和部分癌症。最重要的是，一定要选择经验丰富的胃肠医生，这对识别诊断这些疾病至关重要。对于患有多种过敏性疾病（哮喘、鼻炎、食物过敏、湿疹）和持续 3 周以上的慢性胃肠道症状的患者，应立即转诊至胃肠道专家处进行进一步检查，如内窥镜检查。临床症状因胃肠道受累区域不同而有所差异，因此可用于区分不同的 EGIDs。然而，在所有的 EGIDs 中，嗜酸细胞性食管炎是最常见的，因此我们将重点关注这一点。

嗜酸细胞性食管炎（EoE）

EoE（第一部分中曾简要描述过）是一种相对较新的疾病，于 1993 年首次记录在案，直到 21 世纪初，医生对其认识才逐渐增加。其决定性特征为食管慢性炎症伴大量嗜酸性粒细胞（嗜酸性粒细胞是一种细胞）。EoE 的患病率呈增加趋势，我和同事最近发表的一项研究表明，每 1 000 名美国儿童和成人中就有 1~2 名受其影响。如前所述，EoE 可在任何年龄段发病，且在男性中比女性更常见。在大童和成人中，常见症状包括吞咽疼痛、喉咙/颈部/胸部的食物嵌塞感、胃灼热、吞咽时胸痛；在婴幼儿中，症状常见反流样症状、呕吐、腹痛、拒绝进食和发育不良。在成人和儿童中，随餐慢性咳嗽出奇地常见。其他微妙症状可能还包括进食时间延长、食物含于口腔而不吞咽、大量摄入液体和饮料以帮助吞咽固体食物、吞咽前食物在口腔中过度咀嚼或过度停留。

如果不进行治疗，持续的症状和慢性炎症最终会损坏食管，并可能导致纤维化和瘢痕形成。EoE 与其他不相关的 GI 疾病具有相同症状，这些 GI 疾病包括 GERD、消化不良、乳糜泻、肠易激综合征（IBS）和炎性肠病（IBD，包括克罗恩病和溃疡性结肠炎），因此重点是要在疾病造成严重损害之前及时正确诊断 EoE。

好消息是，通过内窥镜检查食管状态，并通过活检寻找特征性嗜酸性粒细胞（一种白细胞）是比较简单的 EoE 诊断方法。目前确定 EoE 病因的主要方法是使用食物排除疗法以排除其他疑似过敏食物。食物排除疗法在过去十年左右有所发展。初始食物排除疗法包括六种常与 EoE 相关的食物：牛奶、大豆、小麦、鸡蛋、花生 / 坚果和海鲜。排除这些食物一段时间后，患者将一次一个地将这些食物重新引入饮食中，并在每次引入后接受内窥镜检查以查明过敏原，随后医生将告知长期饮食治疗方案。重新引入食物时常用分级方法。

最后，对于无法进行多次内窥镜检查的患者，可仅尝试牛奶排除疗法，持续 3~6 周，并密切监测症状。如果症状没有减轻，可以尝试再增加四种食物排除疗法，包括鸡蛋、小麦和大豆。再次强调，密切监测症状和体征将有助于确定下一步的疾病管理措施。由过敏症专科医生进行食物过敏测试可以确定下一步需要添加哪些食物到排除疗法中。

在 EoE 领域的医生和研究科学家中，约书亚·韦克斯勒（Joshua Wechsler）博士是我最常请教的人之一。除了在西北大学费恩伯格医学院（Northwestern University Feinberg School of Medicine）从事儿科、变态反应和免疫学的工作外，他的专业还包括胃肠病、肝病和营养学，重点是拓宽 EoE 的研究领域。他很快指出，EoE 不同于其他食物过敏。"并不是所有的食物过敏都是与生俱来的。对我来说，食物过敏是 IgE 介导的。而说到 EoE，食物过敏与该疾病之间有着独特的不同之处。EoE 是一种器官特异性疾病——只会在食道发炎。我们通常会发现 1~3 种食物会引发炎症。一旦你把这些食物排除在饮食之外，食道就会恢复正常。很少有人需要禁食许多种食物。"

在患有 EoE 的成人中，多半会发现疤痕。出现疤痕组织的那些患者有时可以用扩张工具（如内窥镜球囊）治疗，以拓宽空间缓解吞咽困难（这算不上大手术；医生可以给患者使用镇静剂之后进行内窥镜检查，顺带进行扩张治疗）。在 20 世纪八九十年代，EoE 常被视为胃酸反流，但按最大剂量服用胃酸反流药物后患者病情并未好转。如今大家普遍认为，遗传因素会增加患者的易感性，环境中的某些因素也会触发 EoE。在双胞胎研究中，只有大约 40% 的同卵双胞胎患有这种疾病。目前正在研究的风险因素就包括早期接触胃酸反流、抗生素和患有过敏。韦克斯勒博士治疗患者时采取的是系统的方法，因此他可以将保证生活质量作为一大重点；"我想尽可能少进行内窥镜检查，尽可能缩小治疗范围。有时治疗很简单，如仅仅需要禁食牛奶，后来患者慢慢地就可以摄入熟牛奶（如松饼）和干酪（如比萨饼）了。"鼻内窥镜检查等新型诊断方法正在开发和应用当中。

注意事项

随着家用 DNA 检测试剂盒的普及，人们将唾液倒入试管中就可以送去做基因测序，许多人可能会以为所有家用检测试剂盒都一样精确，但情况并非如此。要想检测某些不耐受，如乳糖、果糖和其他糖类（包括糖醇，如山梨醇）的不耐受，过程很简单，只需做吹气试验，测量某些气体（如甲烷、氢）的含量；小肠中异常细菌过度生长（肠道失调的征兆）也可以通过部分吹气测试来确定。但大多数伪装成不耐受的疾病并不容易诊断，需要仔细研究患者的病史和饮食。禁食疑似过敏食物通常是一个很好的开始。

味觉性鼻炎

你是否一吃辣就流鼻涕？这种常见的反应称为味觉性鼻炎（鼻炎是鼻内壁的炎症）。味觉性鼻炎是一种"非过敏性"鼻炎，可由辣椒、面包等一系列食物诱发，时而伴发打喷嚏和流泪的症状。症状通常是自限性的（译者注：自限性是指靠机体调节能够控制病情发展并逐渐恢复痊愈），停止进食后很快就会消退。这种类型的反应并不基于免疫，针对疑似过敏食物的皮肤测试结果将呈阴性。患者进食过敏食物将激活鼻受体，鼻受体触发神经通路，从而产生透明的腺体分泌物。味觉性鼻炎不能用口服抗组胺药治疗，因为它们对这类鼻炎无效。部分处方鼻腔喷雾剂，如异丙托溴铵和局部鼻腔类固醇可有效缓解症状。

耳颞神经综合征

耳颞神经综合征（Auriculotemporal syndrome），也称为弗莱综合征（Frye's syndrome），是一种进食后发生的非过敏性反应，表现为面部局部皮疹。进食时出现皮疹通常被误认为是食物过敏。耳颞神经综合征由耳颞神经损伤引起，常在腮腺手术创伤之后或因其他未知机制发病。该综合征可发生于既往无创伤/损伤的儿童身上。典型体征是在没有其他食物过敏症状（呕吐、荨麻疹、肿胀和腹泻）的情况下，同一部位出现发红／红疹。皮疹／红疹会很快消失。患者常因摄入各种毫无关联的食物而发病。识别这种综合征是一大重点，因为在给婴幼儿尝试喂养新食物的时候可能也会出现这种皮疹。皮疹出现的时间、任何相关症状以及皮疹的照片记录都有助于医生诊断。患者皮肤测试和其他食物过敏检查结果都会显示阴性。由于耳颞神经综合征看上去似乎是一种无害的疾病，且儿童自愈的机会很大，因此不建议采用特定疗法。

其他伪装症

肠易激综合征

肠易激综合征（IBS）是一种常见的胃肠道疾病，约有 10%~15% 的成人和青少年患有该病。IBS 与其表亲疾病炎性肠病（IBD）之间存在不同，IBD 会对肠道造成身体损伤，因而被认为是一种结构性疾病。而 IBS 是一种不会造成身体损伤的功能性疾病，因此，通过检查你什么也"看"不出来。（IBS 患者更容易出现其他功能性疾病，如纤维肌痛或慢性疲劳综合征）另一方面，使用内窥镜检查（针对克罗恩病）或结肠镜检查（针对溃疡性结肠炎）结合成像研究［如造影、磁共振成像（MRI）或计算机断层扫描（CT）］将有助于诊断 IBD。

IBS 的定义性症状是复发性腹痛，持续三个月期间平均每周发作一天，症状可能还包括腹泻、便秘、排便习惯改变、痉挛、胀气、腹胀和黏液便。我在第一部分中就简要解释过，根据梅奥医学中心（Mayo Clinic）的说法，IBS 的确切病因尚不清楚，但可能包括肠内肌肉收缩、消化系统神经异常、胃肠炎、细菌、细菌或病毒过度繁殖、早期生活压力、肠道微生物变化等因素。IBS 的诱因可能包括精制面包和谷物（非全谷物）、加工食品、高蛋白饮食和乳制品（尤其是奶酪）。如果症状为轻度至中度，教育安抚以及饮食调整可能就足够了。饮食调整可包括实行低 FODMAP 饮食、避免麸质摄入、实行高纤维饮食，以促进食物顺利消化。增加体育活动也有所帮助。中度至重度的病例可能需要使用泻药、止泻药和解痉药进行药物治疗。其他治疗包括生物反馈（译者注：指利用电子仪器监测心跳等身体状况，以便加以控制）、认知行为治疗和短暂心理治疗。IBD 患者同样可以从饮食调整中受益，但他们通常需要药物治疗，以帮助控制破坏性炎症。

乳糜泻与麸质不耐受

我有一个好朋友是华盛顿州西雅图的一名儿科医生，她间接了解到自己患有乳糜泻。她的姐姐多年来一直贫血，服用铁会出现不良反应。虽然她姐姐没有任何典型的 GI 症状，但医生很聪明，决定对其进行乳糜泻筛查，随后通过活检确诊乳糜泻。大约同时期，我朋友 12 岁的儿子因为身高发育不良的问题正在接受观察检测。当她姐姐确诊乳糜泻时，她突然想到应该给儿子做个检查。检查结果显示 tTG（一种乳糜泻指示性抗体）水平非常高，并通过活检确诊为乳糜泻。随后我朋友的所有近亲都开始了筛查。令人震惊的是，我朋友也被诊断出患有乳糜泻。他们都有肠道损伤和各种并发症的风险，因此也学习采用了健康、无麸质的生活方式。自从采用了无麸质饮食，她姐姐的贫血问题解决了，她儿子的成长发育也有了明显的改善。

对于出现麸质不耐受相似症状的患者，建议进行乳糜泻筛查。此外，无论有没有症状，也应对某些高危人群进行筛查。高危人群可能就包括（一级）近亲患有乳糜泻或其他会增加乳糜泻风险的疾病的人——会增加乳糜泻风险的疾病就包括自身免疫性甲状腺炎、1 型糖尿病、自身免疫性肝病、唐氏综合征、选择性免疫球蛋白 A（IgA）缺乏症、特纳综合征、威廉斯氏综合征或幼年慢性关节炎。

首先应进行血液检查，包括 IgA 水平和组织转谷氨酰胺酶（tTG-IGA）。该检测具有高度特异性、敏感性，且比其他抗体检测更具成本效益。如果 IgA 正常但 tTG-IGA 异常，则需要进行肠道活检。其他检测可能包括在血液中寻找乳糜泻的指示性抗体，如抗内分泌抗体、脱酰胺醇溶蛋白肽、抗球蛋白抗体和抗肌球蛋白抗体。与任何检测一样，这些检测也可能会出现假阴性或假阳性结果。基因检测和肠道活检可帮助诊断、提供治疗建议。我知道自己在这里提到了很多术语，但学习正确术语可以帮助你进一步了解测试和诊断的情况。同样地，通过与初级保健机构和胃肠病学专家讨论，可以确定自己需要哪些检测和诊断程序。

麸质不耐受可能影响多达 1 800 万美国人。要想在没有患乳糜泻的情况下检测麸质不耐受（也称为非乳糜泻性麸质敏感症）有点棘手，因为没有血液检测来做出明确诊断。麸质不耐受的实际患者人数未知，因为目前尚未有诊断性检查方法。要想诊断麸质不耐受，需要做排除法：首先对一个人进行乳糜泻和小麦过敏测试，如果测试结果均为阴性但病情又没有缓解，才会诊断是麸质不耐受。不过，我应该提醒你，有些未患有乳糜泻的患者认为自己的不良反应是由麸质引起的，但其实过敏原可能是小麦的其他成分。

胃食管反流病

胃食管反流病（GERD）是当胃酸"反流"进入食管并引起不适症状时发生的疾病，有些人称之为烧心，但其实它与心脏无关。该疾病非常常见，估计美国人口中终生患病率为 25%~35%。GERD 通常根据临床症状即可进行诊断；然而，部分患者可能还需要内窥镜检查才能确诊。典型症状包括喉咙灼热感、口腔酸味、吞咽困难，有时伴有胸痛。治疗通常以饮食调整开始以消除诱因（如咖啡因、辛辣食物、碳酸饮料），后续再加上某些药物，如组胺 H2 受体拮抗剂（如法莫替丁、雷尼替丁）和质子泵抑制剂（如奥美拉唑，埃索美拉唑）。顽固性或复发性病例可能需要长期治疗并转诊至 GI 专家。

食管裂孔疝

当胃上部通过膈肌上的开口膨出并进入胸腔时，就会发生食管裂孔疝。症状与 GERD 非常相似，但由于疝的类型不同，食管裂孔疝患者可能会出现"急性发作"。最常见的类型（95% 的病例）称为滑动性食管裂孔疝。诊断通常需要吞钡检查（译者注：即钡餐）或内窥镜检查。治疗方法也常见生活方式调整（减肥和限制饮食中的咖啡因、辛辣食物等）、质子泵抑制剂以及（某些情况下）手术。

其他伪装症

我就不在这里把所有可怕疾病全部写出来了，简单分享一些其他不太常见的伪装症即可，如食管炎、胃炎、肠动力障碍、细菌和病毒感染、憩室炎、饮食障碍、部分癌症、声带功能障碍和自为病（假装生病）。

伪装症中的大师：非 IgE 介导型食物过敏

目前尚未有测试经验证可以确诊非 IgE 介导型食物过敏，这使得这种类型的食物过敏更难诊断。非 IgE 介导型食物过敏这种伪装症主要影响胃肠道，常见于儿童。过敏反应通常会延迟，常在摄入疑似过敏原后 1 小时至数天观察到症状。

前面已经下过定义，非 IgE 介导型食物过敏不涉及 IgE 的产生。公认的非 IgE 介导型胃肠道食物过敏包括食物蛋白诱导性小肠结肠炎综合征（FPIES）、食物蛋白诱导性过敏性直肠结肠炎（FPIAP）和食物蛋白性肠病（FPE）。这些疾病并不常见，通常始于婴儿期；下文将进行简要介绍。

食物蛋白诱导性小肠结肠炎综合征（FPIES）

食物蛋白诱导性小肠结肠炎综合征（FPIES）最早出现在婴儿期，最常见的诱因是牛奶和豆奶，但也有其他诱因，如谷物（主要是大米）、肉类、蔬菜和水果。症状可能是急性的，也可能是慢性的，其中急性 FPIES 最常见。FPIES 通常发生于 9 个月以下的婴儿中。摄食后 1~4 小时出现症状，反应相当剧烈。FPIES 的诊断具有一定挑战性，误诊很常见。FPIES 的诊断通常仅基于三点：病史、食物清除后无症状，以及（如有必要）临床口服食物激发试验。在极为罕见的情况下，FPIES 也会以贝类过敏的形式出现在大童或成人中。过敏症专科医生可能经常要加测皮肤点刺试验，以确保不存在其他可能的食物过敏。在 IgE 介导型食物过敏的临床环境中出现 FPIES 并不少见。事实上，我们的团队最近刚公布了一项预估数据，大约每 200 名美国儿童中有 1 名、每 450 名美国成人中有 1 名经医生诊断患有 FPIES。然而，在当前患有食物过敏的儿童和成人中，FPIES 更为常见，估计每 25 名儿童就有 1 名、每 115 名成人中就有 1 名患有该疾病。

食物蛋白诱导性过敏性直肠结肠炎（FPIAP）

如前所述，食物蛋白诱导性过敏性直肠结肠炎（FPIAP）是一种非 IgE 介导型食物过敏，是婴儿直肠出血的常见原因。在患有 FPIAP 的婴儿中会观察到结肠和直肠的炎症，粪便中还会出现血液和黏液。FPIAP 最常见的诱因是牛奶，其次是鸡蛋、大豆和玉米。母乳喂养和配方奶粉喂养的婴儿都有可能患病。FPIAP 的诊断基础是临床病史和排除疑似过敏食物后症状消退。

食物蛋白性肠病（FPE）

食物蛋白性肠病（FPE）有时被称为牛奶敏感性肠病（"肠病"简单来说就是指小肠疾病）。在大多数情况下，牛奶会对患者小肠内壁造成损伤，最突出的症状是开始向婴儿喂食牛奶后几周内出现腹泻。其他食物蛋白质，如大豆、小麦和鸡蛋，也与 FPE 有关，但这种疾病很罕见，而且从某些方面来看，患病率正在下降。

这得花多少钱？

在开始任何过敏测试之前，了解保险涵盖范围（包括从过敏症专科医生要求进行测试到测试本身）将对你有所帮助。你可能很想知道，根据你的免赔额和共付额以及你是否认识就诊医生，你需要承担哪些自付费用。确切地说，需要进行哪些检测，检测多少种过敏原，以及由哪些实验室负责提供结果，这些都是影响费用的因素。你需要支付的费用取决于你的保险计划以及保险公司和医生之间的关系（这就是为什么要找经常做此类检查的医生，因为他们将能够根据经验推断你需要付多少钱）。透明度也是你想要的，因为保证透明你才不会收到令人惊讶的账单。同样，我应该提醒你，不要购买在线销售的非处方试剂盒。尽管它们的价格可能很诱人，但可能会误导你，而且你也无法得到专业过敏症专科医生的指导或监督。我知道，我们的医疗体系总体模糊不清、令人不安，在我们最需要的时候让我们失望、在我们猜不到的时候寄来医疗费账单。但我希望这一领域能有更多的宣传，从而改善医疗系统，并消除障碍，方便那些迫切需要诊断却又怕自己负担不起检测的人。我们也需要改革，以缩小富裕家庭和贫困家庭之间的差距：富裕家庭很容易就能获得优质治疗和无过敏原食物，而贫困家庭则很困难。

食物过敏带来的经济压力很大。事实上，早在2013年，我的老同事露西·比拉弗（Lucy Bilaver）博士就和我一起做过估算，儿童食物过敏每年给美国家庭造成约250亿美元的损失。目前，比拉弗和我正在进行一项后续研究，旨在更好地了解如今食物过敏带来的经济负担——不仅包括食物过敏儿童的家庭，还包括成年食物过敏患者。这项研究尤为重要，因为它将有助于我们更好地理解和解决先前研究中观察到的社会经济差距。这些新数据表明，在美国黑人家庭和拉丁裔家庭中，食物过敏更常见、更严重，带来的压力也更大。此外，对于经常参保不足/未参保的低收入家庭来说，药物、专业护理和其他必要需求（特别是要获得无过敏原食物）都会带来高额费用，因此食物过敏患者的生活可能极具挑战性。我们的数据一再表明，如果食物过敏儿童生活在低收入家庭，那么他们接受医生诊断的可能性会比较小——这突出了提高食物过敏管理治疗公平性的必要性。

埃米莉·布朗（Emily Brown）是食品平等倡议（Food Equality Initiative，FEI）的创始人兼首席执行官，FEI 是一家致力于为需要帮助者提供更多抗过敏食品和无麸质食品的领先美国组织。如果没有埃米莉的家人与多种食物过敏斗争的经历，FEI 永远也不会成立。埃米莉知道自己的女儿对花生、鸡蛋、乳制品、小麦和大豆过敏，因为孩子在 1 岁时就因为花生酱出现过一次严重过敏反应。每次得知女儿过敏，家人都不得不对她的饮食做出许多调整。埃米莉之前是一位学前教师，她的丈夫是一位社会工作者，两人很快不堪重负，负担不起无过敏原食品的费用。他们意识到，对于被诊断为食物过敏或乳糜泻的低收入人群来说，并没有安全网为他们兜底。尽管她曾计划在女儿满 1 岁后就回去工作，但考虑到女儿的医疗需求，这一点很难做到。埃米莉的二女儿出生时不仅患有食物过敏，还花了好几年时间才最终确诊患有 EoE。

幸运的是，确诊 EoE 后，对孩子的饮食进行了调整，也接受了类固醇治疗，终于开始健康成长。随后，埃米莉在 2014 年成立了堪萨斯城食物平等倡议组织（Kansas City–based Food Equality Initiative），致力于实现教育、宣传和健康公平。埃米莉的故事揭示了食物过敏和相关疾病给患者带来的挑战，以及对整个家庭财务健康和福祉的巨大影响。食物过敏如今呈上升趋势，但诊断和治疗方面的差距也在扩大。为了应对 EoE 等罕见疾病，我们不仅需要对患者和家属开展教育，还需要提高医护人员的认识。

二次检查和二次诊断的价值

我的同事塞·尼姆马加达（Sai Nimmagadda）博士在过去的 25 年

里一直在大芝加哥地区担任过敏医生。他对过敏性疾病的兴趣是在他担任科罗拉多国家犹太健康中心（艾伦·博克几十年前便是在这儿开始了他的开创性工作）研究助理时产生的。尼姆马加达于20世纪90年代中期完成了变态反应和免疫学研究工作，并在加入卢里儿童医疗中心变态反应和免疫学部门后目睹了"食物过敏的爆发性增长"。讽刺的是，他的儿子也患有严重的牛奶和大豆过敏，最初被诊断为"婴儿腹绞痛"，直到孩子约7个月大时由牛奶引发过一次严重过敏反应，才最终确诊是过敏。他的儿子当初就曾参加过博克博士早期的牛奶过敏研究实验。尼姆马加达博士讲过一个有趣的故事：他儿子在3岁时进行口服牛奶激发试验，结果显示过敏；后来在3岁零10个月大时就已经能够耐受一整份牛奶，不会出现不良反应。正是这样的亲身经历使尼姆马加达博士非常提倡定期过敏随访。

在国家犹太健康中心接受培训期间，尼姆马加达博士认识到了独立医疗评估的价值。这些年来，他接触过许多被误诊的患者，以及食物过敏"长大后痊愈"但从未接受过检查或激发试验的患者。在接诊这些病人的过程中，他常常注意到病人已经好几年没做检查了，或者发现检查流程或检测结果中存在缺陷。他建议至少每年都要对所有相关食物重新进行一次评估，并针对过敏食物进行反复检测。婴幼儿中的牛奶、鸡蛋、小麦、大豆过敏有50%~80%的可能长大后能够痊愈，有大约60%的可能在6岁时实现口服耐受。而对花生、坚果和贝类过敏的人长大后病情痊愈的可能性则要小得多，可能性在20%左右。另一方面，口服耐受可发生在任何年龄，因此有必要不断进行评估。当然，这也包括患有食物过敏的成人，无论他们是从小就患有食物过敏，还是在成年后才患上食物过敏。他们痊愈的可能性也许不大，但还是建议每隔几年重新评估一次。

如果你已经对自己的或孩子的病情诊断有了一定的了解，那么什么情况下才应该寻求二次诊断呢？答案和普遍观点相反，寻求二次诊断并不意味着你不信任目前的就诊医生。准确诊断至关重要，因为食物过敏可能意味着需要终生避免进食过敏食物或延长治疗措施。我知道，要想找到一名医生看病并不容易，如果你住的地方医疗服务选择有限，想要找到理想的医生可能需要出远门，就诊便更为困难。你需要一个能让你觉得舒服并且能够有效沟通的医生。有时医患关系就像约会，你需要找到适合你的医生。朋友或当地支持团体的推荐通常是找到合格过敏症专科医生的良好开端。本地医院的医务人员也能给你提供帮助。由于检测过程中存在固有的可变性，我始终建议你在皮肤检测、任何 IgE 血液检测和 CRD 中都要"了解你的检测结果"，因为这些检查结果是二次诊断时需要的重要信息。

每隔一年或两年重新进行一次评估，以准确诊断食物过敏、确定口服耐受的可能性。在两次就诊之间，你应该记录下自己对食物的任何反应（或在某些情况下没有反应），拍照并记录所有治疗。意外的食物暴露将有助于确定你每年需要进行哪些检测。与你的初级保健医生和过敏症专科医生建立伙伴关系，这样一来，他们就能帮你考虑所有可能的治疗方案，也能保证你目前接受的是最好的治疗。每年前往资深食物过敏医生处就诊，这是一次很好的机会，能够让你了解自己的问题、学习掌握处理食物过敏的方法和最新护理策略。

我没有"过敏"，但仍然有症状……该怎么办？

假设你已经做过检查，即在涉及体内免疫、IgE 反应的常见范围内接受了食物过敏评估。你甚至接受了混合 IgE 过敏和一些较罕见疾病的检测，包括一些严重消化系统疾病，但检测结果均未呈阳性。你确信自己对一连串食物过敏，食物选择严重受限，导致自己营养不良，饮食前景也令人担忧。你严格记录食物日记，尝试了每一种饮食方案，预约了基因组测试，你甚至怀疑过是不是自己疑病，还找心理治疗师对自己的焦虑和情绪做了检查（可能有人和你说过你的病情确实是"你自己想象出来的"，需要找心理治疗师看看）。你的不适症状已经持续了很长一段时间了，伴有持续性腹胀、反复性腹泻或便秘、疲劳、不明原因的恶心、持续性头痛、头脑昏沉或不明原因的短暂性身体疼痛。你确信自己对大多数食物都不耐受。你不知道该怎么办，希望有人能递给你一张结果报告，明确告诉你应该避开哪些食物成分。你不仅因为每天的恐惧和与食物的斗争而感到愤怒，还因为得不到简单快速的答案而感到沮丧。

朋友告诉你，市场上有卖可以进行敏感测试的东西，"经证明"是有效的，可以弄清你的食物问题，但最终也没什么帮助。这些检测中有一些名字听起来极具吸引力和突破性：细胞毒性试验、毛发分析检测、介质释放检测（一种专利检测）。我甚至都不会深入分析这些测试，因为它们缺乏临床试验数据和循证证据。这些检测也许能够减少你的一些猜测，让你对自己的生活恢复一些掌控感（毕竟你为了弄清自己的疾病正在做一些尝试），但所有这些商业产品都有局限性和缺陷，其中许多在医学上是站不住脚的。此外，由于不同实验室之间缺乏统一标准，测试的准确性也可能因实验室而异。哪怕是在控制良好、已发表的研究中，研究人员也尚未对这些测试进行比较，因此尚不确定某些测试是否优于其他测试。专业医疗机构也都不推荐这些测试，尽管这些测试可能会标榜自己是"实验室开发"的，但它们并不受食品药品监督管理局的监管。保险公司也不会承保。然而，由于大规模的营销宣传，这些检测可能非常吸引人，专门坑害那些愿意花钱的绝望患者。

我的建议是耐心坚持，继续问诊，尽可能多地寻求医生的意见。确保自己与一位拥有良好职业记录的认证过敏症专科医生／免疫学家（如果你尚未这样做）合作，并向胃肠病学家和营养师寻求食物过敏或胃肠道问题的专业支持。如果需要，他们可能会将你转诊至风湿科或内分泌科。那里的专家也会推荐更多的专业人士来处理你的病情。好消息是，你可以放心，你并没有患上任何危及生命的 IgE 介导型食物过敏。现在，问题转向了食物敏感谱另一端的疾病，甚至可能需要在食物敏感谱之外针对其他伪装症开展研究。例如，内分泌问题（激素系统）和甲状腺（控制身体许多激素）等器官的问题。

同样，这也是为什么在应对这一种棘手的疾病时一定要向经验丰富的医疗保健专业人员咨询，他们会倾听你的意见并了解你的症状。这会比你在网上找到的任何 DIY 产品都更有效、更有帮助。识别食物不耐受的最好方式是先使用食物排除疗法，经过一段时间的禁食之后，再一个接一个地有序尝试摄入食物。但自己做这个实验需要指导，有经验的医疗从业者会跟进你的情况，直到确诊。你还可以使用本书中的指南来记录自己的症状并将其提交给医生以方便讨论。如果需要寻求其他医生的意见，请不要犹豫。

记得要停下来

我在第 1 章中提到过一个简单的首字母缩略词 STOP（停止），它可以指导你找到应对症状的方法。

S：体征和症状

你的食物过敏有哪些迹象，请加以描述（如荨麻疹、咳嗽／哮鸣、胃痛、喉咙紧缩、头晕、呕吐、口／唇发痒、其他症状）？

T：类型、时间、治疗和检测

● 你知道哪些食物会给你带来不适吗？你认为哪些食物可能让你不适？需要吃多少才会引起反应？

● 是单一食物还是与其他成分混合？

● 你在进食后多久会出现症状？进食后15分钟内？15分钟~2小时？2~24小时？超过24小时？

● 你尝试过哪些治疗方法（如有）？症状有没有改善？有过药物治疗吗？

● 你是否自行或在专业医疗人员的监督下做过任何检测？

O：意见和选择

是否有任何医疗专业人士对你的反应发表过意见？是什么类型的临床医生？诊断结果是什么？建议采用何种病情管理方式？

P：计划和未来

● 你是否有针对病情的管理计划？是否使用药物/饮食策略？你有没有禁食什么食物？哪些治疗对你有效？

● 你的长期目标是什么？如何实现？

记住：信息就是力量。你对自身经历的跟踪和记录越细致，就越能利用这些信息来识别、管理、治疗、控制病情，并预防未来的发作。

请注意，许多人同时患有食物过敏和食物不耐受，很难在一套测试或一名医生的指导下就能诊断出来。如果你就是这样的情况，关键要寻求多学科医疗中心的帮助，这样才容易获得转诊，让医疗团队关注你和你的病情。一旦确诊是基于免疫的IgE食物过敏，你就可以继续寻找自己慢性不适的其他病因，可能与非免疫反应有关，也可能是你机体中其他地方出现了问题，伪装成了"食物过敏"。

人们对食物敏感谱的认识和诊断可及性都在上升，如今时机恰好，因为新疗法也在激增。接下来，我们将讨论治疗——这是当今食物过敏领域最具煽动性和刺激性的一环。

无所畏惧的事实

→ 食物过敏和不耐受的检测远非百分之百精确。了解并尊重这些测试的局限性能够增强你的自主权。事实上，在许多医学领域中，测试提供的仅仅是线索，而不是答案。利用好本书的资源，详细记录好自己的病史。

→ 非免疫性伪装症或混合性伪装症会使问题更加复杂化；不同疾病之间的症状可能类似，一个人可能既患有典型的食物过敏，又患有伪装症。

→ 假阳性很常见："过敏原特异性 IgE"水平血液检测和皮肤点刺试验中约有一半可能产生"假阳性"。假阳性是指当你不过敏时检测结果却说你过敏。检测必须始终与病史相结合。

→ 通过实验室检测、临床检查、传统病史、（在某些情况下）食物激发试验和食物排除疗法收集的线索越多，就越容易、越快确诊。通过记录自己一段时间内的症状，包括你吃了什么，什么时候吃，在什么情况下吃，可以为医生提供重要信息，帮助医生准确诊断你的病情。可以使用附录 C 中的食物日记作为跟踪记录的模板。记住 STOP 这个缩略词的隐含义。

S：体征和症状。

T：类型、时间、治疗和检测。

O：意见和选择。

P：计划和未来。

→ 避免使用在线购买或药房购买的测试盒进行自我诊断。疑似食物过敏始终应由合格的医疗专业人员进行评估、诊断和治疗。即使是未引起严重免疫反应的食物疾病，也应寻求医生和营养师的帮助。

→ 一定要根据医生的建议在年龄增长和机体变化时重新检测，这一点至关重要。此外，当诊断(或缺乏诊断)看着不对劲时，不要犹豫，寻求其他医生的意见。除了要重视过敏症专科医生和初级保健医生的意见外，认证营养师和认证消化科医生的意见也不容忽视。

第 7 章
治疗
当前的尖端疗法

在医学领域中，有时研究实验显示出了一线希望，但仅仅研发就可能要耗时一个世纪以上。尽管人们经常说，研究证据转化为临床实践（所谓的转化医学）平均要花十七年时间，但实际上，由于各种情况的综合作用，滞后时间可能要长得多。一个实验需要环环配合才能研发出最终疗法；物流障碍、技术障碍和纯粹的意识形态障碍都可能会扼杀创新。食物过敏药物的研发也是这样。肿胀、皮疹、红眼、流涕和气促等典型过敏症状自古以来就有记录，其历史可以追溯到古代中国、埃及、罗马和希腊（哮喘英文名称 asthma 的起源地就是希腊，asthma 意为"气喘"），但直到 20 世纪，免疫学的进步才逐渐揭开过敏之谜。公元 1 世纪，罗马诗人和哲学家提图斯·卢克莱修·卡鲁斯（Titus Lucretius Carus）有一句名言："甲之食物，乙之毒药"。但是几个世纪以来，没有人研究过它的含义。

1906 年，奥地利儿科医生兼科学家克莱门斯·冯·皮奎特（Clemens von Pirquet）首次提出"过敏"一词，意为"反应改变"。他注意到，接种了马血清天花疫苗的患者通常对第二次注射有更快、更严重的反应。他还指出，部分儿童在服用了预防白喉等传染病的抗血清之后会突然生病。皮奎特正确地将这种反应归因于抗体的形成及其与血清中特定分子（称为抗原）的相互作用，他将血清注射导致的症状统一称为"血清病"，并认为这些反应（类似于一些人对蜂螫、花粉或食物过敏的症状）是由身体对外源蛋白的过度反应引起的。皮奎特还使用"过敏"一词来描述这些抗体–抗原反应，他对其的定义是"任何形式的生物反应改变"，不过该定义有多种解读。

1906 年 12 月，伦敦医生阿尔弗雷德·施菲尔德（Alfred Schofield）进行了一项后来被载入史册的绝妙实验，这一实验便是著名的"鸡蛋中毒"试验。他让患者每天用药丸服下 1/10 000 个鸡蛋，治好了一名 13 岁男孩的鸡蛋过敏——开始时服用量很小，之后他谨慎增加剂量，最后让男孩在 6 个月的时间里吃掉了一个完整的鸡蛋。在此期间，男孩对鸡蛋过敏反应脱敏，8 个月后，他已经可以吃下一整个鸡蛋而不过敏。1908 年，施菲尔德在《柳叶刀》杂志上记录了这项成就，他写道，即使是"最有毒的食物"，也可以通过"足够的关心和耐心"实现对其耐受。[1]

你可能以为这样的成就会成为主流头条，为其他过敏患者提供希望的灯塔，并标志着一场医学革命的开始，是翻开口服免疫疗法（oral immunotherapy，OIT）故事的第 1 章。这确实是第 1 章，但下一章花了整整一个世纪，这个故事至今仍在世界各地的诊所和实验室里继续着。为什么会耗时这么久呢？

不幸的是，当时的世界（更不用说医学界）还没有准备好承认食物过敏反应，食物过敏在那个年代通常被描述为"特殊反应"（idiosyncrasies）。考虑到当时医生的思维方式和接受的培训，施菲尔

1　具有讽刺意味的是，这种摄入微量有毒物质的技术实际上早在几个世纪前就已经开始了［也称为人工耐毒法（Mithridatism），以庞图斯国王（现土耳其东北部的一位古代统治者）的名字命名］，是防止被敌人下毒的一种方法。当时人们认为，如果摄入少量非致命性的毒药，最终将会对其免疫。

德的这一观察结果确实有点超前。由于以前没有记录食物过敏的经验或丰富的科学文献来提供背景和基础，又完全没有关于这种疾病及其症状的统一词汇，因此许多医生认为过敏是情感压力或神经官能症造成的反应。高级医师甚至将严重过敏反应事件归类为"医学异常事件"。随着时间的推移，细心智慧的医生发出了越来越多的声音，这一切才终于改变。食物过敏终于不再被视为"纯粹的幻觉"而被忽视，而是被视为"医学事实"，观念也慢慢地出现了转变。

医学突破总是需要时间才能让沉浸在既定教条中的专业人士慢慢接受。正如诺贝尔奖获得者、物理学家马克斯·普朗克（Max Planck）针对科学知识的社会学原理所说："一个全新的科学真理并不是因为说服了对手并让他们看到了光明而获胜，而是因为对手最终会死去，熟悉这一全新真理的新一代会成长……成长中的一代从一开始就熟悉这些新观点，这便是未来掌握在年轻人手中的又一个例子。"这就是现在所说的普朗克原理（Planck's principle）。

值得注意的是，许多医生早在食物相关疾病还没有任何医学理解时就已经写下了关于食物过敏的文章——从古典时期的希波克拉底和盖伦（Galen）到伊本·西纳（Ibn Sina, 980—1037 年）、托马斯·西登汉姆（Thomas Sydenham, 1624—1689 年）和威廉·卡伦（William Cullen, 1710—1790 年），但食物过敏领域却一直沉默、得不到定义、被边缘化、充满争议。在整个 20 世纪的大部分时间里，食物排除疗法一直是诊断标准，食物排除疗法显示有问题的食物就会被禁食。然而，当花生过敏致命的病例在 20 世纪 80 年代末开始出现时，形势变得十分严峻。因为这些病例中包括年幼的儿童，这一问题不能再被忽视了。问题必须改变，也终于有所改变：人们呼吁改革标签法，托儿所和学校等公共场所设立无花生区，这些改变开启了一个新时代。随着花生相关反应和致死人数增加，食物过敏研究也在深入。最终，阿尔弗雷德·施菲尔德的"鸡蛋中毒"试验获得了重生。与此同时，在整个 20 世纪 90 年代，随着人们开始随意地（同时也很令人困惑）使用敏感和不耐受这两个术语，针对其他食物相关反应的呼声也越来越大。对乳糜泻和 IBS 等疾病的进一步认识也为讨论增加了新的内容。食物敏感谱正在不断完善中，并将在整个 21 世纪初继续复杂化——当我开始写这本书的时候，食物敏感谱就迫切需要清晰的定义。食物过敏方面的工作将引领潮流，最终解决所有食物相关疾病的难题。

正是在 20 世纪 80 年代，一组西班牙研究人员成功让 19 名对牛奶、鸡蛋、鱼或橘子过敏的患者脱敏。14 年后，在同一组研究人员的又一项研究中脱敏成功率高达 100%，对照组的过敏反应则没有变化。数据开始激增。一项又一项研究证实，食物过敏是一种可以治疗的疾病。敌人（过敏原）小规模但重复不断的出现减弱了我们防御系统的反应，并让免疫系统适应了它们的存在。这就像你在小区经常看到一个陌生人，很快你就会和他挥手打招呼、进行轻松的交谈，直到有一天，你就会邀请他到家里来喝咖啡或喝茶了。

一旦对食物过敏做出诊断，合理的下一步就是开展治疗。如第 6 章所述，在医生排除了非免疫原因［如对牛奶中的乳糖或小麦中的麸质的 GI 反应，或者对某些食品添加剂（如 MSG、硝酸盐 / 亚硝酸盐）的不耐受］之后，目标便是治疗那些涉及免疫系统的过敏反应（从相对良性的疾病，如季节性花粉热，到可能造成患者呼吸困难被送进急诊室的严重疾病）。这就是新疗法脱颖而出的时候。

要想涵盖所有可能的治疗形式和食物敏感谱上的所有食物过敏疾病，信息量会太过巨大，所以本章将重点讨论最常见的食物过敏类型，同时强调免疫疗法的力量。非免疫性过敏的治疗方案通常是避开过敏食物，并治疗所有可能存在的伪装症（例如，使用乳糖酶补充剂来消化含乳糖的乳制品）。使用尖端生物制剂治疗 EoE 的研究正不断出现新进展，这些生物制剂可以通过饮食调整或医生开具的处方药物来遏制炎症、改善当前的治疗方案。对于 IgE 介导型食物过敏，突破性治疗方案也正在研究当中。免疫疗法便是该领域最具开创性的发展之一。

免疫疗法的前景

　　食物过敏能把生活和家庭搅得天翻地覆。它改变了患者每一分每一秒的生活，从选择吃什么到决定参加哪些社交活动，还包括参加生日、烧烤、通宵活动、大型场所（如音乐厅、主题公园和球馆）、晚宴、去餐馆、运动，甚至约会、旅行、计划前往陌生环境、在无法控制环境（包括餐桌上的东西）的地方时该怎么办。自助餐、沙拉吧、冰激凌店、街角咖啡馆、运动场、商场的美食广场以及面包店都是引发过敏的雷区。过敏患儿的父母常常会为了保护孩子安全而吃苦受累——搬家到好医院周边、在小事上多花很多时间，如杂货店购物、做饭（食物过敏成年人和食物过敏儿童的父母要比没人对食物过敏的家庭多花39% 以上的时间来购买食物）、调整预算以适应食物过敏的额外费用（每个食物过敏儿童的平均额外费用每年超过 4 000 美元）、必要时中断工作好照顾亲人、限制旅行；严重过敏儿童甚至需要放弃传统学校，选择在家学习。这是一个思考、计划、担忧、决定、处理的无止境循环。

　　能够治疗或治愈疾病当然非常诱人。然而，对大多数人来说，目标并不是希望自己某一天能尽情大吃过敏食物；大多数人只希望能够放心生活，不必害怕因为意外摄入一点过敏食物就触发反应——无论是轻度不适，还是威胁生命的急性反应。从长期忍受对食物的恐惧，到放心地相信自己（和亲人），即使意外接触到食物过敏原也不会有事，这便改变了患者的生活。

在考虑治疗方法时，除了简单确定患者在治疗前后能安全摄入多少毫克食物蛋白之外，还有许多因素需要考虑。食物过敏带来的所有情感因素也涉及其中：焦虑和恐惧便是其中的主要因素。更重要的是，食物过敏儿童被欺负的风险更高；他们在学校吃饭时要与同龄人分开、被误解和嘲笑、可能没办法去朋友家玩耍。患者家人还需要学习如何应对食物过敏带来的不确定性、不可预测性、局限性以及长期的恐慌，这些因素可能导致严重的精神健康疾病，包括抑郁症。一些调查显示，对牛奶和小麦等多种食物过敏的孩子生活质量普遍偏低；和依赖胰岛素药物的糖尿病患者相比，食物过敏患者的生活质量比他们还低。

在我开展的调查中，我的团队发现，食物相关疾病会给患者及其周围人的生活增加很多压力。我曾经做过一项调查，评估父母因为照顾食物过敏儿童所受的影响，结果显示，2/3 的父母认为孩子的食物过敏对他们自身的日常生活影响很大或非常大；1/4 的父母说孩子的食物过敏使他们的婚姻关系紧张；而且足足有 2/3 的父母表示非常害怕自己的孩子会患上严重的食物过敏。尽管存在这种害怕心理，但调查中大多数父母仍表示迫切希望孩子参加免疫疗法临床试验。你可能有所听闻，免疫疗法包括在密切监督下给孩子逐渐增加食物过敏原的剂量，以训练免疫系统耐受该食物。（只有 8% 的监护人表示不会让自己的孩子参加免疫疗法临床试验）

同样地，食物过敏的成年人也要必须决定是否使用口服免疫疗法等尖端技术来治疗自己的疾病，以及是否学习规避过敏原和应对意外反应。他们可以随时重新考虑自己的选择。此外，科学变化速度极快，将来一定会出现新的治疗方法。这也是我热爱食物过敏领域的一个原因：我们不会倒退，我们只会继续开发新的治疗方法。

每个人都希望对自己的生活拥有控制感、能自由地去做让自己快乐的事情、吃自己喜欢的东西。但是，当食物过敏出现时，生活质量可能就会受到威胁，它就像一个你仿佛赶不走的不速之客。一想到使用肾上腺素自动注射器来治疗严重反应，不管是儿童还是成人都会产生恐惧和焦虑。然而，好的一面是，那些极为可怕的经历尚有机会积极应对，因为在面临过敏带来的未知因素时，成功使用肾上腺素可以带来一种解脱感和控制感。

如上所述，大多数食物过敏是在出生后 1~2 年内出现的，而食物过敏的消失则是一个变数更大的过程，取决于个人和食物过敏的种类。例如，大多数鸡蛋过敏都会随着时间的推移而消退，但大多数花生过敏和坚果过敏不会消退。此外，尽管部分儿童可能几年内就能克服鸡蛋过敏反应，但其他儿童可能需要长达 8~10 年的时间，有些儿童可能永远都不会痊愈。对于成人来说，成年期出现的食物过敏很少会随年龄增长而消退，不过科学家仍在研究这一点。尽管免疫疗法的临床试验似乎集中在儿童群体中，但这项技术如今正应用于所有年龄层的患者，包括 9 个月大的孩子和 90 岁的老人。

目前，只有一种食物过敏治疗方法通过了 FDA 批准，本章接下来将会提到的几种免疫疗法（包括口服、舌下或皮肤斑贴给药的过敏原疗法）仍处在临床试验阶段。花生免疫疗法现在已经上市，还有大量针对牛奶、鸡蛋和部分坚果等过敏原的临床试验正在进行当中。在发现新疗法或真正治愈食物过敏之前，虽然口服免疫疗法不完善，但仍是我们目前最好的干预措施。

口服免疫疗法（OIF）有一个好处备受患者重视：能够提高生活

质量。事实上，有限的新数据表明 OIT 可以减轻患者对食物的焦虑，减少规避食物带来的社会限制和饮食限制。孩子接受过 OIT 的父母都表示，当孩子留给别人照顾时，他们的压力就能有所缓解，不必花太多时间做饭。通过 OIT 成功脱敏的食物过敏患者可以在户外进食、与他人分享食物、出门度假、放心乘坐飞机、在酒店过夜，到饮食不同、不确定有没有过敏原的国家。我应该重申，并不是每个医生都能开展免疫疗法，而且成功率并非百分之百，但全国各地越来越多的过敏症专科医生都已经开始在办公室使用商业食品向儿童和成人提供 OIT。对许多人来说，这种治疗方式改变了生活，是一场值得经历的考验和磨难。问问苏珊就知道了。

OIT 的成功案例

苏珊·泰特利（Susan Tatelli）在 13 个月大时首次出现明显的食物过敏反应，病因是万圣节时吃了一颗 M&M。她随即脸颊发红，呼吸困难、仿佛快要窒息，随后开始呕吐——吐出来的纽扣状 M&M 几乎还是完整未消化的。她的母亲卡琳（Caryn）当时对此并未多想，后来又发生了一些过敏事件，她才知道女儿对食物过敏。

直到 2006 年苏珊 3 岁时，卡琳在停车场给她尝了一口巧克力味的能量棒，她才真正意识到女儿可能患有食物过敏。苏珊当时咳嗽、气喘、呕吐，使得卡琳必须想办法应对这一问题。医生要求验血，结果显示苏珊确实对花生过敏。她对鸡蛋过敏的检测也呈阳性。在接下来的几年里，苏珊的过敏原又增加了树坚果、大豆和大麻几样，但后者很难确定，因为大麻会混入到许多食物中，你甚至都不知情。苏珊经历过多次过敏反应，幸运的是，肾上腺素都帮了大忙。从那以后，生活一天天继续着，整个家庭也非常小心。苏珊不得不被步步监管，包括在外面吃什么、可以去谁家，以及学校午餐时间可以坐在哪张桌子上。

随着时间的流逝，卡琳越来越担心苏珊的未来。她怎么离得开家人创造的保护网呢？随着苏珊一步步独立，她的生活会变得怎样？她是否能过上"正常"的生活？他们是否会永远生活在致命过敏反应的恐惧中？终于在苏珊 11 岁时，卡琳接到了一通电话：女儿有机会参加一项口服免疫疗法（OIT）临床试验，该试验碰巧就在卢里儿童医院（Lurie Children's Hospital）进行。然而，她首先必须要符合参加试验的资格要求才行。达到实验要求的过程非常困难，因为她的反应往往会延迟几个小时。一天晚上，苏珊做完食物激发试验回家，凌晨 1∶30 才出现症状，使用了两个肾上腺素自动注射器。这是她第一次不得不自行注射肾上腺素，因为第一针注射并不顺利，所以一共尝试了两次。但当她克服了使用自动注射器的困难后，这次经历让她看到了各种可能性。只要她知道有这个工具可以快速有效地帮助自己，就不那么害怕过敏反应了。相关研究的系统性回顾显示，尽管患者在食物激发试验中经历了许多挣扎，但最终结果往往证明了手段的合理性：无论结果如何，口服食物激发试验都能提高患者（和护理人员）的生活质量。

如果只是说苏珊的 OIT 之旅不容易，就有点轻描淡写了。她忍受了许多延迟反应，克服了许多困难，才最终通过了医生的标准。期间，她对花生暴露量增加测试出现了多次反应，还使用了大量肾上腺素和其他药物。事实上，在 OIT 过程中，她总共出现了 15 次可怕的过敏反应。有一次，她还去了一家私人诊所，继续在另一位医生的指导下接受 OIT，医生进一步调整了她的剂量和药物。到了 13 岁生日，她已经可以耐受一定量的花生，因此也不再那么担心过敏原意外暴露了，获得了多年前只能幻想的自由。14 岁时，她终于通过了一项耗时两个多小时的 24 颗花生激发试验，这就像穿越铁人赛的终点线。

当我写到这里时，苏珊已经是一名茁壮成长的大学生，也是为食物过敏患者发声的活动分子。她在我们学校的视频中担任主角、在我们的会议上发言、创办了 YouTube 频道，甚至设计了肾上腺素准备培训工具包（Epinephrine Readiness Training Kit），以指导他人使用该设备并消除对其的恐惧。当被问及如何走到今天时，苏珊谈到了勇气、希望、精神韧性和面对不确定性时的决心。"口服免疫疗法是一个机会，可以帮助我们实现耐受，奔向自由，"她说。她和妈妈都无法想象没有 OIT 的生活会是怎样。

苏珊的故事说明了一件事：每个人接受 OIT 的方式都必须考虑到他们生理上和心理上的独特性。没有两个 OIT 患者在食物过敏经历或治疗方面是相似的。虽然 OIT 有普遍模式和总体框架，但每个人的 OIT 行动手册都会略有不同，因为每个人的反应都很独特、达到试验标准的时间各有不同，并且除了 OIT 本身之外，可能还需要各种药物辅助以完善治疗计划。例如，苏珊在接受 OIT 治疗期间，随着她进入青春期，她的激素水平也在不断波动，这一影响因素必须在她的整体治疗中加以考虑。本书第一部分中就提到过，女性的激素周期与过敏反应的严重程度之间存在关系。苏珊的反应危险区似乎总是在经期的前几天。

作为科学家，我们仍在努力研究激素与过敏之间的联系，但我们迄今为止知道的是，激素确实会使情况复杂化。已有报告称，在青春期或绝经后，食物过敏的出现或病情的加重都与月经周期有关。如前所述，我们已发现部分女性在月经周期高峰期会对自身孕酮出现过敏反应，并已将这一现象归为自身免疫性疾病。从其名字就可以看出来，自身免疫性黄体酮皮炎并不常见，与食物无关，但它揭示了过敏与自身免疫之间的潜在联系。

未来进一步的研究能够回答尚未解决的问题，并帮助我们更好地理解食物过敏发展、发病与激素之间的关系。苏珊承认，OIT"改变了自己的生活"。她现在处于维持阶段，早上服用一剂预防性过敏原，以保持免疫系统处于良好状态，将这些微小的蛋白质识别为朋友而不是敌人。这是对她免疫系统的"锻炼"。苏珊经常吃坚果，她对所有坚果的过敏反应也已经显著消退；花生是她唯一仍必须保持一定摄入量的食物。早上吃十颗花生和一份花生点心是她每天的"药"，此外还要使用其他一些处方药物作为辅助。我为苏珊的勇敢和不言放弃而鼓掌。这需要勇气和激情，但她所获得的东西是无价的。她是一个优秀、成功的例子。

回避疗法

如果免疫疗法是当今治疗食物过敏最积极的措施，那么完全规避过敏原是有效疗法中的另一个极端。选择免疫疗法可能是一个极其个人的决定。在我们的研究和讨论中，我注意到 6 岁及以下儿童的监护人似乎最愿意让自己的孩子参加免疫治疗临床试验（在我们的调查中，超过 60% 的人回答是，只有 4% 的人回答否）。相比之下，13 岁及以上儿童的监护人最不愿意参与（44% 的人回答是，20% 的人回答否）。

这是有道理的：随着儿童年龄增长、逐渐学会回避过敏原，许多孩子就不愿意承受免疫疗法的压力，这种疗法既耗时又吓人（尤其是之前的不良反应会给孩子留下可怕的回忆）。然而，随着孩子们进入高中和大学，变得更加独立，他们就会想和朋友多交往、自我意识增加、又爱冒险，这个阶段就有一个急需处理的问题。虽然还没有确凿的数据显示到底有多少成年人会选择尝试免疫疗法，但我的感觉是，我们会看到越来越多的成年人愿意尝试，因为 OIT 指导方针越来越完善，越来越多的医疗机构和私人执业医生也开始提供 OIT。与任何选择性疗法一样，会有一些人愿意经历这个过程，也会有一些人不愿意做，只想继续使用回避疗法。随着 OIT 越来越受欢迎，人们渐渐深入了解 OIT 的年龄特异性风险和预期益处，成年人在两种疗法中的选择比例仍然有待观察。

贾斯汀·扎斯拉夫斯基（Justin Zaslavsky）就是这样一个例子，他到目前为止仍旧拒绝接受免疫疗法，成年后更喜欢通过传统的回避疗法来应对自己的过敏症。贾斯汀一生都在与食物过敏作斗争，随身带着两个肾上腺素自动注射器，并坚持检查食物里是否含有坚果、鹰嘴豆或芝麻。他很幸运，从小父母就给他提供了很多帮助和照顾，让他如今可以无忧无虑地回忆自己的童年。当他被塔夫茨大学（Tufts University）录取时，他找到校园营养师讨论咨询了学校里的食物情况，确保自己可以放心在食堂吃饭。他以为自己控制住了所有问题。上大学后的第一个夏天，他在我的实验室做研究助理，一包羽衣甘蓝薯片就暴露了他的秘密：我当时还不知道他对食物过敏，实验室里的其他人也不知道。

羽衣甘蓝薯片仿佛一包吐实药（译者注：能使人吐露实情的药），因为它含有腰果作为调味剂。薯片一下肚，贾斯汀的喉咙几乎立即就开始刺痛，他跑出去买了苯海拉明，因为他没带肾上腺素自动注射器。回到我们的研究实验室后，他又开始严重呕吐，感觉自己的喉咙越来越紧。这是他经历过的最严重的反应之一，几乎无法呼吸，大约 15 分钟后我们送他去急诊室时，他需要使用相当于 3 个自动注射器剂量的肾上腺素和 3 个疗程的沙丁胺醇才能打开肺部气道，最终住院治疗。

在这重大的一天之后，贾斯汀学到了一些东西。他不再隐瞒自己对食物过敏的秘密，也从不忘记随身携带肾上腺素自动注射器，还成了食物过敏意识的一名倡导者。在大学期间，他当过 EMT（译者注：即急救医疗医生），为与他同病相怜的病人提供肾上腺素。贾斯汀还继续在我们的研究实验室工作，并最终根据他与我们团队共同收集的数据撰写了论文。2019 年毕业后，他在纽约市完成了研究助教工作，此后又回来支持我们的食物过敏重大研究，包括如何以最佳方式向所有食物过敏家庭，特别是资源不足的家庭提供宣传教育并帮助他们提高认识。尽管他曾经是有资格接受免疫疗法的，但他当时根本得不到这样的医疗资源，因此他决定，与其接受 OIT 面对过敏原，还不如选择过敏原回避疗法。贾斯汀现在完全接受自己的这个决定，尽管他知道自己不能像大多数没有食物过敏的 20 多岁的年轻人一样随心所欲，但他生活得很充实，也了解自己的选择会带来的潜在后果。"对我来说最重要的是避免神经过敏或长期焦虑，"他说。他还承认，刚成年时学习自己应对过敏（他母亲不再帮他管理携带自动注射器）的一大好处就是他学会了做饭，并鞭策自己开启了医学、研究和政策领域的事业。

后续我将为你详细介绍治疗、管理食物过敏的方案，从最基本的回避疗法开始。然后，我将详细介绍免疫疗法和 21 世纪医学领域即将出现的新选择。

21 世纪的老年医学

对食物过敏绝对有效的"治疗"是严格避开过敏食物并针对意外

暴露引起的反应进行紧急治疗（如使用肾上腺素），这一点并不奇怪。这是书中最古老的解决方案，并将永远不变。采取免疫疗法等更积极的治疗措施应基于每个患者（无论是儿童还是成人）的认知、资源和家庭动态。此时，能联系上专攻免疫疗法的过敏症专科医生就至关重要。和医生谈论接受治疗的可能性、利弊和方向（如果有的话）时一定不要有所隐瞒。患者、父母和护理人员应共同协商决策、了解每种治疗的风险和益处。

施菲尔德博士在 20 世纪初做的实验并不是免疫疗法有望治疗变态反应的唯一早期迹象。他那里程碑式的鸡蛋过敏治疗研究发表在《柳叶刀》上几年后，伦纳德·诺恩（Leonard Noon）在同一份杂志上表示，通过向患者注射少量草花粉可以治疗花粉热。他的实验于 1911 年在伦敦圣玛丽医院（现为伦敦帝国学院附属医院）进行，诺恩在此任医生并负责维护实验室；这一实验被认为是过敏原免疫疗法的第一个成功案例。尽管诺恩在他的原始论文中从未使用过"过敏"一词，但他的发现标志着过敏研究与治疗的新纪元。不幸的是，诺恩英年早逝，没有看到自己的劳动成果。他于 1913 年死于肺结核，享年 35 岁。然而，他的同事约翰·弗里曼（John Freeman）接过了他的接力棒，继续开展免疫疗法，并在 1930 年发表了第一个免疫疗法方案。弗里曼的同事威廉·弗兰克兰（William Frankland）于 1954 年进行了第一个草花粉免疫治疗的临床对照试验。

现代技术在许多方面与一百年前诺恩所用的技术相似：有意让患者长时间接触少量过敏原，随着时间的推移，患者通常会对过敏原产生耐药性。后来这些疗法变得越来越复杂，已经成功治疗了花粉、昆虫叮咬、宠物皮屑、霉菌和尘埃过敏。免疫疗法现在有多种形式，包括过敏注射（皮下免疫疗法）、舌下滴剂（舌下免疫疗法）和摄取过敏原（口服免疫疗法）。给花粉、昆虫毒液或宠物皮屑高度敏感患者注射过敏疫苗如今已经很常见，但针对食物过敏的免疫疗法因为挑战更大，尚未得到普遍认可。对于出现严重或持续过敏症状且使用常用药物无效的患者，建议注射过敏疫苗，这对因服用药物而产生显著副作用的患者很有用。许多人在接受了完整疗程的过敏疫苗注射后受益多年。常见的完整注射疗程至少需要 3~5 年。完成后还需要约 6 个月~1 年的时间症状才会开始消退。

尽管有一定风险，但现代技术的发展终于使我们能够利用免疫疗法来应对食物过敏了。就像免疫疗法正在改变其他医学领域一样（主要是癌症，免疫疗法能够重新训练免疫系统来寻找、破坏癌细胞），食物过敏免疫疗法也正处于迅速研究和发展当中。在讨论它们的不同模式之前，我们先来了解几个重要的定义：临床脱敏、持续无反应和耐受。

脱敏（Desensitization）是指通过积极治疗使触发过敏反应所需的剂量阈值暂时升高。脱敏能在意外摄入过敏原的情况下提供一定程度的保护，但通常仅在治疗数月后才能实现且需要持续治疗。花生、鸡蛋和牛奶过敏的 OIT 成功率最高，帮助约 60%~80% 的受访患者实现了脱敏。其他食物脱敏率的研究还不够深入，一些证据表明，OIT 疗法可能不会对所有食物过敏都同样有效，但我希望未来的研究和疗法能够发挥 OIT 在治疗各种食物过敏方面的作用。

理想的疗法当然是有治疗效果的，允许个体摄入任何量的过敏原，即使存在触发因素（如急性疾病或运动），也不会出现症状。这就称为耐受，它被认为是一个自然发生的过程。通常情况下，当儿童长大后不再对食物过敏时，我们就会说他们产生了耐受。如果你需要持续接触过敏原以维持这种状态，通常称为持续无反应（sustained unresponsiveness）。这一领域中的研究十分活跃，因为患者需要的是实现真正脱敏、无须常规暴露就能持续耐受一定量的过敏原，这背后的生物学机制我们尚不清楚。这就像保持肌肉强健：你需要给它施加压力，使它保持强壮，但问题就变成了需要多大压力，施加压力的频率需要多高。

目前，食物过敏的治疗方法中研究最多的就是三种主要的过敏原免疫疗法：舌下免疫疗法（SLIT）、皮下免疫疗法（EPIT）、口服免疫疗法（OIT）。治疗方案包括接触全过敏原提取物，每日递增剂量，数月至数年持续给药。免疫治疗的首要目标是提高可能引起反应的过敏原阈值，主要目标是为意外摄入提供一定的保护。关于如何真正实现耐受并找到切合实际的治疗方法，我们仍有许多需要学习。

舌下免疫疗法（SLIT）

舌下是医学术语，意指"舌头之下"。食物过敏 SLIT 涉及给予少量溶解的过敏原，在吐出或吞咽之前，过敏原会在舌头下停留几分钟以促进吸收。这会将未消化的过敏原引入口腔内层的细胞，从而促进食物耐受。在过敏加重阶段还会增加 SLIT 剂量，直至达到统一的每日维持量。治疗通常需要在临床观察下每两周给药一次。如果剂量耐受良好，患者可自行在家每天重复给药，每两周增加一次剂量，直至达到维持量。

部分 SLIT 方案允许每周更新或增加一次剂量，部分剂量更新可在家中进行，这在减少频繁门诊就诊的时间和成本方面比 OIT 更有显著优势。一旦达到维持阶段，治疗将持续数月至数年——这有望让免疫系统"换档"，对过敏原脱敏。可能是因为舌下含服的局限性，

SLIT 似乎不会像 OIT 那样带来强烈的免疫效应，但它已被证明是一种有希望的治疗方法。

迄今为止，SLIT 已用于治疗花生、榛子、牛奶、猕猴桃和桃子过敏。与 OIT 相似，部分过敏症专科医生会针对所有食物和环境过敏原提供 SLIT。在一项覆盖多家中心的复杂临床试验中，20 人中有 14 人接受了为期 44 周的 SLIT 以治疗花生过敏。与治疗前相比，他们能够食用约 6 粒花生仁，或者花生粉的消耗量增加了至少 10 倍。后来研究人员又对这些患者进行了延长维持期的随访，证明了 SLIT 是安全的。给药后除了口腔和喉咙会出现轻度刺痛和瘙痒外，超过 98% 的人未报告有副作用，不需要使用肾上腺素。

其他研究也证实了上述试验的结果，不过更大规模的临床试验仍在进行中，以研究关于其用法的其他问题。部分过敏症专科医生提供 SLIT，但它仍是一种研究性治疗，尚未广泛应用。唯一获 FDA 批准的 SLIT 是针对豚草（如梯牧草等北方牧草）过敏和尘螨过敏的药片治疗。舌下药片可增强对过敏物质的耐受性，减轻症状。而抗过敏滴剂尚未经 FDA 批准，在美国属于超说明书用药（off-label），大多数保险未覆盖，包括 Medicare（美国国家老年人医疗保险制度）和 Medicaid（美国国家医疗补助制度）。

皮下免疫疗法（EPIT）

皮肤（Epicutaneous，意为"皮肤上"）免疫疗法简称 EPIT，最早作为一种治疗花粉热的方法，但鉴于过去几十年来食物过敏患病和治疗受到的关注日益增加，其研究工作也已转移到食物过敏上。顾名思义，EPIT 将皮肤中的免疫细胞暴露于非常小剂量的食物蛋白中，这些食物蛋白存在于你佩戴并定期更换的黏性皮肤斑贴上。这些斑贴含有的蛋白质量是固定的，单位为微克（g），但佩戴时间（length of time）会逐渐增加；这明显不同于 OIT 每两周增加剂量直至达到维持量的方法。EPIT 首先要在医疗监督下佩戴斑贴 3 小时，然后在第一周内每天佩戴斑贴 6 小时，第二周每天佩戴斑贴 12 小时，从第三周开始，每天佩戴斑贴 24 小时。大多数人对斑贴没有反应，但如果出现皮肤反应，可使用抗组胺药或局部皮质类固醇。

研究人员正在开发用于治疗花生、牛奶和鸡蛋过敏的斑贴，目前花生斑贴在动物研究和人体试验中处于领先地位。在我撰写本书时，花生过敏贴片 Viaskin Peanut（由总部位于法国的 DBV 技术公司开发）在 EPIT 药物开发方面进展最快，已经完成了 3 期大型临床试验，以测试其对花生过敏人群的安全性和有效性，目前为止成果喜人。另外还有一种治疗牛奶过敏的贴片：Viaskin Milk，其安全性和有效性也已经在一项 2 期小型临床试验中得到了检测，结果显示安全有效。2019年，费城儿童医院报告称，在使用 Viaskin Milk 贴片 11 个月后，近一半的奶源性 EoE 患儿症状改善，最重要的是，活检也正常化了。这是第一项使用牛奶贴片缓解慢性 EoE 疾病的研究，也给我们带来了更多希望。鸡蛋过敏贴片 Viaskin Egg 正处于临床前开发阶段。

口服免疫疗法（OIT）

最后，我们来谈谈最有希望的鼻祖疗法：口服免疫疗法，即患者通过摄入越来越多的过敏原使免疫系统放下戒心，有效地重新训练免疫系统，使其在遇到过敏食物时不会再拔刀相向。上文中我已经描述过，OIT 有着悠久的历史，最早治疗鸡蛋过敏的记载发表于近一个世纪前。

OIT 通常从在医疗监督下食用非常小剂量的食物过敏原开始。剂量逐渐增加，直到达到每天可以在家服用的耐受剂量。每隔一至数周会再次增加每日剂量，直至达到维持量，并坚持摄入数月或数年。食物蛋白质的典型 OIT 剂量是以毫克或克为单位计算的。

食物过敏患者可通过临床试验或通过过敏症专科私人执业医生接受 OIT。临床试验中使用 OIT 治疗的食物过敏包括牛奶、鸡蛋、花生、坚果、小麦、大豆、芝麻、烘焙牛奶和烘焙鸡蛋过敏。（因为无论是什么食物，OIT 的作用机制似乎都是相同的，所以 OIT 理论上适用于所有 IgE 介导型食物过敏。但在迄今为止的数据中，花生过敏试验的成功率最理想，小麦过敏排在第二位）

2020 年，首个针对花生过敏的 OIT 疗法获得了 FDA 的批准。Palforzia 是一种 OIT 花生过敏原粉剂，以前称为 AR101，由 Aimmune Therapeutics 公司开发。Palforzia 的给药是标准化的，从相同的小剂量开始，按照相同的时间间隔增加到 300 毫克花生蛋白的最终每日维持量，大致等于一个花生仁，低于大多数花生 OIT 的维持量。2020 年，Aimmune Therapeutics 公司宣布，经过了长达两年的每日治疗后，超过 80% 的患者（年龄在 4~17 岁）成功对 2000 毫克花生蛋白（相当于约 7 粒花生仁）脱敏。尽管 FDA 尚未批准 Palforzia 可用于成人，但这可能很快就会改变，许多私人执业医生一直在对各个年龄层的患者使用他们自己版本的花生 OIT。这引出了一个好问题：到底有多少医生在使用临床试验之外的疗法来治疗患者？

据估计，美国提供"超说明书用药"口服免疫疗法的供应商数量估计约为认证过敏症专科医生数量的 2%。《食物过敏治疗》一书的作者萨金娜·巴乔瓦拉（Sakina Bajowala）博士便是一名认证过敏症专科医生，她觉得自己是私人执业医生中的众多勇士之一，这些勇士医生帮助无数过敏患者应对甚至终结了他们的困境。巴乔瓦拉在芝加哥市区工作，接诊了苏珊·泰特利（Susan Tatelli），以便苏珊能够在临床试验结束后继续 OIT 治疗。"OIT 对于过敏症专科医生来说并不新鲜，"巴乔瓦拉说，"我们很擅长 OIT。"但在十多年前，当她作为一名 OIT 执业医师开始在食物过敏界立足时，她必须从零开始。当时，有人说 OIT 只能在研究环境中进行，但是像巴乔瓦拉博士这样的医生发现了一个突破极限的机会，不仅可以保护食物过敏人群的安全，还可以提高他们的生活质量。"我花了几年时间研究医疗方案，做了很多的修改。"（非标准化）方案多种多样，但食物过敏 OIT 的专业人员之间协作性很高——他们共享数据、讨论疑难病例，并建立最佳疗法以改进治疗。

巴乔瓦拉博士接诊从婴儿到成人所有年龄层的食物过敏患者，提供多种食物 OIT（例如，同时治疗花生、腰果、核桃、牛奶和鸡蛋过敏的 OIT）是她的日常工作。她承认某些年龄层的病人确实会比较理想。因为免疫系统在发育阶段更具可塑性，所以成人脱敏可能需要更长的时间。治疗青少年可能在合规性方面也有问题。苏珊是她的成功病例之一，她将大部分功劳归功于苏珊的勇敢、投入和无私。苏珊成了下一代食物过敏患者的参考病例和借鉴数据，这对她来说极具意义。

我们知道，食物过敏患者（及其父母/监护人）经历的许多逆境与他们持续的恐惧有关，即如果他们意外接触过敏原，就会产生非常严重的过敏反应，因此，研究人员最近越来越重视开发相关工具，以准确量化这些"患者报告的结果"。保罗·德特詹（Paul Detjen）博士和马诺杰·沃里尔（Manoj Warrier）博士都是和我很要好的同事，也都是过敏反应专家，他们每月都会在中西部地区的私人过敏治疗中心对许多患者进行口服免疫治疗。在过去的一年里，我们开始开发测试一套新问卷，旨在评估接受了口服免疫疗法后患者（及其护理人员）生活质量的改变。目前，由于大多数食物过敏治疗预计都无法完全治愈患者的过敏，仅能降低意外过敏原暴露带来的潜在风险，因此，了解食物过敏治疗如何影响食物过敏患者的日常焦虑和生活质量就尤为重要。

沃里尔博士对这项技术的未来非常乐观，且感到非常兴奋。他很快指出，接受 OIT 是个人的选择，正如每种治疗都必须根据个人的医疗状况、需求和目标进行定制一样，是否接受治疗也是个人的选择。用他的话来说："虽然在我们当地社区开办第一个 OIT 项目是我医疗生涯中最有收获的一部分，但重要的是我们要认识到，OIT 疗法是一种仅对部分患者和家庭有意义的治疗选择，并不是对所有人都有意义。对于我那患有多种食物过敏的大女儿和在我们诊所中完成了 OIT 的许多患者来说，接受 OIT 是一个正确的决定，但是它不应该被认为是强制性的或管理食物过敏的唯一途径。对许多人来说，继续严格回避过敏原就已经非常有效了。"

医学城儿童医院（Medical City Children's Hospital）儿科过敏和免疫学医学总监、北得克萨斯州过敏伙伴医疗集团（Allergy Partners of North Texas）管理合伙人理查德·乏色曼（Richard Wasserman）博士正致力于公布他从全国私人过敏诊所收集汇编的大量 OIT 数据，以研究与患者 OIT 结果相关的因素。他的国家 OIT 临床顾问网络目前有超过 400 名成员，并正不断壮大——这表明 OIT 作为一种新兴食物过敏治疗方法在美国越来越受欢迎。

我在第一部分中简要介绍的卡里·纳多（Kari Nadeau）博士也持相同的观点。纳多博士是《食物过敏的终结》（*The End of Food*

Allergy）一书的作者，是全球 OIT 问题顶尖专家之一，也是斯坦福大学肖恩·N. 帕克过敏和哮喘研究中心（Sean N. Parker Center for Allergy and Asthma Research）的顶尖研究人员。在过去的 20 年里，她治疗了成千上万名不同年龄的患者，包括一名 90 岁的老人。她不仅对改善 OIT 和提高生物标志物预测性抱有很大希望，还构想了许多可能的新疗法，如生物制剂疗法和疫苗疗法。和我一样，她也期待能有更多治疗方案通过 FDA 批准，这些方案将有助于食物过敏领域民主化，让所有人都能获得医疗资源："无论科学给我们提供什么疗法，我们都要确保人人看得起病。"科学也将继续发展壮大，提供多种疗法为人类治病。

事实上，在 OIT 的未来图景中，将会有更丰富的医疗方案，而不仅仅是让患者接触过敏原来重新训练免疫系统。医疗方案中还会包括其他药物，以使治疗更安全，并使剂量能够增加得更快。其中一些"支持型"药物可能包括生物制剂，这类药物通常由抗体蛋白制成，而这些抗体蛋白能够攻击、干扰生物机制中的关键步骤。因为这些生物制剂来自活生物体或含有活生物体的成分（可能来自哺乳动物、鸟类、昆虫、植物，甚至细菌），因此被称为"生物"制剂。生物制剂包括疫苗、细胞和基因疗法，以及组织移植，在医学中广泛用于治疗各种常见疾病和罕见疾病。你可能听说过其中的许多药物：肉毒杆菌、修美乐（Humira）和赫赛汀（Herceptin）等。它们由糖、蛋白质或 DNA 等微小成分组成，可从整个细胞或组织中提取，可用作强效药物。

就食物过敏而言，许多生物制剂目前正处于临床试验阶段，且进展喜人。例如，抗 IgE 单克隆抗体奥马珠单抗（omalizumab，品牌名称 Xolair）和度匹鲁单抗（dupilumab，品牌名称 Dupixent）已显示可阻断体内某些引发过敏反应的炎性活动。2017 年的一项研究就显示，接受 OIT 加奥马珠单抗治疗的儿童中，有 83% 在接受了为期 28 周的多种食物 OIT 治疗后能够通过口腔食物激发试验，相比之下，接受多种食物 OIT 加安慰剂治疗的儿童中通过口腔食物激发试验的比例仅为 33%。奥马珠单抗组在 OIT 期间出现的反应也较少。临床试验还在进行中，以研究度匹鲁单抗或奥马珠单抗等生物药是否可以通过提高反应阈值做到在没有 OIT 的情况下保护患者。我们希望仅仅使用这些生物制剂就能提高患者对过敏原的耐受性。

此外，科学家还在研究益生菌用以增强免疫反应和 OIT 有效性的可能（更多关于益生菌的内容将在第 8 章中介绍）。研究正在进行中，以了解益生菌是否能够起到重要的补充作用，以及它们是否真的能够增强 OIT 效果并不带来任何副作用。

我就不细讲其他一些正在研究阶段的治疗方法了，但我想至少谈一下疫苗和转基因植物发挥作用的可能性。疫苗可以加以设计调整，从而以某种方式积极影响免疫系统、转移其对过敏原的关注并改变免疫反应。而那些经过基因工程改造成为"低过敏性"的植物（通过改变蛋白质的表达方式——基本上是删除或中和引发过敏反应的问题蛋白质）可能会是未来的食物。但是我们仍然不知道这样改变植物会如何改变植物的其他特性，如植物的味道和质地。技术可以帮助我们解决这个问题。此外，目前替代疗法也正在研究当中，未来可能作为独立疗法或传统中医（TCM）等免疫疗法的补充。

但是许多问题仍然存在。包括我们实验室在内的研究人员仍在继续寻找一些问题的答案。例如，某个人每天服用药物以维持对过敏原的耐受性，但为什么会突然意外发生反应，或者为什么食物过敏在世界许多地方已经达到了流行病的程度？我们有自己的线索和假设，但还没有确切的答案。也许我们永远不会知道潜在的原因，但我们必须运用不断发展的现代技术来尽量减轻、预防和治疗这些疾病。

我们还需要改进食品标签，还需要更多经 FDA 批准的治疗方法，以进一步推动食物过敏治疗民主化，使所有人都能获得治疗，并确保食品安全。食物过敏患者不应比没有食物过敏的人承担更大的经济压力。新冠肺炎大流行也促使过敏专家提出了新的问题：食物过敏是否影响新冠肺炎？新冠肺炎是否影响食物过敏？因为病毒感染会影响一个人的生理机能，可能会破坏器官，甚至改变免疫系统，所以我们需要做更多的研究来理解像新冠肺炎这样的疾病是如何增加食物相关疾病（从典型的食物过敏到不耐受、胃肠紊乱，以及所有其他食物相关疾病）的患病概率的。我们还需要研究透彻部分人对某些新冠肺炎疫苗的过敏反应。我们如何才能开发出低过敏性疫苗？如何确定过敏反应的高危群体？新冠肺炎正在改变我们的生活，它又将如何改变医学格局？我们总是被这些问题弄得彻夜难眠。工作永无止境，能够迎难而上也是一种幸运。我很喜欢我的同事兼朋友纳多博士说的一句话："当病人给予你力量，你以治好他们为己任时，你就有了继续前进的动力。"

如何找到临床试验

你要想找到与自己（或你孩子）食物过敏相关的临床试验，除了要遵循医生的指导，还可以看看美国国立卫生研究院（National Institutes of Health）网站，该网站提供了临床试验的资源和数字门户。不确定是进行临床试验好还是去私人诊所好？其实两者各有利弊。临床试验是免费的，但有一定标准，如需要具备参与的资格、能够满足治疗方案的要求和期望，包括试验的地理位置和多次预约。在此类治疗中，个人需求和局限性和大多数因素一样必须加以考虑，并必须设计出个性化治疗计划。

无所畏惧的事实

→ 20 世纪见证了治疗食物过敏的革命，21 世纪免疫治疗的进步进一步推动了这些革命。随着许多进展喜人的新食物过敏疗法（目前正在研究中）接连涌现，食物过敏治疗这一领域将继续快速发展，这些疗法的最终目标是让每个人都摆脱对食物的恐惧。

→ 目前有一种 FDA 批准的花生过敏口服免疫疗法（即 Palforzia），还有许多疗法即将面世。越来越多有执业资格的过敏症专科医生和免疫学家都开始提供治疗方法并遵循既定治疗标准。

→ 对许多食物过敏患者，尤其是患有伪装症和不耐受的患者来说，避开过敏原是治疗疾病和与疾病共存的理想途径。

→ 商业食品标签相关法规将不断改进，这将使我们更容易发现食品中的问题成分并相应地策划饮食。

→ 联合治疗通常适用于患有多种食物相关疾病的人，如严重过敏、相对温和的伪装症和通常因某些食物而加重的潜在胃肠道疾病。

第8章

管理与预防

开启无过敏生活

　　患有食物过敏和不耐受或与食物过敏和不耐受患者一起生活是非常复杂，有时甚至是非常可怕的。上一分钟你还好好的，下一分钟接触了过敏食物后就可能会出现危及生命的严重反应，症状无法暂停也无法逆转。又或者，你因为吃了某样东西扰乱了你的消化系统，开始上吐下泻、卧床一整天，还出现了偏头痛。

　　食物是生活中不可分割的一部分。一日三餐和定期零食的背后都有风险。更别说还有围绕食物展开的各种庆祝活动、社交聚会和节日。食物看起来人畜无害，但要想成功避开问题食物可能非常困难（更不用说这其中的压力）。无论之前的食物不良反应有多温和、多无害，许多患者的大脑深处还是有一种深深的担忧，害怕下一口食物可能会把自己送进急诊室，甚至引发更严重的后果。

　　作为一名专门研究食物过敏的医生和研究人员，我曾与数百名家长、新患过敏和不耐受的成年人交谈过，因而也就比较了解上述问题。而作为一个母亲，我自己女儿就患有食物过敏，这些问题也是我的日常生活的一部分，我也因此能与食物相关疾病患者共情。这些个人经历和专业经验为我的临床工作和流行病学工作提供了帮助。除了研究食物过敏的最佳预防方法之外，我还花了很多时间和精力研究食物过敏对家庭和社区的影响，以及我们如何能够减轻这种影响。

管理和预防是相辅相成的。当你管理疾病时，你就做到了预防。当你预防疾病时，你就做到了管理。在本章中，我将介绍一些能够同时做到管理和预防的策略。

预防食物过敏的关键方法之一就是尽早向婴儿喂食，迄今为止，大多数研究都是针对花生和鸡蛋过敏的。但是其他食物过敏原的新数据也正陆续出现，包括我们实验室的一项大型研究。我意识到，许多读者可能已经确诊患有食物过敏或相关疾病，并且不需要产前指导或新生儿指导。但是，也有部分读者可能想了解婴幼儿期（理想情况下是在1岁之前）引入食物过敏原的新指南，如果我不把这个重要的信息包括在内，那将是一大疏忽。下面部分大家可以跳着看，直接阅读对你个人有帮助的实用信息，或者当你自己或家人需要这些说明时，再回来阅读。

食物过敏和其他食物相关疾病的预防问题如今人人关注，特别是计划要孩子的人。至于如何预防非IgE介导型食物相关疾病，如对乳制品（无牛奶过敏）不耐受和对含麸质谷物（无乳糜泻）不耐受，或者对食品化学品和添加剂或咖啡因的不耐受，目前数据还很有限。这些类型的食物相关疾病以及食物过敏可能源于一系列复杂的因素，既有遗传因素，也有环境因素。食物不耐受突发可能会严重破坏你的消化系统（但不涉及免疫系统，因而不会导致严重过敏反应）并消耗能量，或者引发症状，如偏头痛和疲劳。这种食物不耐受突发可能是潜在基因与某种身体改变（如疾病或感染）相结合的结果。我们仍然不知道为什么有人会突然（在任何年龄）吃不了以前很喜欢的食物或配料。

然而，如前所述，许多食物不耐受可以通过避免食用过敏原或服用补充剂帮助消化来控制病情。例如，乳糖不耐受患者可服用乳糖酶补充剂或食用无乳糖的乳制品。同样，虽然我们已经知道 IgE 介导型食物过敏也是基因与环境相互作用的结果，但科学家们在降低严重反应风险方面已经慢慢有了越来越多的共识。你可能已经猜到，风险降低始于生命早期，即第一次引入食物的时候。

生命早期：赶快行动！

苏格拉底是历史上第一个道德哲学家，也是西方古典希腊伦理思想的创始人，他可能没患过食物过敏，但他将永远与食物过敏有所联系。他经常被称为 ἀτοπία，意为"与众不同"。两千多年后，"特应性"（atopy，就是源自 ἀτοπία）这一术语被用于描述特应性疾病：特应性皮炎（湿疹）、食物过敏、哮喘和花粉热（过敏性鼻炎或草、杂草、树花粉导致的季节性过敏）。

如你所知，从湿疹或食物过敏发展到哮喘和花粉热的疾病演变被称为"特应性进程"，有时也被称为"过敏性进行曲"。事实上，研究表明，2/3 的湿疹患者会出现花粉热，1/3 的患者会出现哮喘。哮喘发作可由蟑螂、尘螨、香烟烟雾、居住在高速公路或发电站旁而接触的环境污染等多种因素引起。

通常情况下，过敏性疾病的第一个体征是湿疹，发生在婴儿期或幼儿期，10%~20% 的儿童都会发病。在生命早期打破皮肤屏障实际上是打开了刺激物的大门，这些刺激物会损害脆弱、发育中的免疫系统。食物过敏也很容易在生命早期出现，经历这种"进行曲"的儿童出现食物过敏的风险要大得多。遗传因素和环境因素共同推动了特应性进程；尽管这些疾病通常始于儿童期，但也可能出现在以后的生活中。我在前文就介绍过，一些儿童长大后过敏会痊愈，哮喘症状也有所缓解，而一些儿童则会在成年后患上哮喘和过敏。

尽管很难准确预测哪些儿童会患上这些疾病，但发表在《过敏与临床免疫学杂志》上的新发现表明，这些过敏疾病在婴儿期和幼儿期的相关性相当高。这些发现源自加拿大健康婴儿纵向发育（Canadian Healthy Infant Longitudinal Development，CHILD）研究项目，这是一项针对 3 500 个加拿大家庭及其子女的出生队列研究，旨在确定哮喘、过敏等慢性病以及其他疾病的根本病因。当研究人员分析 2 311 名儿童参加 CHILD 的记录时，他们得出了以下结论：在 1 岁大的婴儿中，同时患有湿疹和过敏的婴儿在 3 岁前出现哮喘的风险最高。他们最常见的过敏食物是蛋清，其次是花生和牛奶。未表现出食物过敏原致敏但患有湿疹的婴儿患上哮喘的风险并未增加。而患有湿疹和变应性致敏的儿童患上过敏性疾病的风险则显著增加：患哮喘的可能性增加了 7 倍，患花粉热的可能性增加了 12 倍。他们的食物过敏风险也更大了。重点是：儿童 1 岁时同时患有湿疹与变应性致敏预示着以后更可能患上哮喘和食物过敏。

当女性打算要孩子时，她（可能还有她的伴侣）会学习所有信息，以了解该做什么、不该做什么，确保孕期安全、正常。她会阅读怀孕相关书籍，在网上购买所有买得到的东西，加入妈妈虚拟小组，并向其他妈妈和医生询问许多问题。她并不缺乏怀孕注意事项的阅读材料。她很快就会知道某些食物不能吃：生寿司；半生不熟的、生的和加工过的肉；未经高温消毒的牛奶和奶酪；酒精——我仅仅举了几个最重要的例子。但可能造成婴儿过敏的食物是哪些呢？上街问问孕妇，你可能会得到相互矛盾的回答，或者发现她们自己也很困惑——这是可以理解的，因为在过去的 20 年里，孕期相关建议总是瞬息万变。

在吉迪恩·莱克（Gideon Lack）的开创性研究（见第 3 章）之后，美国儿科学会便修改了给婴儿喂食某些食物的指导方针，但当时并没有登上头条新闻。指导方针更新后甚至没有引发丝毫轰动，也没有迅速被儿科医生采用。我在 2020 年开展并发表的一项调查显示，大多数儿科医生都知道新修改的指南，但只有不到 1/3 的儿科医生在执业中充分实施了新指南。即使是我在 2020 年秋天撰写本章时，何时以及如何在婴儿期安全引入其他常见过敏原的问题仍然很不明确。

许多孕妇和哺乳期妇女仍在禁食花生、牛奶、贝类和鸡蛋，因为担心接触这些食物会增加孩子过敏的风险。我应该重申，任何避免食物过敏的策略都不完美。如果孩子对食物过敏，父母不应该责备自己。莱克博士的 LEAP 研究证明了让孩子尽早接触花生的重要性，但 LEAP 的干预组中也有部分参与者虽然严格遵循了研究指示，但最终还是患上了花生过敏。

2020 年春季，FARE（一家致力于提高食物过敏意识和改善食物过敏人群生活的非营利组织）推出了"宝宝第一"参考资料（www.babysfirst.org），帮助家庭学习早期喂养的新数据、新信息以及预防婴儿过敏的建议。美国乃至世界各地的许多组织都正在努力将这些重要信息传播给准父母和他们所在的家庭。三家主要过敏组织于 2021 年发布了一份新的共识声明，提供了补充建议（见附录 A）。

吃

莱克博士的 LEAP 团队名为 EAT（Enquiring About Tolerance，意为探索耐受性），旨在调查如果在婴儿饮食中引入 6 种过敏性食物（牛奶、花生、芝麻、鱼、鸡蛋、小麦）并持续母乳喂养，是否能在婴儿3个月大时减少患上上述食物过敏和其他过敏性疾病（如湿疹和哮喘）的人数。研究发现，在母乳喂养的同时，"早期"引入过敏性食物既安全又有助于预防食物过敏。尽管研究中坚持自己饮食方案的父母在依从性方面存在一些问题，但结果确实显示，与母亲遵循英国婴儿喂养建议（完全母乳喂养至约6个月）喂养的婴儿相比，从3个月大就开始摄入足量过敏性食物的孩子食物过敏患病率显著下降。重要的是，研究发现早期引入这些过敏原不会影响母乳喂养率，这是个好消息，因为母乳喂养的好处是众所周知的。

我的团队目前走在食物过敏预防研究的前沿。我们正在进行两项研究：减少儿童早期花生过敏的干预（Intervention to Reduce Early Peanut Allergy in Children，iREACH）和早期进食（Start Eating Early Diet，SEED），以降低婴儿食物过敏发生率。通过由美国国家过敏与传染病研究所（NIAID）资助的 iREACH 研究，我们已经与伊利诺伊州 30 多家诊所和 200 多名儿科临床医生建立了合作，在临床医生的电子健康记录中引入了一种临床决策支持（clinical decision support，CDS）工具，以帮助他们遵守新指南，并推广早期花生引入的最佳实践。

通过帮助临床医生和家属遵守早期引入指南，我们希望能减少婴儿花生过敏的发生率。此外，我们正在启动 SEED 临床试验，旨在扩展这些指南，并确定早期引入辅食（特别是花生、鸡蛋、核桃、腰果、大豆和芝麻）在预防食物过敏方面的效果。SEED 将根据风险情况，调查向 4~7 个月大的婴儿喂食多种过敏性食物能否降低食物过敏风险。这两项研究有可能逆转食物过敏和其他潜在特应性疾病的流行。

从全球角度进行管理和预防

通过采取管控全局的方法，我们可以做到管理－预防平衡。看看目前所知的全球情况，我们就会获益良多——尤其是哪些食物过敏和不耐受正在增加？哪些地方在增加？我们能从世界各地的环境贡献者身上学到什么？如果我们仔细观察不同国家、不同洲和不同环境因素（从基本地理因素到文化影响因素和生活方式因素）下的食品相关问题模式，就会发现一些线索。在我的工作中，我们发现城市地区的食物过敏患病率超过10%，而农村地区接近6%。研究表明农场具有保护性，而城市地区的各种因素可能是有害的。此外，食物过敏的类型因城市或农村环境以及国家而异。在一些国家，常见的食物似乎都是常见的过敏原，如榛子在法国是一种常见的过敏原，鹰嘴豆在印度也是一种常见的过敏原。

我们的集体内外部环境也必须考虑在内，因为我们知道，生活在城市环境中的人患各种食物相关疾病（以及认知缺陷和代谢紊乱）的风险更大。这不仅对于城市居民来说是一个提醒，对于城市规划者、政府监管者，甚至是企业来说也有所启发。室内环境则是一把双刃剑。一方面，我们知道尘螨、花粉、真菌和动物皮屑等空气传播的过敏原会诱发并加剧过敏，尤其是哮喘、枯草热（花粉症）、湿疹和接触性皮炎（皮疹）。家用物品（包括化妆品、香水、洗涤剂、肥皂和塑料）中的化学物质也可能会诱发或加剧敏感人群的过敏。

另一方面，我们必须尊重这样一个假设，即过多的清洁会损害我们的自然免疫防御，降低我们的过敏反应阈值。目前，我并不打算以公共卫生的名义（尤其是在新冠肺炎时代）建议大家放弃洗澡、洗手和保持良好卫生的习惯。但有一点还是值得强调：我们应该在安全的前提下多多接触微生物，感冒时不要那么快就要求医生开抗生素处方。当我们过度美化我们的生活空间、滥用抗生素时，我们可能会增加自己患上过敏性疾病的风险。我们必须在提倡良好卫生习惯和接触一点"脏东西"以保持免疫系统健康之间找到平衡点。我们还需要养成保护微生物群健康和功能的习惯。这在很大程度上可以通过健康饮食、多摄入有益肠道的纤维和益生菌来实现。

我应该指出，尽管"免疫增强"产品（维生素和补充剂行业基本上不受监管，充斥着这些产品）的营销广告做得十分巧妙，但并不存在所谓的免疫增强药丸、粉末、棒、奶昔、果汁、不老药、药水或食品。最好的免疫增强剂是那些能够保护身体先天防御系统的好习惯：营养丰富的多样化饮食、规律的锻炼、安静的睡眠、控制压力等（见下文）。为此，我要谈谈 5D 和 5IB（"科学免疫增强剂"的英文缩写）的概念。

过敏反应预防和管理入门

你可以阅读数据资料以了解影响食物过敏的环境问题；尽可能选择当地种植的新鲜食物，减少肉类消费（肉类行业是导致气候变化的一个因素，可能会加剧过敏），并注意自己的卫生习惯，从而最大限度地减少碳足迹；考虑在家里使用毒性更小、"更环保"的清洁产品；使用带有 HEPA 过滤器的真空吸尘器，并每年维护以保持空气导管畅通；打扫干净尘埃，避免吸引螨虫（尘螨、啮齿动物和蟑螂是室内过敏原的一大可控来源）；当购买衣服、织物、软垫家具、地板（地毯、硬木）和床垫时，力求产品尽可能自然，不含耐污物质和阻燃物质。我知道这些建议很难全部做到，没关系，我们的目标是将漂浮在你家中的环境化学物质（其中大部分是人工合成物质）水平降至最低，这些化学物质可能会加重过敏性疾病。不要为了做到所有建议把自己逼疯，一次置换一件家中物品即可，不必重新装修或扔掉所有东西重新买。记住，在天气允许的情况下，只要打开窗户就能过滤掉很多空气。

5D

我的同事凯蒂·艾伦（Katie Allen）博士在加入澳大利亚议会工作之前，其职业生涯大部分时间都是在做医生和研究科学家，致力于解开现代世界食物过敏流行病上升背后的谜团。她以此为己任，因为自己也是一个食物过敏病人，无论去哪里都会随身携带一个肾上腺素笔（EpiPen），以防自己误食花生。然而，与大多数人不同的是，凯蒂是在生下第一个孩子后（成年期）患上的过敏症。我很欣赏她的一点是，她根据我们目前掌握的关于过敏在任何年龄阶段发病的病因数据，总结出了管理和预防过敏时需要考虑的主要策略（5D）。

饮食多样化（Diet diversity）：在婴儿满 1 岁之前，不要延迟喂食过敏性食物（食物早期引入的介绍见附录 A）。怀孕期间避免吃花生等过敏食物并不能降低风险。成年后，要保持饮食的多样化和营养。

除去过敏食物，我们不仅要保持饮食多样化，最好还要保持饮食尽可能健康。典型的西方饮食富含精制谷物、含糖饮料、脂肪和加工食品，对于促进免疫健康而言并不理想。这种饮食恰恰剥夺了免疫系统所需的抗氧化物和营养，因而无法帮助免疫系统正常运作，也无助于维持胃肠道中理想的肠道菌群（微生物群），这些菌群可是大量免疫细胞的家园。请记住，经典西方饮食会降低肠道微生物群的多样性，并对健康带来不良影响，使人容易出现慢性炎症（其本身是免疫系统的持续激活）等慢性病、糖尿病、肥胖、心脏病和痴呆（见下一节）。

许多人认为地中海式饮食美味又健康，涵盖了新鲜水果和蔬菜、豆类、坚果和种子、橄榄油、全谷物和瘦肉蛋白质（如鱼、家禽）。红肉和某些全脂乳制品（如奶酪和冰激凌）在地中海饮食中是十分有限的。其实，我们同样必须考虑这种饮食中的过敏原和其他问题成分，但只要因人而异、关注细节，地中海饮食实行起来其实很容易。当然，还有许多其他健康的饮食可能适合你。世界各地的人都有自己的免疫系统和微生物群，以某种方式习惯了他们饮食中的食物；当他们移居到西方化的国家时，往往很容易患上这些地方的疾病，并且可能会失去祖国饮食习惯给他们带来的一些保护。

当然，如果你确定自己对某种饮食（如低 FODMAP 饮食方案或不含小麦和乳制品的饮食方案）有积极反应，请寻找资源帮助你规划膳食，让你的特殊饮食发挥作用，同时尽可能保持饮食的多样、美味和营养。有很多可靠的在线网站和书籍可以帮助你。一定要做好功课（尽职调查很重要）并遵循权威人士的建议。

狗及其微生物（Dogs and dribble）：根据卫生假设（Hygiene Hypothesis），接触其他动物、宠物甚至其他人是有益处的。研究表明，家里养狗且有哥哥姐姐能够降低婴儿过敏的可能性。请记住，免疫系统需要在发育过程中乃至整个生命过程中暴露于适当的刺激下，以便得到训练并保持健康，做到攻击可能有害的物质（如有害细菌或病毒感染）、忽视无害的物质（如食物）。

脏东西（Dirt）：同样基于卫生假设，偶尔弄脏自己也有帮助——接触微生物，让它们挑战免疫系统将有助于免疫系统保持健康。一项研究甚至还显示，当婴儿安抚奶嘴掉地上时，有的父母会捡起来直接吸吮一下"弄干净了"再给塞回嘴里，长此以往，孩子患过敏症的风险就会降低。这种情况下的"脏东西"是通过父母的唾液转移给孩子的微生物，它们会以健康的方式刺激免疫系统。

维生素 D（Vitamin D）：艾伦博士的研究发现，缺乏维生素 D 的婴儿患上鸡蛋过敏的可能性是正常婴儿的 3 倍，患上花生过敏的可能性是正常婴儿的 11 倍。维生素 D 缺乏症患者也更可能患上不止一种食物过敏，患两种或两种以上食物过敏的概率则高达 10 倍。然而，这方面还需要更多的研究，因为维生素 D 不足和缺乏的定义仍存在争议，而且好东西太多也会过量：记住，研究综述表明，维生素 D 摄入量超过推荐量可能也会增加食物过敏的风险。所以，大剂量摄入不是一个好主意。我们中的大多数人都需要从安全的天然阳光（你在户外碰到的那种阳光，但要保证不会过度暴露以致增加皮肤癌风险）、强化食品和医生建议的补充剂中摄入更多的维生素 D。注意：过量补充维生素 D 可能会产生毒性，因此在自行服用补充剂之前，请务必谨慎并咨询医生。

皮肤干燥（Dry skin）：皮肤破损（尤其是在生命早期和易患湿疹的人群中）可能是食物致敏的途径，因此确保皮肤保持湿润和完整就至关重要。

5IB（免疫增强剂）

以下建议有益健康生活，并将大大改善机体健康，而机体健康反过来又会降低过敏疾病和其他疾病的风险。虽然还没有直接证据证明如此能够直接减少过敏反应，但免疫系统仍是一大关键因素。

经常锻炼

久坐不动的生活（如成天躺在沙发上的电视迷）不益于我们的免疫功能。人类进化到如今正是为了经常移动。我知道自己不是第一个告诉你这个道理的人了，但它值得反复强调。当你很少锻炼时，你的心率就会增加，血液流动速度就会加快，皮肤会出汗，你会将自己置于与摄入西方饮食相同的高风险中：容易出现更多炎症和慢性病。而锻炼是大自然给予身体的奇迹，其健康益处可以说比任何药物都多，而且几乎没有副作用。它可以降低各种疾病的风险、排出应激激素，同时平衡血糖和总体代谢、改善每个器官和系统的健康，甚至有助于提高肠道细菌的多样性。

尽管建议的运动量是每周 150 分钟的中等强度活动（如每天快步走 20 多分钟），但肯定越多越好。你不必进行耐力训练，但可以看看自己能否每天保持至少 30 分钟的常规训练，并在一周内完成所有基础训练（有氧运动、力量训练和伸展运动）。鉴于现在有这么多在线工具可以利用，从流媒体视频到虚拟会员，再到直播课程，因此没有理由不锻炼。如果你喜欢徒步旅行或在家附近散步，可以听听你最喜欢的播客，同时手持 3 磅重的重物做击打动作。哪怕是一天中多走动走动也会有好处。即使是低强度的体育锻炼——走路、做家务、站着（只要不是坐着），也有意想不到的健康益处。

注意事项：对于一些人来说，剧烈运动会加剧食物过敏反应，因此需要进行适当的管理（对于那些正在接受 OIT 的人，你的主治医师会给出具体的指导方针）。但即使接受的是最严格的食物过敏治疗方案，患者也总有锻炼的机会。所以，你可能需要拿出点创造力、提前做好计划，终归还是有机会锻炼的。锻炼是所有健康生活方式的重要组成部分。

宁静、恢复性的睡眠

睡眠是一大良药。大量令人信服的科学数据都表明，睡眠作为一种天然药物（就像锻炼一样）会重新调整我们的身体、重组我们的大脑和记忆，并一直更新我们的细胞、组织，乃至分子。睡眠使我们的身体从大脑到脚趾细胞的各个层面都能得到恢复。如今有许许多多的书籍都是专门研究睡眠的（有兴趣可以去看看）。长期睡眠不足会降低免疫功能、增加炎症、提高皮质醇（一种关键的应激激素）水平，并增加慢性疾病的风险。你可能会惊讶地发现，在体内不断循环、维护身体健康的免疫细胞会在晚上达到数量峰值，这也很好地说明了睡眠的重要性。睡个好觉真的能帮我们解决烦恼。

睡眠充足有助于平衡我们体内负责调节生理机能和免疫状态的激素；睡眠还会影响我们对日常压力的感觉和应对、新陈代谢的速度、大脑运作和思考的能力，甚至会影响微生物群的功能。虽然很难想象我们的睡眠会对肠道细菌有影响，但最新科学研究表明，两者之间的确存在相互影响的复杂关系：健康的肠道微生物群落有助于我们睡得更好，良好的睡眠能够提高菌落的多样性。这是一种双向互惠的关系。每个人的睡眠需求都不同。一般来说，儿童需要的睡眠时间（10~12小时）比成人（7~9小时）要多。然而，质量胜于数量。如果深度睡眠不够，你可能睡了9个小时也还会感到疲倦。关键在于睡眠要有规律，与身体同步，并培养健康的睡眠周期和昼夜节律。

减轻慢性毒性压力

我们都承受过压力；压力是生活中不可避免的，压力在很多情况下是健康的、能给我们提供动力。然而，我们需要注意毒性压力（toxic stress），需要尽量将其及其影响降至最低。毒性压力是一种长期的、带来巨大心理困扰的压力，它会影响我们的情绪、生理机能和应对能力。当压力荷尔蒙开始无休止地分泌时，体内就会发生很多变化，轻的都会出现免疫系统衰退失调。有关压力（特别是通过微生物群对免疫系统的影响）的更多信息，请参考第4章。

压力管理有多种形式，从锻炼、冥想、瑜伽、深呼吸等身体运动，到与可靠的朋友维持活跃的社会生活、保持良好的饮食和睡眠习惯、划定工作和娱乐之间的界限、腾出时间从事爱好活动等都是压力管理的基本策略。相关书籍数不胜数（参见文末参考资料）。针对压力问题，并没有单一的解决方案——你必须找到对自己有效且自己喜欢做的策略。对食物过敏患者及其家人来说，压力是非常沉重的。不要犹豫，现场或在线加入支持小组，必要时可以联系顾问和治疗师。对一些人来说，应对食物过敏带来的焦虑和恐惧需要得到特别的关注且需要学习新技能。

不吸烟，少喝酒

这两个习惯不需要什么解释了。吸烟和酗酒是对免疫系统有害的危险因素，危害极大。虽然每天一杯可以算是适量饮酒，但并不存在所谓适当吸烟（包括电子烟）。想想看：当你吸入烟中的毒素时，就会危及你的肺部、鼻窦通道、口腔和喉咙，使整个免疫系统承受巨大压力。长期以来，吸烟一直都有损害免疫系统的记录，仅在香烟烟雾中就发现了七千多种化合物能够干扰免疫系统。大多数疾病都会因吸烟而恶化，戒烟将大大保护你的整体健康，降低患病风险。

洗手

新冠肺炎大流行让我们更频繁地思考这个习惯。理由很充分：长期以来，洗手一直被证实可以降低感染风险、保护免疫系统免受有害入侵者（这些入侵者可能会让免疫系统不堪重负）的侵害。在我的病人中，没有谁喜欢承受食物过敏／敏感和严重感染带来的负担。虽然说定期挑战免疫系统是有意义的，但我们还是需要避开可能导致严重疾病的有害病原体。

对于许多病原体，特别是那些我们没有疫苗或治疗方法的病原体，我们甚至都不知道它们会带来什么长期影响（包括对免疫系统的影响）。你可能还记得，我前文提到过某些感染可能是引发免疫功能障碍的基本原因，而免疫功能障碍又会引发过敏性疾病。未来的研究将有助于我们更好地理解这种联系，目前我们能做的就是通过适当洗手来避开有害物质（并尽量定期体检，详见下文的额外 IB）。

额外 IB：做好年度体检

保持定期体检是一个很好的总体策略，可以确保你及时了解自己的健康问题，无论这些健康问题与过敏和食物不耐受有没有关系。现实生活中，你可能因为食物突然出现了伪装症，但与此同时，另外一种与食物完全无关的潜在疾病也正蠢蠢欲动。又或者，你可能患有一系列食物相关伪装症，与典型 IgE 介导型食物过敏不同，这些伪装症需要特别关注。

我怎么强调都不为过：身体各部分之间的相互联系超出你的想象，有的联系我们甚至尚未了解。当一个系统或器官开始衰弱时，其他系统或器官都会受到打击，产生本书中介绍的多种食物相关疾病的相似症状。例如，即使是像甲状腺功能减退这样简单（也很常见）的疾病，也可能导致食物相关症状，如便秘、乏力和体重增加。此外，越来越多的证据都表明，食物相关疾病可能会导致甲状腺疾病，反之亦然，且二者都会引发炎症。乳糜泻和甲状腺功能减退实际上有共同的关系，因为乳糜泻（一种自身免疫性疾病）患者患甲状腺功能失调的风险更高。因此，每年找全科医生体检并预约常规化验非常重要。身体的所有系统都需要平稳运行才能保持免疫系统的健康，任何地方都不要出现失调或病变。

关注微生物群

谈到我们体内和体外的微生物朋友时，我们要学的还有很多。2013年，《加拿大医学协会杂志》（*Canadian Medical Association Journal*）上有一组研究人员将肠道微生物群称为"在健康和疾病中扮演不同作用"的"超级器官"——他们说得很对。从那时起，大量研究都证实了健康微生物群对于身体整体生理机能（像新陈代谢和免疫功能）的重要性，而身体整体生理机能又会影响一个人患健康疾病的风险，其中就包括过敏。

益生菌市场在过去的十年里迅猛发展。益生菌（probiotic）一词来源于拉丁语 pro，意思是"有益于"和希腊语单词 bios，意思是"生命"。益生菌是有益的细菌，你可以通过药丸或通过酸奶、奶酪、泡菜、康普茶等发酵食品摄入。食物变成益生菌或变得富含有益菌的过程其实就是乳酸发酵。在这个过程中，有益细菌将食物中的糖分子转化为乳酸。这样一来，细菌就会繁殖增加。乳酸反过来可以保护发酵食品免受病原菌的侵袭，因为它会创造一个酸性环境，杀死有害细菌。这就是为什么乳酸发酵也被用于保存食物。如今，人们为了制作发酵食品，会将嗜酸乳杆菌（Lactobacillus acidophilus）等某些优良细菌菌株引入含糖食品中进行发酵。例如，使用发酵剂（活体活性细菌菌株）和牛奶很容易就能做出酸奶。纵观历史，发酵食品是人类的益生菌饮食来源。

我们还不知道健康微生物群的理想组成和种类是什么样的，关于服用补充益生菌有何价值的研究也喜忧参半。有一天，我们对肠道健康和免疫健康之间关系的知识也许能让某些益生菌菌株成为处方药，可供治疗甚至治愈食物过敏或不耐受。

已证明对免疫系统有积极影响的菌株包括副干酪乳杆菌、鼠李糖乳杆菌、嗜酸乳杆菌、约氏乳杆菌、发酵乳杆菌、罗伊氏乳杆菌、植物乳杆菌、长双歧杆菌和动物双歧杆菌。但是，我们还没有到可以推荐细菌用以管理预防食物相关疾病的阶段。双歧杆菌属和乳杆菌属的菌株在商业产品特别是发酵食品中很容易获得。

世界各地的研究也表明，来自不同文化背景和环境（既指字面义也指比喻义）的人的微观生物群也不同，所以很难说哪种细菌是"好的"哪种是"坏的"。微生物的多样性似乎至关重要——越多样，就越健康。要想摄入大量健康细菌，纯天然来源（如德国酸菜、腌菜、韩国泡菜和其他发酵蔬菜）食物会更好。这些细菌一旦进入肠道，就需要我们有良好的饮食和生活习惯（如规律的运动和安稳的睡眠）才能给它们提供较好的繁衍环境，这才有助于微生物群的健康。益生元也日益受到大家的关注和谈论。益生元是存在于某些食物中的化合物，同样能够促进肠道中有益微生物的生长和活性，但益生元并不是微生物，它们是在许多水果和蔬菜中发现的膳食纤维，这些蔬菜水果就包括菊苣根、菊芋、大蒜、洋葱、韭菜、香蕉、芦笋和蒲公英叶（把它们也加进沙拉里吧）。

上文中我提到了剖宫产会使婴儿无法通过母亲的产道接受他们人生中的第一"剂"微生物——这是一种经历了数千年进化的"细菌洗礼"。尽管科学家们很早就针对这种早期微生物短缺的问题敲响了警钟，尤其考虑到如今美国多达 1/3 的分娩是剖宫产，但后来的科学研究表明，错过这一细菌洗礼的负面影响也许可以加以纠正。研究人员正在努力帮助我们理解细菌洗礼的重要性，并想办法补充剖宫产婴儿失去的微生物。

纽约大学微生物群项目的玛丽亚·格洛丽亚·多明格斯 - 贝洛（Maria Gloria Dominguez-Bello）博士提交的研究表明，使用纱布收集母亲的产道细菌，然后在剖宫产婴儿口鼻上摩擦纱布将细菌传给婴儿，这样确实能使剖宫产婴儿接触的细菌数量更接近阴道分娩的婴儿。虽然这种方法替代不了阴道分娩，但也许优于无菌剖宫产，可能会是未来常见的有效治疗。整个过程只需几分钟，程序简单，但还需要更多的研究以及统一的治疗安全协议。婴儿益生菌配方奶粉也有出售，可以添加到婴儿的饮食中，但尝试之前要先咨询儿科医生，因为这些补充剂并没有得到任何国际食物过敏指南的推荐。婴儿不仅可以通过母乳获得有益的微生物，如今配方奶粉中也常有添加。该领域的科学家仍在梳理所有细节，以便基于更多的研究数据提出建议。

抗生素的使用显然会极大地影响微生物群，这也解释了为什么在生命早期接受多轮抗生素治疗（通常用于治疗慢性感染）的儿童将来出现健康疾病（从肥胖到过敏等）的风险会更高。如果你是成年人且经常生病，包括食物相关疾病，或者你最近才患上食物相关疾病，那么你的抗生素暴露量可能是背后的部分原因。

抗生素的使用在许多情况下都是必要的，但它们可能会无意中改变肠道系统中的天然菌群，进而改变肠道微生物群、影响免疫系统——使免疫系统出现紊乱，从而触发过敏机制。了解这些问题可以帮助我们尝试减轻抗生素带来的潜在损害。在上文提到的卫生假说中，抗生素也发挥着重要作用。生活在无菌城市环境中（而不是农村地区）、家里没有会掉毛的猫狗也是其中两大因素。这些因素都会影响微生物群的健康和多样性——影响免疫系统能否正常运作、能否有效地区分敌友。

2018 年，《美国医学会儿科学》杂志的一项研究将婴儿期使用抑酸药物与儿童期出现过敏性疾病（包括哮喘）联系了起来，引起了医学界的轰动。因此，我们需要注意的不仅仅是抗生素。这也不只事关孩子，在儿童和成人中，抑酸药物都可能改变身体生态系统中的细菌；这些抑酸药物通常是处方药或 OTC 药（译者注：OTC 药即非处方药，不用处方就可以在药店买到），主要用于应对与胃酸有关的问题，如胃酸反流或溃疡。这些"抗酸剂"常见的形式包括组胺 H2 阻断剂（雷尼替丁，即善胃得［Zantac］）[1] 和质子泵抑制剂（兰索拉唑［Prevacid］）。这些药物不仅是治疗成年人胃灼热的常用非处方药，还常用于治疗婴儿反刍（伴有烦躁症状）。然而，对绝大多数婴儿而言，严重胃食管反流只是一个正常的发育过程，并不会导致其他疾病。成年人也容易过度描述病情，因为胃食管反流患病率很高。患者可能症状缓解了之后又出现了其他疾病。

马里兰州贝塞斯达健康科学统一服务大学（Uniformed Services University in Bethesda）微生物和免疫学系副教授爱德华·米特（Edward

---

1　2020 年，由于发现药品中存在一种污染物会增加患癌症的风险，FDA 已将善胃得和所有雷尼替丁产品从市场上移除。在本文撰写之时，尚不清楚该产品是否会重返市场，但可以肯定的是，其他降酸药物仍然会以处方药形式和非处方药形式存在，随需随用。

Mitre）博士表示，在他团队的研究中，8% 的儿童（近 80 万名婴儿）接受了抑酸处方药治疗。该研究大胆的结论令人信服："在出生后 6 个月内接受过抑酸药物或抗生素治疗的婴儿患过敏性疾病的风险显著增加。"研究记录显示，所评估的过敏性疾病中，几乎所有疾病（食物过敏、严重过敏反应、哮喘、特应性皮炎、枯草热、过敏性结膜炎、荨麻疹、接触性皮炎、药物过敏和一系列其他过敏）的风险都增加了。没有显示出关联的唯一一种过敏是海鲜过敏。药物剂量也在这种关联中起着一定作用。例如，服用质子泵抑制剂 60 天以上的婴儿在儿童期被诊断为食物过敏的风险要比服用 60 天以下的婴儿高 52%。

当研究人员观察抗生素对过敏反应发展的影响时，他们发现，无论剂量如何，婴儿期服用抗生素都会使儿童期哮喘的风险增加到 2 倍高。他们的结论是："抑酸药物和抗生素应仅在有明显临床益处的情况下才能给婴儿使用。"

要记住，这些发现显示的是关联性，而不是因果关系。因此，单独服用这些药物不一定会导致过敏，但它们确实增加了患上过敏的风险，在任何年龄都是如此。针对成人的抗酸剂尤其受到抨击，因为最新研究表明，抗酸剂将极大地增加过敏风险。2019 年，一项涵盖 800 多万奥地利人的大型健康记录审查就显示，使用药物抑制胃酸的人同时需要药物控制过敏症状的可能性几乎是普通人的 2 倍。这种风险在老年人中尤为突出：使用这些药物的 60 岁以上老人同时需要抗过敏药物的可能性是普通老人的 5 倍以上。这里的潜在联系很简单：当你服用抑酸药物时，你摄入的食物就无法完全分解成足够小的碎片，因此完整的过敏原就被送到肠道，引起过敏反应和炎症。这种反应还会影响微生物群，产生下游效应。

要想理解所有这些机制，我们还需要更多的研究，但新兴科学使我们不得不重新思考：作为医生的我们在推荐或开出上述药物时怎样才算合理？同样，所有慢性胃灼热患者（超过 6 000 万美国人每月至少经历一次胃灼热）在习惯性使用这些药物面前可能都要三思，并在医生甚至营养师的帮助下寻找其他办法。在许多情况下，只要对饮食进行一些调整，慢性胃灼热就可以轻松快速地得到解决。

想想我们的饮食选择这么多，真是令人惊讶。无论住在哪里，做什么工作、多大年纪、继承多少遗产，我们都要吃饭。在我们这个差异巨大的星球上，饮食是少数几项普遍性活动。虽然食物可能是痛苦和疾病的来源，但只要你找到了适合自己的饮食并克服恐惧，食物也能帮你治愈疾病并过上健康的生活。

无所畏惧的事实

→ 美国儿科学会推荐了一种方案，以促进婴儿早期引入过敏性食物，从而预防过敏（详见附录 A）。孕妇不再被告知要避免食用常见的过敏性食物，除非她们自己患有过敏症或不耐受。患上食物过敏的一大重要风险因素就是婴儿严重湿疹，因此一定要咨询儿科医生，当孩子大约 4 个月大时，考虑进行过敏测试或咨询过敏症专科医生。

→ 研究表明，促进免疫健康的好方法包括经常锻炼，宁静、恢复性的睡眠，减轻慢性毒性压力，不吸烟、少喝酒，以及通过适时洗手和佩戴口罩来避免有害感染。

→ 支持微生物群的健康和功能至关重要，有助于增强免疫力。这一点主要是通过健康饮食来实现的，包括摄入益生菌、避免使用不必要的药物，如抗生素和抗酸剂，这些药物可能会对微生物群产生不利影响。

→ 记住，食物就是良药！

第 9 章

健康生活

破解标签密码、建立信心、无畏生活

当走进一家杂货店时，你就有无数的决定要做。我从流行病学研究中收集了许多资料，这些资料背后都讲述了惊人的故事。对九大食物过敏原之一过敏或不耐受仅在美国就影响了 8 500 万人的购物；这些人中有 71% 每次购买食物时都会阅读标签，不管之前买没买过；55% 的人在购买产品前要花几分钟甚至更长时间来阅读标签，他们选择多花费时间来确保产品对自己和家人是安全的；28% 的人只购买包装上贴有过敏原友好标签的产品。6% 的食物过敏家庭会选择避开整个类别的食物（如面包、零食、冷冻食品），特别是由于家庭中有人对食物过敏。对于那些禁食所有包装食品或购买过敏原替代产品的人来说，这种趋势创造出了一个价值约 190 亿美元的机会。

正如你可能猜测的那样，麸质和乳制品替代品在过敏原替代品中占据主导地位，占据了 97% 的市场份额，这在很大程度上是因为它们身上的健康光环，甚至连没有患有小麦过敏、乳糜泻或非钙性麸质敏感性的人群也喜欢购买这些食物。小品牌已经垄断了这个市场，但是大品牌也正在进入这个有利可图的行业。无麸质产品的标签通常做得很显眼，因为食品制造商知道无麸质标签可以吸引消费者。但对于其他许多潜在问题成分来说，贴标签还远远不够。

尽管建议性标签很有帮助，但预防性过敏原标签（如"本品可能含有"或"本品生产于"，这些标签都代表着预包装食品"含有微量过敏原"）的广泛使用可能会给家庭造成困难，还可能让许多人在购买作为日常饮食主食的包装食品时更容易焦虑。另一个问题涉及意外"副作用"：广泛使用这种标签会稀释其价值。当你看到到处都是大量的警告标签时，很自然地就会逐渐认为这些标签不再那么危险、不再那么有用了。这就像看到红灯一直闪烁，直至失去了其警示效果；但如果耀眼的红灯只是偶尔出现，它就有了更多的意义。在我自己的一项研究中，高达 40% 的人承认他们忽视了"本品可能包含"的标签。如果这些标签被忽略，那么它们还有什么价值呢？

我在这些类型的预防性过敏原标签（PALs）上做了大量工作，这些标签旨在警告消费者食品中也许含有未申报的过敏原，即意外进入食物的过敏原。不幸的是，我的团队和其他人的研究都表明，这些标签会引起很多混乱。1/3 的消费者错误地认为预防性过敏原标签标识的是产品中的过敏原含量。其实不是这样的，这些标签并不受到监管，食品制造商也没有措辞标准。如果"本品可能含有"标签意味着食物中的过敏原含量可能有一个阈值，如达 100 毫克，那么患者可以咨询医生，确定自己摄入多少过敏原是安全的，并根据建议购买食物。过敏症专科医生正在研究如何在看诊时使用阈值测试，这可能会让食物过敏消费者在购买 PALs 食物时更放心。与 PALs 相似，餐厅可能也会提供预防性声明（例如，"我们不能保证……"），但这些声明往往也含糊不清、没有统一的标准［同样，《食品过敏原标识和消费者保护法案》（FALCPA）仅适用于受 FDA 监管的包装食品，但标签要求确实覆盖了包装、标注和提供人类可食用产品的零售机构和食品服务机构，参见第 5 章]。在我们拥有精确、标准化的标签措辞并实现整个食品供应链的完全透明之前，人们就只能靠自己，而且往往很多人都没有明确意识到摄入食物的潜在危险。那我们该怎么做呢？

为了帮助大家保障自身安全、获取信息，以下是我的建议。

第 1 步：了解如何以及在哪里可以找到标签上的过敏原信息。如果你的过敏原是九大过敏原之一，就知道 FALCPA 依法要求包装食品中含有过敏原的成分必须用简明英语列出。请注意：在美国，芝麻最近才被列入联邦法定过敏原名单。在加拿大、欧盟、澳大利亚，还有伊利诺伊州，芝麻含量标签都是强制性的。伊利诺伊州议员兼我的朋友乔纳森·卡罗尔（Jonathan Carroll）就很了解这些问题，因为他有一个女儿对食物过敏。他利用我们实验室的数据，在伊利诺伊州通过了一项法律，规定所有含芝麻的食品都要贴上此类标签（我很鼓励大家利用我们的数据来推动类似的重要政策）。

警告：饼干和三明治之间差别巨大。在面包店或熟食店"根据消费者下单定做后放在包装或容器中"的食品不在联邦标签要求的监管范围之内。所以，当你决定在市场的熟食店和面包店买一个新鲜的饼干搭配火鸡三明治当作午饭时，即使里面的食物可能确实含有问题成分，由商店工作人员包装的容器上也不会标有任何受联邦监管的过敏原标签。因此，一定要在柜台询问清楚，这一点很重要；如果食品服务工作人员不能就在售商品的过敏原和潜在交叉接触问题明确回答你的问题，可以找他们的主管或经理询问。如有疑问，请将其从你的购物车中取出，不要购买。

需要了解的其他除外责任：FALCPA 不强制在处方药和非处方

药、个人护理用品（如化妆品、洗发剂、漱口水、牙膏、剃须膏）、宠物食品和用品，以及由美国农业部（USDA）食品安全与检验局（FSIS）监管的任何食品（如肉类和家禽产品及全蛋），或者任何由烟酒税收贸易局监管的食品上粘贴标签。尽管美国农业部 FSIS 办公室鼓励食品公司遵循 FALCPA，但食品公司并没有义务这样做。此外，大豆精炼油和生鲜农产品（如新鲜水果和蔬菜）也不用粘贴来源标签。然而，精制油通常不会有问题，因为精制过程大大降低了油的致敏性；最有可能引发反应的是未精炼（冷榨、压榨）油。生鲜农产品（如玉米、大米）可能由于共用农业设备而含有少量来自其他作物（如大豆或小麦）的过敏原，这些过敏原都很少会被标识出来。

　　仔细阅读成分表，熟悉过敏原的学名，确保自己能够识别各种形式的过敏原。熟悉过敏原的常见食物。以下表格是根据我的一篇论文改编的，显示了许多隐藏食物过敏原存在于食物供应中的普遍程度。

含有主要过敏原的食物和主要食物过敏原的别名
（改编自 FARE 网站的规避过敏原相关内容）

主要过敏原	含有此种过敏原的食物过敏原／食物	此种过敏原或过敏原成分的别名
牛奶	牛奶（各种形式的牛奶、绵羊奶和山羊奶）、黄油、酪乳、奶酪、炼乳、农家奶酪、奶油、奶油奶酪、凝乳、稀奶油、冰激凌、奶粉、乳固体、非脂乳固体、果子露、酸奶油、鲜奶油（打发好的）、酸奶 可能含有牛奶： 人造黄油、"黄油风味"产品、烘焙食品、黄油、糖果、肉类罐头、谷类食品、巧克力、饼干、奶油冻、熟食肉、酥油、部分药物、部分减肥产品；部分椒盐卷饼、奶酪风味小吃、部分油炸马铃薯制品	酪蛋白、水解酪蛋白、酪蛋白酸盐、凝乳、二乙酰、乳清蛋白、乳铁蛋白、乳球蛋白、乳糖、乳果糖、重钙蛋白、凝乳酶酪蛋白、酪蛋白酸钠、塔格糖、乳清、乳清蛋白水解物

主要过敏原	含有此种过敏原的食物过敏原 / 食物	此种过敏原或过敏原成分的别名
蛋	蛋（包括火鸡蛋、鹌鹑蛋、鸭蛋和鹅蛋，因为它们都与鸡蛋具有交叉反应性）、白蛋白、干鸡蛋、蛋酒、蛋粉、鸡蛋蛋白、蛋清、蛋黄、球蛋白、非素食蛋黄酱、蛋白酥皮、鱼糜、塔玛戈（一种日式煎蛋寿司） 可能含有鸡蛋： 烘焙食品、凯撒酱、糖果、蛋糕、饼干、法式吐司、油炸食品、冰激凌、棉花糖、牛轧糖、意大利面、椒盐卷饼、布丁奶 油冻	白蛋白、溶菌酶、卵清蛋白、卵粘蛋白、卵类粘蛋白、卵黄磷蛋白、卵磷脂（美国大多数卵磷脂以大豆制成的，鸡蛋过敏患者可以食用）、蛋黄球蛋白、卵黄蛋白
花生	花生、啤酒坚果、冷榨花生油、美国南部花生、坚果碎（磨碎）、混合坚果、带壳花生、胡桃肉、坚果块、花生酱、花生粉、花生仁、花生油、瓦伦西亚品种花生 可能含有花生： 非洲食物、亚洲食物和部分墨西哥食物、烘焙食品、烧烤酱、糖果、巧克力、辣椒酱辣酱、釉料腌泡汁、肉汁、墨西哥摩尔酱和墨西哥辣酱、牛轧糖、馅饼皮、调味汁混合物	Arachide（译者注：花生的法语单词）、arachis（译者注：花生的学名）、arachis oil（译者注：花生油的别名）、花生蛋白水解物
树坚果	杏仁、山毛榉坚果、巴西坚果、灰胡桃果、腰果、栗子、北美矮栗、银杏坚果、榛子、荔枝坚果、杏仁蛋白软糖、山核桃、香蒜素、开心果、果仁糖、胡桃、坚果提取物、酒精提取物（如杏仁苷）、坚果黄油、坚果粉、坚果肉、坚果油、坚果酱、坚果块	
小麦	面包屑、烘焙食品、奶油、谷物提取物、谷物、粗麦粉、饼干粉、面粉（普通面粉、面包粉、蛋糕粉、硬质小麦粉、浓缩粉、全麦粉、粗面粉、糕点粉、自发粉、软小麦粉、石磨粉、黑面粉等）、水解小麦蛋白、卡姆特硬质小麦、无酵薄饼、无酵薄饼粉、意大利面、面筋、粗面粉、斯佩尔特小麦、发芽小麦、小麦淀粉、酱油、鱼糜 可能含有小麦： 烘焙食品、面包屑、糖果、焦糖色素、巧克力、饼干、调味汁、热狗、冰激凌、松饼、面条、意大利面、加工肉类、椒盐卷饼、酱油、浓汤	硬粒小麦，一粒小麦（译者注：又称单粒小麦），二粒小麦，谷粉、法罗小麦、黑小麦、发芽小麦（麸皮、胚芽、麸质、麦草、麦芽、淀粉）、活性谷朊粉、麦麸水解物、小麦胚芽油、麦草、小麦分离蛋白
鳍鱼类	凤尾鱼、鲈鱼、鲶鱼、鱼子酱、鳕鱼、比目鱼、石斑鱼、黑线鳕、鲱鱼、鲷鱼、安康鱼、桔连鳍鲑、河鲈、狗鱼、绿鳕、鲑鱼、沙丁鱼、小鳕鱼、鳎、胡瓜鱼、鲷鱼、箭鱼、罗非鱼、鳟鱼、金枪鱼、白鲑、牙鳕和其他鳍鱼类 可能含有鱼类： 鲣鱼肉汤、凯撒沙拉酱、鱼油补充剂、鱼露、鱼汤、秋葵汤、人工蟹柳、犹太洁食明胶或鱼胶、海鲜饭、鱼糜、伍斯特郡酱	

主要过敏原	含有此种过敏原的食物过敏原 / 食物	此种过敏原或过敏原成分的别名
水生有壳动物	甲壳动物：藤壶、蟹、小龙虾、磷虾、龙虾（又称海螯虾，法语为 langouste）、斯堪比虾、明虾、小虾 软体动物：鲍鱼、蛤蜊、鸟蛤、墨鱼、贻贝、章鱼、牡蛎、蚝油、扇贝 其他：海参、海胆、蜗牛（食用蜗牛）、鱿鱼（又称乌贼） 可能含有贝类： 法式海鲜浓汤、鱼汤、海鲜饭、海鲜调味料、蚝油	
大豆	大豆（又称黄豆）、毛豆、水解大豆蛋白、味噌、纳豆、日式酱油、大豆奶酪、大豆纤维、大豆粉、大豆颗粒、大豆冰激凌、豆奶、大豆面条、大豆坚果（译者注：由大豆烘烤后制成的零食）、大豆粉、大豆蛋白、大豆分离蛋白、酱油、豆芽、大豆酸奶、豆酵饼、组织化大豆蛋白（TSP）、组织化植物蛋白（TVP）、豆腐 可能含有大豆： 谷类食品、能量棒、加工熟食肉类、蔬菜汤、植物油、起酥油、蔬菜汉堡和香肠	
芝麻	芝麻籽、芝麻盐、芝麻油、中东芝麻酱（又称塔希尼） 可能含有芝麻： 亚洲食品、烘焙食品、面包屑、谷物、薯条、饼干、调味汁和蘸酱、中东炸豆丸子三明治、芝麻酥糖、鹰嘴豆泥、中东食品和甜点、希腊芝麻蜂蜜糖块、小吃、汤、寿司	胡麻、油麻、脂麻、芝麻子（英语又称 til、tehina，学名为 sesamum indicum，西班牙语称 sesamolina） 可能引发过敏的其他种子：亚麻、大麻、罂粟、向日葵

　　香料和色素也可能含有过敏原，但同样地，只需列出前八大过敏原即可。了解产品是否含有其他疑似过敏原的唯一方法是致电制造商或查看制造商网站以了解更多详细信息（查找过敏原信息或常见问题 FAQ 部分）。虽然这可能很耗时，但可以帮助你找到所需的信息，供日后决策时参考。我的许多患者发现，避免食用任何贴有预防标签的产品并寻找在无过敏原设施中生产的食物对他们有所帮助。但其他患者认为这样的饮食选择就太有限了，在这种情况下，我们需要共同制定一个计划，在风险与益处之间取得适当的平衡。

　　我们在医学上很喜欢用的一个比喻是考虑过马路的风险。任何人在穿越道路时都有发生事故的风险，但通常你可以根据交通流量以及在特定的时间、特定的步行标志和交通信号下穿越道路的危险程度来衡量风险。在某些情况下，你可以选择不过马路，而是找到另一条路（相当于选择另一种食物或另一家餐馆）。此外，请注意，产品和制造过程中的成分随时都可能发生变化。最好的防御措施是每次食用前都要阅读标签。此外，请记住，对牛奶过敏的人对绵羊奶、山羊奶和骆驼奶可能也会过敏。对鸡蛋过敏的人对其他鸟类的蛋可能也会过敏。

第2步：了解交叉接触，知道在哪里可以找到标签警告。交叉接触是指食物过敏原意外进入食物。（注意：有时你可能会听到有人称其为交叉污染，但交叉污染严格意义上是指细菌或其他微生物无意中从一种物质或物体转移到另一种物质或物体的过程，交叉污染会带来有害影响。例如，引起沙门氏菌食物中毒。）交叉接触涉及的过敏原通常是少量的，甚至是微量的，可能很难检测到。加拿大的一项研究发现，17%的意外暴露都是由包装上没有建议性标签，但又由于生产或加工过程中的交叉接触而含有过敏原的食物引起的。同样，在美国，联邦政府并未要求制造商在标签上注明可能的过敏原交叉接触，但一些制造商自己主动承担了责任，粘贴了未经监管的预防性声明来警告消费者某些食品存在潜在风险。这些声明就包括："本品可能含有微量X""本品与X共用加工设备""本品加工工厂亦加工X、Y和Z产品"。

其他常用标签还包括"本品与X在同一设备上生产""本品不能保证不含X"。这些标签不受监管的性质可能会使不同品牌和制造商使用不同语言，因而造成混淆，因为不同公司使用的标签字句可能含义也不同。并没有迹象表明有哪些预防性标签会比其他声明更安全，因此不建议仅信任某些标签。在我们最近的一项相关研究中发现，消费者会根据预防性过敏原标签的措辞来判断什么食品对自己或孩子安全。我和我的团队目前正在研究"本品可能含有"标签背后的政策。我们还正在与国家组织合作，提倡在贴有这些标签的食品中针对阈值加以改进。

即使是在高度谨慎的家庭环境中，也很难杜绝交叉接触，但有一些办法可以使事情不那么复杂。例如，准备食物时要好好洗手，好好清洗炊具、砧板和台面；使用干净的油和洗干净的锅来烹饪食物，不同菜分开用不同的勺子。此外，使用干净的洗碗巾和清洁抹布，以避免传播过敏原。外出吃饭则是更大的挑战，尤其是在经常由于交叉接触而导致意外暴露的地方（如自助餐、沙拉吧、冰激凌店、民族特色餐馆和面包店）。如果你在餐厅用餐，记得要告诉服务员（最好是直接告诉厨师／大厨）你的过敏原是哪些，让他们了解你的过敏情况，并和他们确定食物中的成分以及可能的交叉接触。例如，在冰激凌店，不同冰激凌桶本来不应该共用一把勺子，但现实中常常存在共用的问题。

标签完全错误的问题虽然很少见，但有时也会发生。2018 年，在FDA 召回的产品中，大约 1/3 涉及预包装食品标签错误的问题。2020年夏天，FDA 从全食超市（Whole Foods Market）召回了含有未申报鸡蛋成分的糕点，以及含有未申报杏仁成分的青柠馅饼。

保持警惕，但也要做好准备

即使是最小心谨慎的人，也可能有一天意外摄入过敏原，引发危险的反应。因为不小心吃了一片水果而导致口腔过敏综合征，或者吃了一个含有添加剂的蛋糕而让你胃不舒服，这些不适反应在很大程度上是可以忍受的（更不会要你的命！），不适反应最后总会结束，你也知道了将来要避免吃那些食物。但是，对于食物过敏原导致的严重 IgE 介导反应，我们需要有更高的警惕性和关注度，因为你也知道，这些反应可能会很严重，甚至危及生命。

IgE 介导型过敏反应患者都应该始终备有治疗过敏反应的紧急药物。这意味着要随身携带一个医生开具的肾上腺素自动注射器，最好是两个，以防万一需要多次剂量，或者像苏珊那样第一次注射出现失败。肌内注射肾上腺素（大腿外侧中部注射）是所有严重过敏反应的第一道治疗。一般规则是，针对出现全身症状且影响呼吸或心血管系统的患者应给予肾上腺素。针对涉及两个器官系统的严重症状，如皮肤（多发性荨麻疹）和胃肠道，或者出现快速进行性反应（大量呕吐或大面积荨麻疹），也应给予肾上腺素治疗。当然，所有患者都应该学习正确使用自动注射器。

我个人经历过，也从许多人那里听说过，因此知道在发病期间要做出清晰的评估判断有多么困难。我想明确强调，如果发病期间有任何疑问，请直接使用肾上腺素，不要犹豫。这是一种非常安全的药物。当然也可以使用其他药物以缓解特定症状，如治疗皮肤症状的抗组胺药（"H1 阻断剂"，如苯那君），治疗哮喘的短效支气管扩张药（如沙丁胺醇）。同样地，每个患者的需求都必须得到满足。如果出现呼吸系统症状，应先使用肾上腺素，然后使用吸入器。急诊室还可提供许多其他药物治疗，包括氧气、皮质类固醇、H2 阻断剂、升压药和静脉输液。

肾上腺素使用技巧

- 认识到症状的严重性，并迅速采取行动。
- 立即使用肾上腺素。

- 拨打 911。

- 携带两个肾上腺素自动注射器。

- 跟进情况。每年定期咨询你的初级保健医生和过敏症专科医生。

旅游技能

不论是个人还是家庭，刚开始处理食物过敏问题的时候常常会限制旅行，尤其会避免坐飞机或前往不熟悉的异国他乡，因为他们担心自己会不可避免地接触到食物过敏原。不管你年龄多大、食物过敏经历如何，如果要前往存在文化障碍和语言障碍的国家，旅行可能会格外困难。乘坐飞机旅行时，最好查看一下航空公司关于食物过敏的政策，看看是否能提醒他们你可能遇到的特殊情况。例如，一些航空公司可能允许个人提前登机、擦拭座位和小桌板。这么做是有帮助的，特别是对于过敏患儿来说帮助很大。你也可以自带食物上飞机，并带上所有处方药，包括自动注射肾上腺素、抗组胺药和哮喘吸入器。如果你是单独旅行，可以佩戴医疗警示珠宝（译者注：医疗警示珠宝上刻有患者的关键医疗信息，可在救助时为医护人员提供信息），以额外增加保护。

密歇根大学一个小组领导开展了一项针对花生和坚果过敏人群的国际调查，调查发现，在 3 273 名参与者中，有 349 人曾在飞行中出现过敏反应，13.3% 的人使用了肾上腺素作为治疗。研究表明，乘飞机时要求航空公司提供某些便利能够降低过敏概率。例如，可以要求航空公司建议乘客避免食用含有花生 / 胡桃的食品，并避免使用航空公司提供的枕头和毯子。此外，带上你自己的抹布清洁座位。我曾经好几次在飞机上为生病的乘客提供治疗。多年来，我一直都会检查飞机上的紧急医疗包，确定有肾上腺素自动注射器。我印象很深：我发现许多航空公司的飞行包都加入了肾上腺素自动注射器，因此感到非常高兴。

最好学习目的地语言中食物过敏原的词汇。建议携带书面声明（如厨师卡，见下文），并向酒店和餐厅工作人员说明你的过敏原是什么，若食用过敏原会引起严重反应。我们全家去意大利时就带了一张意大利厨师卡，并在吃饭时出示。我女儿瑞雅（Riya）第一次使用厨师卡时非常紧张，但当时厨师在她面前大声朗读卡片，且完全理解了其中意思，还承诺会对食物做一些调整，这令我们很是惊喜。那顿饭吃的意大利面是瑞雅吃过的最好的一次，她觉得自己很特别，受到了特别照顾。

厨师卡

对于喜欢外出就餐、担心遇到问题食物的家庭来说，携带厨师卡是一个好主意。厨师卡概述了患者必须避开的食物，是向餐馆的厨师或经理说明食物过敏情况的理想方式。

数字技能

随着电子病历的普及及其在不同的医疗保健中心之间的共享，正确记录你的过敏原和其他问题食物／成分就至关重要。当你住院时，如果医生在护理、治疗之前查看了你的个人资料，你一定会希望这些信息是准确全面的。你可能会说不清楚自己的过敏反应和敏感程度，或者可能会以为自己的健康记录简单易懂、不言自明。

你可能之前在医生办公室或急诊室时已经将自己的过敏反应写在

了问卷上，以为所有信息都已正确、全面地输入系统了，但现实可能并非如此。现在，大多数患者都可以在线访问患者门户网站，一定要检查自己所有的过敏和敏感性数据是否都得到了正确记录。如果接诊的不是你熟悉的医生，或者你碰巧去了不熟悉的医院，这一点就尤其重要。你的智能手机里可能有一个数字医疗标识，也可以存储信息。了解这些技术，并在可能的情况下加以使用。

关注心灵

食物不仅对我们的身体至关重要，它也经常是社会生活和宗教生活的核心。因此，对食物产生不良反应不仅会造成身体上的不适，还会造成精神上的毁灭性打击。一个孩子因为对过敏反应的恐惧，再也不吃自己最喜欢的食物，如蛋糕和饼干；一个成年人再也不能随心所欲地分享别人盘子里的东西了，因为担心可能存在隐藏成分或交叉接触——这些只是食物相关疾病影响一个人心理和社交的两个例子。饮食过度限制的问题甚至会破坏营养平衡、降低能量水平。这就导致了负面经历、负面自我评价和负面情绪的循环。

第一次对食物产生不良反应后，患者的生活通常会伴随着越来越大的不确定性甚至焦虑。焦虑会因为这种不确定和不适而增长。经典的"如果……怎么办"问题就是焦虑的生动体现。也就是说，患者担心的是一些尚未发生的事情。

我现在对其他食物过敏吗？如果我再次意外暴露，会发生什么？下一次反应会危及生命吗？我的余生都要为此担心吗？这些都只是我的患者首次经历食物不良反应后告诉我的部分顾虑。对于疑似食物过敏儿童的父母来说，他们的担忧甚至可能比患儿自身的担忧更为沉重。

任何疾病诊断都可能令人瞠目结舌，尤其是在无法保证治愈、你又了解到这种慢性病需要持续性管理的情况下，会造成非常大的心理困扰。此外，食物过敏是独特的，因为在患者出现过敏反应之前，食物过敏都是无症状的。因此，它实际上是一种看不见的隐性慢性病。食物过敏患者及其家人因食物过敏而感到焦虑和困扰是完全正常的。但作为一名医生和为食物过敏患者发声的倡导者，我认为有用的信息、工具和技巧对于应对食物过敏挑战来说才是最重要的。

诚然，一些研究发现，与不过敏的人群相比，食物过敏患者及其家人中焦虑和其他精神问题的发生率更高，但重要的是，我们要记住，有了支持和资源，患者及其家人就能够成功应对食物过敏以及随之而来的焦虑和压力。此外，在过去的几年里，我们对食物相关疾病的认识已经加深了很多，包括如何治疗及如何有效地支持患者。我们正在进入一个新的时代——在这个时代，食物相关疾病是一个可以在现代医学和有效支持网络的帮助下克服的挑战。在回答患者咨询时，我经常发现"金发女孩原则"（Goldilocks Principle）很有帮助，通过下图就可以理解该原则。

根据"金发女孩原则"（译者注：该原则出自西方儿童故事《金发女孩与三只小熊》，意指不多不少刚刚好的就是最合适的），最佳焦虑水平可帮助患者/护理人员有效应对和管理过敏反应，同时降低患者/护理人员因不必要的恐惧而过度警觉或做出危险性冒险行为的可能。由于不可能将风险降至0%，我尝试鼓励患者形成"轻松就绪"（relaxed readiness）的态度，即他们准备好了识别和治疗意外反应，但又不让恐惧和焦虑压倒自己。"轻松就绪"强调几种应对策略的整合，结合了准确信息收集（认知应对策略）、情绪调节（情绪策略或自我调节应对策略）和实践（将范式转化为自动反应）。

　　针对食物相关疾病以及如何妥善管理这些疾病，要想建立起更健康、更平衡的态度，咨询专家至关重要。对于疑似食物过敏的患者，尽量要咨询认证过敏症专科医生。同样重要的是，要根据自身需要，咨询受过食物过敏训练的心理学家和营养师。我的研究表明，有数百万美国人错误地认为自己对食物过敏，因此可能会不必要地规避食物，对他们的生活质量产生不利影响，在极端情况下还会导致进食障碍。为进食障碍患者提供咨询的治疗师会告诉你，他们看到过许多患者与食物之间关系紊乱、不健康，其中至少有部分原因便是食物过敏和不耐受。

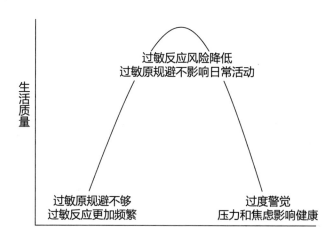

　　诚然，我应该说句公道话，这样的病例很少，但医护人员已经逐渐意识到食物相关疾病与进食障碍之间的联系。毕竟，两者有一个共同的行为特点：对食物的巨大恐惧。两者都会带来一种被食物和食物相关决定所禁锢的感觉，为此，要想实现自由，患者需要学习如何与食物建立健康的关系，并根据个人需求、偏好和潜在条件做出有益健康的明智选择。以下是生活质量下降且生理机能受到干扰的一些警示信号：所有精力都用于思考、规划如何规避过敏食物，焦虑蔓延到生活的其他领域，影响学校和工作中的常见社会行为和情感活动，出现睡眠问题，易怒且坏脾气影响到了重要关系等等。行为健康干预（包括正念练习和引导意象、日记、虚拟和面对面支持小组、个人治疗和家庭咨询）可以帮助改变这些不利的想法、感觉和行为。

我在这本书里没有随意使用"食物自由"这个词。这是一个有多种含义的术语。想象一下，当你禁食美味的乳制品和小麦多年后，发现自己实际上对乳制品和小麦并不过敏！有时你只需去一次过敏症专科医生办公室，便可在严格监督下食用疑似过敏原（如口腔食物激发试验）。值得注意的是，研究表明，参与口腔食物激发试验后，患者和护理人员的生活质量可以得到显著改善——无论激发试验的结果是排除过敏还是确认过敏！在这种情况下，知识真的就是力量。这很好地说明了不确定性会"助长"焦虑，当不确定性有所降低（无论是否确诊食物过敏）时，一个人的体验就得到了改善。

有时候，获得这些知识和信息可能会让人不舒服，但从长远来看是值得的。例如，大部分恐惧源于我们听到的食物过敏死亡病例，但事实是，食物过敏致死的情况极其罕见。我的同事保罗·特纳（Paul Turner）博士就再次谈到，美国患者死于食物过敏的概率非常低（不到 1/10 万）。许多因这些致命过敏反应而失去孩子的家庭成立了基金会，帮助教育社区民众如何识别并应对过敏反应，包括如何使用肾上腺素。这些基金会还会鼓励你从过敏症专科医生处获得合适的食物过敏诊断和管理工具。

我一直相信积极心态能减轻压力、促进健康。谢天谢地，最近的研究也开始提供了令人信服的证据。我在斯坦福的同事们进行了一项值得关注的研究，该研究测试了接受口服免疫疗法的食物过敏患者：如果研究人员引导患者将治疗期间的任何非致命过敏症状视为治疗发挥作用的"积极信号",而不是传统意义上的"治疗副作用",是否会有更好的结果?这一点至关重要,因为许多患者由于治疗时出现了症状(如嘴部发痒、充血)而引发了安全担忧、中断了免疫疗法,但事实上这些症状通常并不危险,完全在意料之中。

值得注意的是,在随机分配的被试者中,被告知"症状是积极信号"的人焦虑和症状有所减轻,对治疗也更满意,并且与那些被随机分配接受常规治疗的人(任何副作用都被视为治疗引发的有害副作用)相比,治疗结果也更好。我认为这项研究是一个很好的例子,说明我们医生对患者护理方式的微小变化也会产生很大的影响。这项研究还强调了一点,咨询和精神健康护理在帮助食物过敏患者及其家人提高生活质量方面发挥着关键作用。人们越了解自己正在经历的事情和可能出现的结果,就越能做好管理、坚持完成治疗、找到治疗成功的迹象。我们的团队由临床心理学家丽莎·伦巴第(Lisa Lombard)领导,目前正在开发一种虚拟现实工具,以帮助患者积极看待治疗,并在治疗前和治疗期间减轻他们的焦虑。

许多家庭发现,咨询团体和支持团体非常有价值,在这些团体中,他们可以分享经验,从他人那里获得知识和鼓励。正如他们所说,养育一个孩子需要一整个村庄,要想帮助所有年龄层的患者忍受食物过敏并培养长期韧性,也需要一整个村庄。问问弗里茨·希诺哈拉(Fritzie Shinohara)就知道了,她在保护家人安全的任务中从一开始的恐惧一步步实现了无畏。

像许多军人家庭一样,弗里茨和丈夫(他是一名美国空军士兵)频繁搬家,分别在乔治亚州、弗吉尼亚州、科罗拉多州、伊利诺伊州生活过,后来又搬回了弗吉尼亚州。弗里茨自己是美国海军的一名文职人员,在全身心投入到过敏宣传工作之前,她曾经是一名药剂师;

夫妻俩每两年就得搬一次家，这使得孩子的食物过敏管理异常困难。他们的三个女儿都患有多种食物过敏，每一次搬家，她们就得看新医生、上新学校；夫妻俩中仅弗里茨丈夫在军队任职有收入，管理女儿食物过敏的重担带来了经济困难。就在我 2016 年见到他们之前，他们当时 8 岁的大女儿出现了掉发问题，这是一种叫作全秃（alopecia totalis）的罕见疾病，病因不明，但被认为是一种自身免疫性疾病。她从二年级开始就经历了一阵又一阵的脱发，还患有 EoE。光是努力应对严重脱发就足以让一个人的精神状态走下坡路，再加上多种食物过敏的额外挑战，你可以想象弗里茨和丈夫两人战士般的坚强了。

幸运的是，这个家庭获得了奖学金，资助他们参加我们的食物过敏会议，这是我和我的团队开发的一个项目，旨在帮助儿童及其家庭应对食物过敏。这也是我遇见这个美好家庭的地方。如今，如果你问弗里茨对她来说最重要的东西是什么，她会告诉你，对食物过敏儿童的父母来说，没有什么比有机会和其他父母交流更有价值了。"如果可以，你首先要做的是在社区建立一个支持系统，找到当地的一个食物过敏支持小组，并参加会议，"她说，"无论你怎么做，都要接受教育，做你自己的拥护者。"

这是个好建议。我要补充的是，并不是过敏儿童的父母才应该做这些事情。任何患有食物相关疾病的人都应该去寻求支持团体的帮助。如今，无论线下还是线上，支持团体无处不在。我们在附录 B 中列出了大量组织和支持团体。事实上，弗里茨就创建了自己的脸书小组，并创建了一个专门针对军人家庭的支持小组。她的人生就是一个"当你自己的拥护者、掌控生活"的故事，她做到了。弗里茨如今已经不需要再纠结女儿们为什么会或如何会对食物过敏，她只需要带着知识和信心继续前行，看着女儿们长成深思熟虑、独立高效的成年人。

无所畏惧的事实

→ 无论你身在何处，要想学习如何生存和健康生活，就需要学习阅读标签、识别问题成分，包括可能由于交叉接触带来的成分。预防性过敏原标签是有帮助的，但经常做不到完全透明，因为它们和人们想象的不同，并没有因为所有可能致敏的物质得到严格监管或广泛使用，而且也存在许多例外。

→ 常见过敏原（如牛奶）可能以不同的名称出现（如牛奶也会被称为酪蛋白）在食品标签上。如果能够学会识别标签、轻松解读成分列表、不用完全依赖模糊的预防声明，就会给你带来帮助。为了降低意外接触过敏原的风险，你可能需要避免食用任何带有预防性标签的产品，并寻找在无过敏原场所生产的食物。

→ 对于真正患有食物过敏并可能出现严重过敏反应的人来说，务必要学会携带和使用肾上腺素。在理想情况下，可以携带两个自动注射器，使用时要做到干脆利落不犹豫；肾上腺素是安全的。

→ 为了减少旅行时的麻烦和恐慌，记得随身携带厨师卡（见前文"旅游技能"），这能在你自身保持警觉之外再增加一层保护，可以帮助你说明自己的过敏症，并平安地在国外就餐。

→ 不要以为你的存档病历准确记录了自己所有的过敏和敏感问题。这些记录是动态的，一定要确保它全面记录了你的最新情况。不要羞于将自己的食物相关疾病告知他人，尤其是你的临床护理人员。

→ 管理慢性病可能会造成心理负担。要想实现真正的食物自由，心灵和身体同样重要。记得寻求朋友、家人和团体的支持，让他们帮助解决你如今正在经历、他们也经历过的问题。

第 10 章

立足本地，放眼全球

从社会整体来看，我们如何才能扭转过敏流行的趋势

　　本书的单身读者除了食物问题外，还有一些共同之处。始于 2020 年的新型冠状病毒大流行是我们一生中最具历史意义的事件之一。几乎在一夜之间，我们每个人都不得不改变工作方式、购物方式、外出就餐方式、穿衣方式、社交方式、交往方式、旅行方式、度假方式、庆祝方式、亲子关系、玩耍方式、投票方式、欣赏音乐会和运动等娱乐方式，以及日常生活方式。不管有没有感染，每个人都受到了病毒迅速传播的影响。这让我们深入了解了我们自己、我们的环境和地球微妙的平衡。

　　尽管科学家们几十年来一直预测会出现这种大流行（不过不确定最终会在什么时候发生），但这次疫情仍然让许多人猝不及防；也许是因为我们一直在否认，转而为应对其他威胁做准备，如恐怖袭击和网络安全漏洞。对我们人类来说，可能很难针对一件自己和我们父母都没有经历过，而且可能不会发生在我们这一代人身上的事情做好准备。我们能够随时采取必要措施应对自然灾害和季节性事件，如飓风和暴风雪，这是因为它们发生的频率和可预测性都很高。但像新冠肺炎这样规模的公共卫生危机呢？如果在2010年有人预先警告你十年后会发生什么样的事情，你可能会持怀疑态度；一种百年一遇的病原体引发大流行，从而严重破坏社会和经济：这样的场景在人们的心中似乎极其遥远，甚至难以想象。

明天发生大流行的可能性和昨天、今天的概率是一样的，但毫无疑问，我们的观念已经发生了巨大的变化。我们将愈加受到新冠肺炎的威胁，这种疾病可能是病毒性的，正在人群中传播，并在全球造成严重破坏。气候变化、毁林、栖息地丧失、人类迁移、大规模快速交通、为经济发展而大举开垦荒地，这些因素的综合作用为严重传染病频繁爆发创造了条件。

亚伦·伯恩斯坦（Aaron Bernstein）是哈佛大学陈曾熙公共卫生学院（Harvard T.H.Chan School of Public Health）气候、健康和全球环境气候变化中心（C-Change Center for Climate, Health, and the Global Environment）的临时主任。他还是波士顿儿童医院普通儿科的住院医师，擅长研究疾病如何在不断变化的环境中出现，尤其是气候变化与传染病之间的关系。在2020年ProPublica（译者注：ProPublica是一间总部设在纽约市曼哈顿区的非营利性新闻编辑部，为公众利益进行调查报道）的新冠肺炎采访中，他直言不讳地表示：认为气候、健康和环境政策之间可能没有关系的想法是"一种危险的错觉"。

我在食物过敏领域的同事也持有类似观点。食物过敏（及其反复发作）虽然不是传染病，但确实是一大公共健康问题。几乎每篇经过同行评议的食物过敏相关论文都明确指出了这一点，但如果你问普通民众是否知道这一事实，你会发现大多数人都不了解——就像大多数人也都不知道一场规模空前的传染病可能会发生。食品相关疾病增加的原因其实和病毒大流行的部分原因是类似的。如今，环境变化比我们的基因组变化还要快，也难怪我们的身体开始抗拒曾经对我们无害的成分。尊重气候、健康和环境政策之间的深刻联系不仅有助于我们预防未来的流行病，还将有助于我们终结食物过敏。技术也将发挥重要作用。

想象一下，将来有一天，你可以在智能手机上安装一个应用程序，扫描食物中的潜在过敏原。其实现在已经有类似的移动应用程序了，只需轻按主屏幕按钮就可以帮助你找到过敏原友好型机构（见附录B），或者向急救人员和指定紧急联系人发出过敏情况警报。又或者经过基因改造、不含致敏蛋白质的低过敏性树坚果和花生怎么样？同样，基因疗法可以安全地编辑你的基因组，这样你的身体就不会错误地认为某一种或某一类食物是有害的。所有这一切未来都可能发生，有些已经处在开发中。其实，市场上已经有像便携试管的便携式设备能够感知食物中的麸质或花生成分了（不过大多数这类产品都需要有更先进的技术和更低的成本才能真正为每个人所用）。食物过敏疫苗未来也可能出现，因为现在已经有十几家制药公司在专注于食物过敏的研发项目，目标是让花生过敏原模拟病毒入侵来增强身体的免疫反应。与口服免疫疗法相比（口服免疫疗法会训练免疫系统将过敏原识别为无害物质，本质上来说就是在某种程度上解除免疫系统的武装），食品疫苗恰恰相反——以更类似于传统疫苗接种的方式诱导身体产生保护性抗体（本质上来说是武装免疫系统，使其准备好在日后暴露时立即识别、耐受过敏原蛋白，如花生）。

我设想，在接下来的几年里会出现更多的选择，从疫苗到生物制剂再到免疫疗法；我们可以使用预测性建模，考虑患者的遗传学、微生物群等因素，衡量哪一种治疗方法最有效。此外，如前所述，许多诊断方法也正在不断地改进，我们预计这将开创一个新的未来，让我们不仅能够更快、更可靠地诊断出食物不良反应，还能预测疾病的严重程度。目前，疾病的严重程度在很大程度上取决于不良反应发生之后的诊断分类，但下一代诊断方法有望在发生严重反应之前就为患者和医生提供严重反应风险的预测。这可能将彻底改变这一领域。当你读到这里时，已经有大量研究正在进行中。与我 17 年前刚开始进入这一领域时相比，如今有太多太多的研究人员和行业合作伙伴投身这一领域寻找问题的答案。这一切除了能够提高数百万患者的生活质量，还能在各个层面带来超乎想象的益处。分析师预测，到 2025 年，食物过敏治疗市值将达到 400 亿美元。

这些创新都不是幻想。上述每一项技术目前都处于不同的发展阶段，我认为在未来几年内，许多技术就将变得司空见惯，成为第 7 章各种食物过敏治疗方法的补充。我希望在解决食物不耐受方面也能有所进展，这一领域需要更科学、更有效。我所在的领域正在发生一场革命，我对未来既兴奋又乐观。十多年前，当我刚刚转向食物过敏研究时，美国国立卫生研究院针对这个领域几乎没有资助；如今，食物过敏研究已经被视作一大优先领域。

但与此同时，我们还需要确保这些食物过敏管理、治疗和预防方面的进步是每个患者都能得到的资源，无论其经济状况如何、获得医疗保健是否困难。你应该还记得第 6 章中的埃米莉·布朗（Emily Brown）——堪萨斯城食物平等倡议组织的创始人兼首席执行官，她就通过组织将价值超过 10 万美元的"不含过敏原"食物送到了有需要的人手中。埃米莉致力于为面临食物不安全问题并需要治疗性饮食的个人提供支持，她与当地非营利组织、健康组织、政府领导等一同出席演讲活动，并热情分享了自己在食物不安全和食物过敏方面的个人经验。

几年前，当她就女儿的食物喂养问题向妇女、婴儿和儿童（Women，Infant&Children，WIC）项目请求帮助时，很快得知女儿由于广泛过敏无法食用许多 WIC 提供的食物（花生、牛奶、鸡蛋、小麦和大豆——这些都是许多食物的主要成分）。随后，埃米莉向当地的一个食品储藏所寻求帮助，但女儿再次因为过敏无法充分利用储藏所提供的食物。那次经历点燃了埃米莉内心的一团火，激励她尽己所能改善食物过敏人群的健康状况并终结他们的饥饿问题。

食物过敏诊断不应带来经济压力，更不应该带来情绪压力或生理压力。新冠肺炎在很大程度上揭示了全国各地的卫生差距，这种不平等一直是许多疾病面临的一大障碍，包括食物过敏。每个人都必须吃饭，但是如果一个家庭每年要花费数千美元才能保证食物营养丰富的同时不至于把家人吃进急诊室，这就划清了富人和穷人之间的界限。价格还不是唯一的障碍，想要获得合适的食物也很困难。"这就像剥洋葱一样，"在谈到自己需要每天一步步解决的复杂问题时，埃米莉说："在我的工作中，我发现自己剥完一层皮，又有另一层。"

她还指出了食物沙漠的问题，即农村地区和市中心的居民无法在当地商店找到符合他们饮食需求的食物。埃米莉希望有一天自己的女儿能尝试口服免疫疗法（OIT），但这通常会产生保险不覆盖的自付费用，花钱、照顾和责任的一系列压力使为女儿安排治疗变得异常困难。例如，因为经常需要去诊所做 OIT，就会促使个人和家庭考虑跨国搬迁和工作变动，这样才能争取优先获得最先进的食物过敏治疗。

未来几年，我们的医疗体系在准入、治疗开展和保险覆盖方面一定需要改革。如果说新冠肺炎大流行给我们带来了一线希望，那很可能是疫情加速了医疗改革，这是大众喜闻乐见的，将影响到每一个病人，不管他们患的是什么疾病。2013 年 10 月 30 日，CDC 发布了首个全国性学校食物过敏综合管理指南——"学校与儿童保育、早教机构中管理食物过敏的自愿指南"（Voluntary Guidelines for Managing Food Allergies in Schools and Early Care and Education Programs）。虽然是"自愿指南"，但该指南将支持学校和幼儿项目中学校食物过敏管理政策的落实，并对现有做法的改进提供指导。

自从我进入这个领域以来，食物过敏意识已经获得了极大的关注。我感到自豪的是，芝加哥（我所居住的城市）公立学校系统是美国最早实施强制储备肾上腺素政策，以用于过敏反应紧急治疗的学校系统之一。不幸的是，这一切是在一名幼童在学校发生严重过敏反应时因没有肾上腺素而死亡之后才发生的改变。在那之后，学校系统保证不会让类似情况再次发生，并通过了一项法律，要求芝加哥所有公立学校都要储备肾上腺素。许多死亡是可以避免的，甚至死里逃生都是有可能的。每当有人出现严重反应，通常就会打乱另一个人甚至是整个家庭的生活：他们很难出去吃饭、日常活动难以维系，所以避免这些反应发生就至关重要；好消息是，我们知道教育倡议和提高认识可以做到这一点。见证政策得以制定、看到社区如此迅速地团结到一起共同保护食物过敏患者实在鼓舞人心，应该成为全国公民的榜样。

一些州已经公布了全州学校食物过敏管理指南，但我希望每个州都能执行这些指导方针。好几个州也已经通过了立法，允许但不要求各公共场所储存未指定肾上腺素，以备紧急使用。未指定肾上腺素是指该药物并非供特定个体使用，可用于任何有需要的人（即任何经历严重过敏反应的人）。这一举措类似在公共场所储存除颤器，以方便对任何心脏骤停患者进行及时治疗。未指定肾上腺素将给众多公共场所带来益处，包括日间营地、青少年娱乐项目、主题公园、日托中心、餐馆、运动场和大学校园。少数州还通过了专门针对高等院校的法律，允许但不要求高等院校储备未指定肾上腺素。各州的法律各不相同，但可能都会免除民事责任，并针对培训人员以及如何维护、储存和管理肾上腺素的具体要求加以概述。

这些公共安全网是在一些富有献身精神的食物过敏人群不断协调努力下才构建起来的。由于我自 2004 年以来一直从事食物过敏领域的工作，因此目睹了许多组织和倡导团体的发展。我有幸与其中许多组织和团体合作过，它们专注于食物过敏和相关疾病的特定领域，如哮喘、湿疹、EoE 和许多其他疾病。我参加了它们为家庭、医生、研究人员、教育者、决策者等举办的许多会议并在会上发言。看到这些组织聚集在一起讨论影响社区的重要问题并推动变革，那感觉真是太棒了。你可能参与过或了解过一些存在已久的项目，如过敏和哮喘网络（Allergy and Asthma Network，AAN）、美国哮喘和过敏基金会（Asthma and Allergy Foundation of America，AAFA）、FARE、食物过敏和过敏反应联系小组（Food Allergy and Anaphylaxis Connection Team，FAACT），或者一些更年轻的项目，如食物过敏基金（Food Allergy Fund）和过敏坚强组织（Allergy Strong）。许多家庭基金会也加入了这个行列，每个月都有新的基金会成立。

你可能会觉得自己一个人无力从公共卫生的宏观角度改变食物过敏，或者也做不到像埃米莉·布朗一样创办一家机构。但其实你要是想帮助推动这场革命并带来好的变化，可以做的事情有很多。如果不知道从哪里开始，可以查看我们附录 B 中的组织（及其网站）和支持团体列表，并参与进来。有许多地方团体和国家团体都专注于政策、宣传、同伴支持、教育，甚至临床试验。

2018 年，当丽莎·盖博（Lisa Gable）被任命为 FARE 首席执行官时，我就知道我们正携手实现共同的使命：一是提高公众对食物过敏的认识；二是开展研究，为新的诊断和治疗方法提供信息。作为前美国大使，盖博以不屈不挠著称。"我克服了巨大的困难阻碍，"她说，"我的目标是将政党、政府机构、公司、研究机构和个人团结在一起，建立可持续的伙伴关系和项目，加快解决食物过敏问题"，追求"实用性创新"。

FARE 及其合作组织深知，技术的好坏取决于其可及性。因此，我们开始思考如何能够改变识别食物相关疾病和给患者赋权的方式、推广标签使用、使治疗和药物民主化（包括新疗法，如 OIT，但不幸的是，这些新疗法对许多人来说仍然远在天边），这令人耳目一新且十分有效。我们必须为所有家庭找到负担得起的解决方案。FARE 是一家非营利机构，但在盖博的领导下，该机构大幅增加了资金投入，前所未有地照亮了食物过敏的世界。

过敏和哮喘网络（Allergy and Asthma Network）总裁兼首席执行官托尼娅·温德斯（Tonya Winders）是我认识了十多年的老朋友兼资深活动分子。她还是 5 个孩子的母亲，其中 4 个孩子患有哮喘或过敏症。她的希望和愿景是："有一天我们能够更好地了解科学，以诊断、治疗甚至治愈食物过敏"，认识到"民众意识和公共政策在过去十年中的重大进步"。

没有人比和食物过敏患者朝夕相处的人更了解食物过敏。这些机构在你的参与下能够收集到更多故事和数据，帮助我们这些研究人员拓宽视野、回答问题，从而实现重大突破。

我与这些机构密切合作，但除治疗患者外，我的另一大主要职责是担任西北大学费恩伯格医学院食物过敏和哮喘研究中心（CFAAR）与芝加哥安和罗伯特·H.卢里儿童医院的主任。我和我的团队除了开展临床工作和研究以深入了解食物过敏和哮喘的身体负担、心理社会负担和经济负担之外，我们还与当地社区食物过敏和哮喘的利益相关者合作。我们通过暑期实习计划和我们网站上提供的培训机会来培养民众意识、教育下一代。我们中心的研究还包括如何优化食物过敏和哮喘管理、减少护理差异、实施校本（译者注：意为基于学校的、发生在学校的）干预，以及推进改善患者生活的政策。我们与当地学区（包括芝加哥公立学校）密切合作，制作了视频（覆盖了日托中心到大学），这些视频介绍了如何在课堂上讲授食物过敏以及如何培养同龄人支持，在我们的网站上都是免费供学校使用的。要想减少错误信息、终结针对过敏患者的霸凌，宣传教育至关重要。

我们的团队目前正在努力减少不平等，并深入了解食物过敏症状、管理的不同以及种族和社会经济地位带来的可及性差异。我们早期的流行病学工作显示出了食物过敏的差异，在那之后，我们开启了低收入青年食物过敏管理（Food Allergy Management in Low Income Youth，FAMILY）研究，开始研究这些差异背后的机制。利用这些数据，我们创建了食物过敏护照和工作簿（Food Allergy Passport and Workbook），尝试减少部分差异（可在我们的网站上免费下载）。我们目前正在进行一项与白人和非裔美国人种族差异相关的食物过敏（Food Allergy Outcomes Related to White and African American Racial Differences，FORWARD）研究，该研究将跟踪黑人、白人和拉丁裔家庭，以确定三类家庭在疾病及负担上的差异。这是美国国立卫生研究院和我们在辛辛那提的合作机构 [辛辛那提儿童医院，由阿马尔·阿萨德（Amal Assa'ad）博士领导]、华盛顿 DC 的合作机构 [DC 儿童医院，由赫芒·夏尔马（Hemant Sharma）领导]、芝加哥的合作机构 [拉什大学医学中心，由玛丽·托宾（Mary Tobin）领导] 和我们在卢里儿童医院的团队之间的合作项目。

作为研究人员，我们有改变世界的巨大潜力。你可能熟悉"只要有证据，改变就有可能"这句口头禅（摘自医生促进人权协会）。本着这种精神，我们与多个组织密切合作，以确保我们中心的研究能与他们的宣传工作协同并为之提供动力。我期待你的加入。我们热爱社区的声音，热衷于每天学习如何改善成人和儿童的健康和生活。我们成立了一个社区咨询委员会，帮助我们提出教育和研究的重要主题，并确保我们的工作能够系统性地解决社区中最紧迫的问题。

我的工作墙上有一幅小漫画体现了我对未来的想象。画上一个大人对一个孩子说："你知道，在我那个时代，是没有食物过敏的，"这也是你如今经常听到的一句话。后来，那个孩子长大了，和另一个孩子说："你知道，在我那个时代，是有食物过敏的"。我希望这就是我们前进的方向，能参与其中着实令人激动。像托尼娅和我们社区的许多人一样，我也期待着下一个十年将会给我的子孙后代带来什么。我女儿现在是一名青少年，她对花生和树坚果过敏的症状仍在继续，但已经不再对鸡蛋过敏了。她可能终身都要生活在坚果过敏的影响之下，但我相信，她一定会像成年人一样毫无畏惧地享受生活。

去 www.feinberg.northwestern.edu/sites/cfaar/ 了解我们的最新研究、新闻和即将发生的事件吧。在那里，你还能找到一个不断丰富的资源库，旨在协助制定针对儿童和成人过敏性疾病的政策。

成为一只蝴蝶

人们常说，一只蝴蝶扇动翅膀就能在几千英里外引起龙卷风。所谓的蝴蝶效应是混沌理论（chaos theory）中的一个概念，简单地说，就是小事件也可能有大影响。已故数学家、气象学家爱德华·诺顿·洛伦兹（Edward Norton Lorenz）在这方面功不可没，因为是他在 20 世纪 60 年代末于麻省理工学院建立天气和气候可预测性的理论基础时创造了这个类比。

我的观点是：做一只蝴蝶吧。尽己所能在你的家庭和当地社区中推动变革，为实现巨大的全球变化而努力。这没你想象的那么难。

20 年前，你可能都不知道有人患有危及生命的过敏反应，或者坚持食用无麸质饮食。当然，你知道有人不能吃任何含有"微量坚果"的东西，但几乎没有人会随身携带肾上腺素自动注射器或需要规避小虾和龙虾。无小麦饮食更是闻所未闻。FODMAP 不耐受？也是从来都没有听说过。这与如今的场景形成了鲜明对比，给我们敲响了警钟：今天，至少 1/10 的美国人受到食物过敏的影响，至少 1/5 的美国人有某种程度的不耐受。对于 IgE 介导型过敏反应患者，你无法回答"严重程度如何"的问题，因为这一疾病没有"轻微"或"严重"之分，任何人都有可能因为吃了一口食物而诱发以前从未有过的不适反应。对于患有不耐受症的人来说，症状可能局限于胃肠道系统，但你不能称其为"温和"，因为不耐受对患者生活质量的打击也是毁灭性的。食物敏感谱上的每一种疾病都很麻烦。

要消除食物过敏、不耐受和各种各样的伪装症，就需要全方位了解许多往往很微妙的促成因素。未来想要控制过敏和消除食物不耐受，不是仅仅通过食物排除疗法和药物治疗就够的，一定有更好的治疗方法。这些方法一定是组合疗法，但是我们必须从宏观的角度来看待这个问题。通往无过敏未来的道路将在很大程度上取决于预防。与医学上的许多疾病一样，预防疾病通常比治疗疾病要容易得多（治愈就更难了）。食物相关疾病的预防需要我们关注，甚至改变生活方式，以建立起促进免疫健康的健康习惯。

为更好的食品政策而战

如前所述，全球食品市场是巨大的。我们几乎一年四季都可以买到所有食物，而高科技食物曾经只在某些地方或在某些季节条件下才能生产。后来新技术进一步传播，这些新技术有时用来提升食物抵抗极端条件的能力，有时用来研发创造全新的食物。我们如何才能制定出更好的政策来保障食品供应并加强过敏原管理呢？

我的部分工作包括审查食物过敏政策，以便为提高食物安全提出循证建议。这些工作大多由美国国立卫生研究院资助，目标是在社区、学校系统和公共工作场所中推广那些足以拯救生命的政策。这是一项重要的工作，将继续吸收各领域其他研究人员的智慧。如前所述，由于食品相关问题错综复杂，我们必须调动许多不同领域专家的共同智慧。正如我们没有放之四海而皆准的解决方案，解决这个问题也没有单一的途径。

你可以做什么：投身当地的工作。了解当地政治家在影响食品环境问题上的立场，并与他们讨论改革性措施。首先，写信给当地的政治家，说服他们做出改变，这将有益于你的社区、工作单位等。学校也需要改变，如可以减少肉类为主的午餐，增加户外活动时间，减少刺激性强的清洁化学品。如果你生活在食物沙漠（译者注：上文中提到，意指有些地方无法在当地商店找到符合饮食需求的食物）中或附近，很难获得新鲜食物，可以考虑参加社区支持农业（Community Supported Agriculture，CSA）或经营社区菜园。

医学的未来是包容的

在科学圈和健康圈中，过敏和食物不耐受不应该被孤立成单独的讨论领域。如你所知，食物过敏的范围广泛而深入，有多种发病机制，任何一种疾病都可能涉及体内的多个系统。这使得我们需要多管齐下的治疗方法。结合医学在这一方面就至关重要。在传统医学中，似乎所有不同的领域都是一座座孤岛：我们将医学划分为不同的"科"（如心脏病、癌症、传染病、食物过敏）。但你可能会惊讶地发现，我们在一个看似孤立的医学领域中所学到的东西也渗透到了其他领域。例如，我们在研究阿尔茨海默病中学到的东西可能对我们理解免疫学和免疫相关疾病（包括其中的食物相关疾病）有着重大的意义。即使是针对新冠肺炎开发的新疗法和新疫苗，也正在以我们从未想过的方式彻底改变医学。

这就是为什么我们需要对相关医学领域中的新观念和范式转变保持开放态度。我们需要与许多其他医学领域之间开展合作才能解开现代过敏流行的谜团。这将涉及跨学科方法，从免疫学、心理学/精神病学、风湿病学、肺病学、神经病学、内科医学和微生物学（尤其是与人类微生物群相关的方面）中获取知识。归根结底，一切都是风险和收益的权衡。我们从所有利益攸关的地方收集的优质数据越多，我们未来就能走得越好。

打喷嚏、湿疹、流鼻涕、眼睛发痒等通常与过敏联系在一起的症状都还只是开始。问题在于，食物过敏及其并发症可以影响到任何器官系统，而治疗往往是按系统或器官给药的。此外，你现在已经了解到，食物过敏的症状种类繁多，相互重叠，包括胃肠道、皮肤、口腔、呼吸、心血管、免疫、神经和心理问题。我们不应该局限于那些陈腐的临床和研究模式，也不能停留在特定疾病的孤岛上。身体是一个完整、复杂的单元，牵一发而动全身，就像我们生活的世界一样。我相信，我们即将开启一个合作和理解的时代，在这个时代里，研究和技术会不断涌现新进展，为所有食物疾病患者创造一个更光明的未来。

无所畏惧地生活

当我第一次开始构思这本书时，题目初步定为《食物：是敌是友？》。放在当时似乎很恰当。对于那些日常饮食总会引发疾病的人来说，这个充满了可能性的世界突然被分成了两个不平等的部分：朋友和敌人，即好人和坏人、安慰和恐惧的来源。当我开始将自己的想法整合起来写成连贯的文字，同时将自己作为研究员和医生所学的所有科学知识都纳入其中之后，才形成了现在的标题。没有食物恐惧的生活是幸福的，也是我们所有人都应得的。面对食物过敏及其并发症时，有四点建议能帮助你实现这样的幸福生活：识别并赋权；治疗；管理与预防；健康生活。这个"处方"并不总是线性的，因为有时我们会同时进行管理和预防，或者治疗后先进行赋权再重新识别和治疗。就像我们生活中经历的许多事情一样，这种规定性模式是一个无止境的连续体，我们可以根据需要在其中穿梭。它只是我们做出选择、确定态度、照亮前进道路的一个框架。顺便说一下，当我们选择勇敢地走下去时，这条路就是光明的。

科迪·斯凯拉（Cody Skylar）是一名食物过敏倡导者，也是FARE 的积极成员，他正在为改变世界尽自己的一份力量。科迪·斯凯拉创建了世界上第一家注重健康不过敏的送餐服务机构：漫步送餐（Wander Meals），希望创造一个饮食限制和特殊饮食要求不会影响生活的世界。他也知道这项任务的重要性：科迪对 8 种主要食物过敏原中的 6 种有严重的食物过敏反应，由于过敏反应导致气道受限，他直到 4 岁才会说话。他用一句大胆的话总结了我的看法："生活不在于你能不能吃到生日蛋糕，而在于你吹灭蜡烛实现愿望时吹出的那一口气。"

他说得非常到位。最后，伟大的玛娅·安杰洛（Maya Angelou）说过一句话我非常喜欢："在你找到更好的方法前，尽你所能；在你找到更好的方法后，努力做得更好。"临床医生、研究人员、倡导者、教育者和像你一样的普通人都做出了巨大的努力，使得我们每天都在不断发现更好的办法。

去扮演好自己的角色吧，就是现在。找到你可以带来改变的领域，帮助我们做得更好。

吹一口气，让你的愿望成真，过上健康的生活。

无所畏惧的事实

→ 尽管食品不良反应仍将是公众关注的一大健康问题，但随着新技术和新疗法的出现，患者及其家人的未来会比以往任何时候都更加光明。

→ 人们越来越认识到食物相关疾病给边缘化社区带来的不同负担，以及实现卫生资源平等的切实步骤。

→ 食物过敏管理是每个人都要做的工作。我们每个人都可以推动地方食品政策的改进，并与区域级、国家级患者权益维护组织团结起来。有了集体力量和社会力量，我们就能够创造一个无过敏反应的未来，真正无所畏惧地生活。

附录 A
父母行动手册

从母乳喂养过渡到喂食固体食物

　　人们普遍认为，婴儿的消化道或"肠道"在 6 个月大之前还不够成熟，不能消化除母乳以外的任何东西。我经常被问到一个问题：这是否意味着父母应该等到婴儿 6 个月大的时候再引入固体食物？我的答案是：大多数婴儿自己会告诉你他们什么时候准备好吃固体食物了，大约会在 4~7 个月。这是一个非常自然的过程。我建议关注婴儿发出的信号，以评估他们是否准备好可以吃固体食物了。他们能否直立坐着且头部控制良好？他们对你吃的东西感兴趣吗？他们能从勺子里拿食物吗？但是，如果儿童的食物过敏风险较高，早期引入辅食的潜在益处也就更大，并且在权衡潜在益处的同时还必须要考虑婴儿的喂养信号。此外，记得咨询你的儿科医生，并考虑好你的家庭偏好。低风险或中风险婴儿完全母乳喂养至 6 个月大绝对没问题。如果婴儿处于高风险，请与儿科医生和过敏症专科医生讨论怎么办，但一定要在 4 个月左右开始评估并引入辅食。研究发现，早评估、早引入辅食可能对高危婴儿最为有益。

母乳长期以来被认为是婴儿的理想营养。这是由美国儿科学会（AAP）推荐的，该学会在 2012 年重申了先前的建议：纯母乳喂养到婴儿 6 个月大左右，接着在母婴双方都接受的前提下继续母乳喂养一年以上，同时引入辅食。但母乳的光环不仅仅是因为它提供的营养丰富，母乳在免疫系统发育中也发挥着动态作用，会加剧身体的防御以及过敏的过度防御。母乳喂养期间自然发生的食物过敏原转移（译者注：指婴儿通过母乳接触到过敏原）可能很有益处，因为这可能是婴儿第一次接触食物。母乳是一种复杂的免疫液体，是婴儿最自然的食物来源。

关于母乳和食物过敏的文献不断增加，然而，关于母乳如何影响食物过敏的发展，我们要了解的还有很多。母乳不仅包含大量营养素和微量营养素，还包含活细胞、抗体和其他免疫活性剂，其中一些可填补不成熟免疫系统中的免疫空白。母乳成分是动态的，随着婴儿的发育而变化，甚至随着感染等临床变化而变化。人类母乳中也存在细菌。虽然其中一些微生物被认为来自母亲的皮肤、婴儿的口腔、皮肤以及环境，但母亲体内的特殊免疫细胞可以将细菌从肠道经淋巴系统转运至乳腺，并在乳腺处将细菌转移至乳汁中。此外，低聚糖（也称为益生元，是细胞功能所需的一种碳水化合物）也存在于母乳中，在婴儿肠道微生物群的发展中发挥着重要作用。这让我们认识到，滋养（我在第一部分中已经定义过）微生物群至关重要。

我知道，出于各种原因，在孩子刚出生后的几个月里纯母乳喂养对一些母亲来说是不现实的，甚至是不可能的。但幸运的是，这些年来，婴儿配方奶粉在模仿天然母乳方面已经有了很大的改善。母亲永远不应该因为做不到纯母乳喂养而自责。同样，如果父母已经尽力了，可他们的孩子还是患上了食物过敏，父母也不应该责备自己。

这是一个非常重要的问题，因为没有任何一个避免食物过敏的策略是完美的，随着我们了解的深入，建议也在不断发展。有些婴儿即使是顺产出生、在农场长大、母乳喂养、不使用抗生素，并在婴儿期就接触到了过敏食物，还是会患上食物过敏。对于父母来说，猜测孩子过敏的根本原因并加以指责是毫无意义的。

引入固体食物：一次一种

当婴儿发育成熟后，大多数儿科医生都会建议引入辅食，对于大多数婴儿来说，这一般发生在 4~6 个月。如前所述，前提是婴儿能够在很少支撑或没有支撑的情况下自己坐起来，并在有人提供食物时张开嘴、表现出对食物的兴趣。准备好吃固体食物的婴儿还会尝试伸手抓食物、玩具或其他物体。刚开始引入一种食物即可，如婴儿强化麦片、果蔬泥。随后逐步引入其他单一成分的食物泥，一次引入一种即可。首先提供稀泥，后续随着宝宝味觉适应了不同的食物质地，渐渐过渡到糊状黏稠泥。再往后，你可以提供双成分混合泥，如肉和蔬菜混合——混合食物有助于增加饮食的多样性。不要添加任何糖或盐。同时在孩子 1 岁前都要继续提供母乳或婴儿配方奶粉。只要母婴双方都接受，可以在任何时间进行母乳喂养。

尽管大多数儿科医生建议在引入新食物之前要等待至少两天，以便能够监测婴儿是否有过敏反应，但这一建议并没有基于任何确凿的科学证据，通常会使父母难以及时引入食物，而且婴儿喂食问题的过度医疗化还会给他们带来压力。我个人的建议由《美国医学会儿科学》（*JAMA Pediatrics*）杂志在 2020 年 8 月发布，即在每次引入新食物之间等待 1~2 天，对于非常见食物过敏原，可能 1 天就可以了。首先可以引入几种水果泥和蔬菜泥，还可以混合搭配婴儿强化麦片。一旦宝宝习惯了，就可以尝试一些花生产品。

请记住，IgE 介导型食物过敏通常发生在摄入食物后 2 小时内，其中大部分是由九大过敏原（花生、树坚果、鸡蛋、牛奶、大豆、小麦、鳍鱼类、贝类和芝麻）引起的，而对谷类、水果和蔬菜的过敏反应则很少。花生产品不应该是婴儿的第一种固体辅食。要想将其他常见过敏原引入宝宝的饮食中，可添加酸奶（牛奶）、奶油谷物麦片（小麦）或各种坚果酱（树坚果）等食物。烘烤或煮熟（因此得以充分加热）的鸡蛋比稍加烹饪的鸡蛋（如炒鸡蛋）更不容易引起反应。所以，试着把以下食物加入烘焙食品中：如自制低糖松饼（用水果泥代替糖）或加了一点水 / 母乳 / 婴儿配方奶粉的煮鸡蛋泥。

已知数据表明，在 4 个月大时引入过敏原食物（如花生和鸡蛋）的婴儿中，食物过敏风险最高的婴儿受益最大。对于这些易患过敏性疾病的儿童来说，他们的皮肤很可能因湿疹而受到了损坏，他们第一次接触过敏性食物最好是通过口腔摄入，因为这能够增强他们的食物耐受性。记住这句口号：通过皮肤，过敏可能爆发。通过饮食，过敏可以控制。同样重要的是，要记住，许多食物过敏患儿从未患过湿疹，早期引入食物过敏原可能对所有婴儿都有益。

还要记住一个重点，AAP 关于出生后 6 个月纯母乳喂养的建议要早于 LEAP 研究。如今确实仍旧建议这样做，但如果婴儿处于高风险中，AAP 也建议要评估情况并尽早引入花生产品。我们还从 2016 年发表的 EAT 研究中了解到，在婴儿出生 3 个月大时向其引入过敏性食物并不会影响 3~6 个月月龄期间的母乳喂养，因此早期引入辅食和母乳喂养可以同时发挥作用。

LEAP 研究发表后，美国国家过敏与传染病研究所（NIAID）召集了一个专家小组，以便根据早期食用花生食品可预防花生过敏的最新证据为父母和医生制定指南。AAP 2019 年早期营养指南也认可了 NIAID 指南（根据婴儿对花生过敏的风险不同，该指南也有所不同）。对于低风险婴儿，家庭可以在他们喜欢的时间以他们喜欢的方式引入适合他们年龄的含花生食物，只要花生食物没有窒息的危险即可。对于因患有轻度或中度湿疹而有中度花生过敏风险的婴儿，NIAID 建议在 6 个月左右开始食用花生食品。对于风险最高的婴儿，如患有严重湿疹、鸡蛋过敏或两者兼有，NIAID 鼓励父母首先对孩子进行测试，以了解它们是否已经对花生过敏。如果孩子还没有对花生过敏，最好尽快食用适合其年龄的含花生食物，因为随着孩子年龄的增长，患上花生过敏的风险会不断增加。

向婴儿引入花生食品的两种简单方法

1. 将一些细腻的花生酱与水、配方奶粉、母乳或食物泥（如果蔬泥）混合。

2. 使用含花生的出牙饼干或花生零食。

例如，你可以将 2 茶匙细腻的花生酱混合在大约 2 茶匙的热水中，冷却后喂食，或者将花生酱混入 3 汤匙水果或蔬菜泥中。刚开始可以用勺子尖蘸少量上述混合物尝试喂食，然后等待十分钟，看婴儿是否有反应的迹象。如果可以耐受，就可以喂食剩余的食物。我们观察过因过敏反应入院的我院婴儿，发现大多数有荨麻疹、皮疹和呕吐等轻度症状，呼吸困难和血压下降则不太常见。根据 NIAID 指南，建议给婴儿喂食 2 克花生蛋白（2 茶匙的花生酱或花生粉或 21 块 Bamba 花生泡芙），每周约 3 次，这和 LEAP 研究的喂食要求相同。当你增加其他坚果和坚果酱的摄入量时，花生的摄入量可以减少一点，但要尽量频繁喂食。目标是将花生长期作为婴儿日常饮食的一部分。

我尽可能总结了迄今为止最新、最科学、最好的建议（见下），但还是请你一定要咨询孩子的儿科医生：

→ 怀孕或哺乳期间没有饮食限制（当然，除非母亲对某些食物过敏或不耐受）。

→ 如果婴儿皮肤干燥、发红、发炎，请立即与你的儿科医生沟通。根据需要使用润肤剂和处方药以保持皮肤完整，如果有需要，可去看皮肤科医生。

→ 如果孩子被诊断出患有严重的湿疹，请确保在将花生引入其饮食之前，尽早（约 4 个月大）咨询儿科医生，让孩子接受花生过敏测试。如果有必要，儿科医生可能会建议你带孩子看看过敏症专科医生，对孩子进行某些检查。花生过敏评估不要拖延。预防食物过敏的绝对"窗口期"仍然未知，拖延可能会导致孩子患上花生过敏。

→ 关于引入鸡蛋或含鸡蛋产品的建议是类似的：应该在孩子 6 个月左右开始，但不能早于 4 个月大。可以使用"煮熟的"鸡蛋，不要用生鸡蛋或巴氏杀菌的含鸡蛋产品，如奶油冻、自制冰激凌、蛋黄酱等。

→ 不要延迟引入其他七种过敏原，如牛奶、树坚果、大豆、小麦、芝麻、鳍鱼类和贝类。一旦宝宝耐受了一种食物，可以尝试继续引入新食物，一次引入一种即可。

→ 一旦宝宝耐受了这些食物，你应该继续引入多样化的饮食，并继续定期轮换喂食。

我应该补充一点，遗传因素在食物过敏的发展中确实起到了一定的作用，但不是决定性的。婴儿不一定会从花生过敏的父母那里遗传花生过敏，或者当兄弟姐妹对牛奶过敏时遗传牛奶过敏。许多（绝大多数）食物过敏儿童都不是遗传父母的食物过敏。不过，食物过敏家族史确实会使婴儿的食物过敏风险略微升高。

我要再次强调：早期引入食物过敏原（特别是引入花生）已被反复证明可降低花生过敏的风险，尤其是在患有严重湿疹的高危婴儿中。关于鸡蛋引入和预防鸡蛋过敏以及其他食物过敏的数据也在朝着同一个方向发展，希望很快就能获得更多相关数据。更广泛地说，关于饮食多样性的研究表明，在婴儿期摄入更丰富、更健康的食物可以降低食物过敏的风险。

欧洲变态反应和临床免疫学学会（European Academy of Allergy and Clinical Immunology，EAACI）的一个工作组针对已发表的研究进行了系统回顾，并得出了结论：增加饮食多样性可降低食物过敏的风险。覆盖多个欧洲国家的一项研究和仅在英国进行的另一项研究均报告称，出生后第一年食物多样性的增加与儿童后期食物过敏的减少有关。从这些研究中可以得出两点重要结论：英国的研究表明，每引入一种新食物6个月或每引入一种新食物过敏原12个月，发生食物过敏的概率就会显著降低。

我们从饮食多样性研究中了解到的第二个要点来自欧洲的研究，在该研究中，以摄入鱼、酸奶、水果和蔬菜为主的优质婴儿饮食与婴儿肠道微生物群中丁酸盐的增加（这是肠道微生物群多样性和健康的标志）、儿童食物过敏和其他类型过敏的减少相关。这里传达的信息很清楚：我们必须让婴儿吃东西！

但这并不意味着婴儿需要在6个月前吃很多食物，并在12个月大前吃下所有可能的食物过敏原。真正的含义在于，如果你在婴儿6个月大之前就开始断奶，不要每天只给婴儿喂米饭和苹果泥，要喂不同的水果、蔬菜和谷物。与宝宝共度美好时光，给他们喂食你最爱的食物。只需确保不喂食任何可能导致窒息的食物，并且在宝宝1岁前不要喂食蜂蜜（因为有可能发生肉毒中毒）即可。就食物过敏原而言，尽早引入含花生的食物（用水、母乳或配方奶粉稀释的细腻花生酱）非常重要，这能降低孩子花生过敏的风险，当然还要继续引入其他食物。黄金法则是：一旦引入了食物过敏原，就一定要定期喂食。

我的同事卡丽娜·文特（Carina Venter）博士是科罗拉多大学、科罗拉多儿童医院的过敏专家营养师。她致力于研究营养、微生物群、免疫学、遗传学与食物过敏预防治疗之间的关系。作为国际变态反应饮食与营养网络（International Network for Diet and Nutrition in Allergy）的创始成员之一兼前任主席，她为有兴趣研究食物过敏的营养师创建了一个营养师之家，并强调了母婴营养在食物过敏治疗和预防中的重要性。

文特博士于2020年6月发表的一项研究表明，在近1000名婴儿中，饮食多样性的增加降低了他们患上食物过敏的可能性。她还协助进行了一项系统综述，探讨了婴幼儿期饮食多样性与过敏之间的关系。基于研究发现，她和同事还认为婴儿期的饮食多样性可能与过敏减少有关，并正在尝试针对婴儿饮食多样性推出明确指南。

文特博士很高兴地看到营养终于在食物过敏的世界中获得了应有的地位，营养在过敏性疾病中的作用终于得到了广泛的研究。她还指出，"营养不仅仅能支持免疫系统，还是预防和治疗中的一大可变因素。我坚信，免疫营养（译者注：通过特定营养素干预调节免疫系统活性的潜力被称为免疫营养）便是许多问题的答案。"

我很荣幸有机会和文特博士一起解决其中部分问题。我也特别期待看到将来我们的研究成果能转化为全球的教育活动。这将为我们提供机会，以研究确定婴儿引入辅食和预防过敏性疾病的最佳方式，同时减少医疗化，推广这种让婴儿学习进食、探索世界的自然方式。

公共场所的食物过敏教育

学校的准备

在学校里，做好食物过敏准备尤为重要。孩子们的大部分青春时光都是在学校里、在老师和学校员工的照顾和监督下度过的。约 18% 的食物过敏儿童在学校发生过过敏反应，多达 1/4 的食物过敏儿童首次过敏反应发生在学校，原因是幼儿首次尝试食物或意外摄入过敏食物。我们要牢记这一点，并确保食物过敏学生、他们的教师和同龄人在他们的幼儿期、小学、中学、高中以及高等教育阶段都能够充分了解如何保持环境的安全。

首先，了解每所学校现行的保护性食物过敏政策至关重要。大约 10 年前，我在伊利诺伊州的学校工作，帮助改进致命食物过敏的管理指南。当时，学校还无权为未确诊食物过敏或未使用过自动注射器的儿童储备应急肾上腺素，而且由于害怕承担责任，学校也不允许保健人员给这些儿童服用任何救命药物。但是，在芝加哥一名八年级学生在一次学校庆祝活动中死于过敏反应后，芝加哥公立学校（Chicago Public Schools，CPS）学区承诺不会让类似情况再次发生。2012 年，伊利诺伊州司法部长正式通过了《学校获得紧急肾上腺素法案》（*School Access to Emergency Epinephrine Act*）。CPS 成为全国第一个所有学生和教职员工都可以广泛、方便地获得这种救命药物的大城市学区。我自己就见证了这一经历,十分感慨。如今,美国已经有 49 个州制定了法律 / 指南允许或要求学校储备肾上腺素或确实要求学校储备肾上腺素以确保孩子的安全——第 50 个州的立法正在进行中。

除了学校的肾上腺素政策外,许多学校还实施不同的政策来解决食物过敏问题,如提供无坚果食物,鼓励家庭不要带含有过敏原的产品,设立无过敏原午餐桌,以及禁止外部食物进入学校。学校系统正在为食物过敏学生努力营造尽可能安全的环境,并已经取得了进步,我非常感谢。无论出台了哪些无过敏原政策,对教师、员工和学生开展宣传教育都至关重要。接下来,我将带你了解各个教育阶段的情况,并提供一些建议和工具,以提醒你注意食物过敏的安全和防范问题。

婴幼儿期

将食物过敏儿童送往幼儿园或日托所可能是孩子们第一次被置于他人的护理之下。由于幼儿可能还无法清楚表达自己的感受,或者可能没有意识到自己的症状,因此教师如何识别过敏反应的体征症状以及如何进行适当干预就至关重要。我们可以尽早通知学校,告知孩子的过敏情况,包括诊断、过敏类型和反应史,并向教师提供儿童食物过敏紧急行动计划。此外,将孩子所有的必需药物带到学校,与老师坦诚分享信息和资源,这些都是非常有益的。例如,可以让老师知道在紧急情况下如何以及何时使用肾上腺素,并说明孩子出现反应时的典型语言或体征,让老师有所准备。

我们的团队最近为幼儿保育教育专业人士、父母和学生制作了有益的教育视频以促进交流,并对这些人群进行宣传教育,从而让每个人都相信自己有能力护理食物过敏儿童。

小学 / 中学

随着孩子达到小学年龄，一定要和他们讲清楚分享食物的原则，以及在自助餐厅里应该如何安全进食。这个年龄的学生开始变得更加独立和社会化，因此在这个阶段，让他们有信心、有知识，了解什么食物能分享、什么不能分享就至关重要。我们鼓励教师在整个学年的庆祝活动中始终提供与食物无关的物品，以避免出现任何意外摄入，这也有助于营造一个有趣、安全、无压力的环境。随着学生开始进入中学，他们面对食物过敏问题时可能更加独立。更多的学生可以自己携带肾上腺素自动注射器，因此要确保学生将肾上腺素放在自己容易拿到的地方，并知道如何以及何时使用。

此外，如有必要，确保学生持有医生签名的自行携带 / 自行注射许可表。对于食物过敏学生来说，自己是自己最坚强的后盾，可以和他们一起练习如何使用肾上腺素，并给他们的朋友和老师提供宣传教育，保证他们也能为食物过敏学生提供支持。

同样，要确保学校的护士或老师有一个行动计划存档，并能适当有效地照顾学生。

高中

随着学生达到高中年龄，他们通常在疾病管理中扮演更独立的角色，有时在食物过敏管理中也会出现更多冒险行为。我的团队于2016年进行了一项研究，旨在了解促使青少年冒险的影响因素。我们发现，13% 的学生不常携带肾上腺素自动注射器，许多学生说，他们食用的包装食品带有预防性过敏原标签（PAL），显示该食品含有他们过敏最严重的过敏原。此外，当被问及他们的同学是否知道在食物过敏的紧急情况下该怎么办时，只有约 11% 的人表示他们的同龄人知道如何处理。相反，得到学校支持（即老师、朋友、学校护士意识到他们对食物过敏）的过敏学生则不太出现危险行为。总体而言，学生们表示需要提高公众对食物过敏的认识，也需要学校提供更好的支持，以帮助他们在学校的环境中更舒适、更放心。然而，这些青少年也表示，食物过敏给他们带来了多方面的好处。例如，食物过敏让他们更有责任感、激励他们为自己和他人发声、推动他们识别帮助有特殊需要的人，并为自己选择更健康的食物。

在这个阶段，一大重点是要鼓励这些行为，并确保学校提供适当的支持系统，使过敏学生感到安全、相信自己有能力适当处理自己的食物过敏。为了促进所有这些年龄组之间的讨论，我的团队制作了三部食物过敏宣传教育视频，旨在提高大家对食物过敏的认识和对过敏反应症状的早期识别。这些视频的目的是让学生在课堂内外成为自己的后盾，并向教师们提供有用的常见问题解答和资源，帮助老师组织讨论。

大学

随着学生进入到大学生活，他们就要把已经建立起来的支持系统留在家里，不得不开始在校园内独立管理自己的食物过敏问题。尽管许多新系统已经建立起来，以适应大学生在食物过敏和其他食物相关疾病方面的需求，但在为大学阶段做准备时，还是有一些关键建议需要我们牢记。学生申请大学和进行大学访问的时候便是开始询问校园住宿问题的理想时间。虽然食物过敏包容度不会是选择大学的唯一因素，但还是需要了解校园内的利益相关者有谁，以及现行系统是否能够确定学生在食堂、宿舍、集体活动以及其他场所的安全性。联系校园残疾人服务中心（如有）、餐厅员工和宿舍联系人，这能在开启大学之旅前解答关于安全准则和重要事项的疑问。

在为患有食物相关疾病的学生区分标准化安全措施方面，大学仍处于早期阶段。我们已经做了一些研究以了解大学校园仍然需要什么样的支持才能让学生感到安全和舒适。在 2018 年的一项研究中，我们采访了一所大学校园中的食物过敏学生和主要利益相关方，以找出需要改进的关键领域。利益相关方表示，通过①向学生校园网络中的其他人告知食物过敏学生的情况；②明确角色 / 职责；③提高校园对食物过敏体征、症状和致死性的认识，就能够推动建设食物过敏友好型校园。通过这一反馈，我们创建了一个名为"聚焦校园食物过敏"（Spotlight on Campus Food Allergies）的食物过敏工具包模型，采用不同的干预措施，以改善大学生对食物过敏的体验。干预措施包括在新生大会前提供帮助，就食堂改进提建议，为加入俱乐部或运动队提供支持，以及在学生出游时制定适当食物标签协议。我们希望能在全国的大学校园里推广这些创意。

为此，我们还对学生进行了调查，了解他们在餐厅遇到的任何问题和原因，以及他们认为校园里有哪些方面可以改进，以提高过敏认识和包容度。通过本次调查，我们将制作一段教育视频在大学新生中播放，以便学生尽早开始讨论，并为过敏学生及其同龄人提供帮助，让他们的大学生活更顺利、更安全。

应急行动计划和医疗警示珠宝

如前所述，所有 IgE 介导型食物过敏患者都需要的一大帮助是：书面应急行动计划，以及与可能需要在学校或工作中处理过敏反应的人开展明确沟通。这些书面计划旨在治疗过敏反应症状，应做到易于阅读、易于遵循，未受过高等教育也能理解。药物剂量也应列入应急行动计划。应急行动计划样本有英语和西班牙语两种版本。我最喜欢的是由美国儿科学会（AAP）和FARE共同制定的一版。这些资料都可以在线下载，详见参考资料。

部分学校、地方学校董事会和州可能有自己的应急行动计划。对于学龄儿童，家庭与学校护士、学校营养服务机构（要求饮食替代）及其过敏症专科医生之间开展合作至关重要。学校护士是关键的合作伙伴，因为他们具备必要的技能和领导力，能够制定实施食物过敏政策、培训教育学校员工、提高学校社区的认识，并处理过敏反应紧急情况。此外，学校护士不仅熟悉学校员工，还了解学校的资源和文化。他们在已知过敏患者和未知过敏患者的过敏管理中都起着重要作用。但不幸的是，并非所有学校都配有全职护士。

无论学校是否配有全职护士，教师和员工都需要接受培训，而在没有学校护士的地方，员工培训就更加重要。如果学校没有护士，则需要对工作人员进行培训，以实施针对学生和全校食物过敏的管理战略。所有学校工作人员都应接受识别过敏反应和严重过敏反应的培训，并了解自己在学校食物过敏应急方案中的作用。在大多数州，经过适当培训的特定工作人员可能会再次接受培训，以便在学校护士不能立即到岗时为没有已知过敏史的学生使用肾上腺素。对学生的朋友进行宣传教育也很重要。我们再次发现，降低青少年食物过敏风险的最大因素之一是同伴支持。如果朋友知道并支持过敏学生，情况往往就会改善。

不言而喻，当大家对家庭或学校有着不合理的期望时，或者当学校过敏管理策略未能有效保护学生安全、限制过多并影响过敏学生的生活质量、学习能力或影响到其他学生时，坦诚沟通并寻求支持就至关重要。为此，我鼓励任何有严重过敏反应风险的人考虑佩戴医疗警示珠宝，包括手镯或项链吊牌，因为如果发现有人昏迷，这些珠宝对急救人员非常有帮助。它们也可以帮助到无法清楚表达自己正在经历过敏反应的人。想象一下，当你独自在餐厅用餐，因为意外摄入一种自己高度过敏的成分而产生不良反应时，短短几分钟内，你就几乎说不出话，更不能呼吸。如果附近有人能立即知道发生了什么，也许就能救你一命。这是一个极端的例子，但也是一个很好的例子。

附录 B

参考资料

全国性医疗组织

美国过敏、哮喘和免疫学学会（AAAAI）	https：//www.aaaai.org/
美国儿科学会（AAP）	https：//www.aap.org/
美国过敏、哮喘和免疫学学院（ACAAI）	https：//acaai.org/

国际性医疗组织

澳大利亚过敏和过敏反应协会	www.allergyfacts.org.au
印度过敏治疗协会	www.allergycareindia.org
新西兰过敏协会	www.allergy.org.nz
英国过敏协会	www.allergyuk.org
严重过敏反应运动	www.anaphylaxis.org.uk
加拿大过敏与临床免疫学学会（CSACI）	https：//csaci.ca/
欧洲变态反应和临床免疫学学会	https：//www.eaaci.org/
加拿大食物过敏协会	https：//foodallergycanada.ca/
S.O.S. 过敏基金会	www.sosalergia.org
瑞士过敏和哮喘研究所（SIAF）	www.siaf.uzh.ch
世界变态反应组织	www.worldallergy.org

主要政府机构

疾病控制和预防中心（CDC）	cdc.gov
美国临床试验数据库	www.clinicaltrials.gov
免疫耐受网络（ITN）	www.immunetolerance.org
美国国家卫生研究院：国家过敏与传染病研究所	https://www.niaid.nih.gov/
美国农业部	https://www.usda.gov/
美国食品药品监督管理局	www.fda.gov

医院 / 中心

密苏里州圣路易斯哮喘、过敏和食物过敏中心	https://aafacenters.com/about-us/dr-warrier/
食物过敏和哮喘研究中心（CFAAR）	https://www.feinberg.northwestern.edu/sites/cfaar/
科罗拉多儿童医院	https://www.childrenscolorado.org
FARE（食物过敏研究与教育）	https://www.foodallergy.org/resources/fare-clinical-network-centers-distinction
洛杉矶儿童医院戈尔家族过敏治疗中心	https://www.chla.org/gores-family-allergy-center
西奈山伊坎医学院贾菲食物过敏研究所	https://icahn.mssm.edu/research/jaffe
英国国王学院医院	https://www.kch.nhs.uk/
玛丽·魏泽食物过敏中心	https://medicine.umich.edu/dept/food-allergy-center
澳大利亚默多克食品与过敏儿童研究所	https://www.mcri.edu.au/research/centres/centre-food-and-allergy-research
西北哮喘和过敏中心	https://www.nwasthma.com/
西北药物过敏和免疫部	https://www.nm.org/conditions-and-care-areas/allergy-and-immunology
贝勒医学院德克萨斯儿童医院食物过敏项目	https://www.texaschildrens.org/departments/food-allergy-program
科罗拉多大学过敏、哮喘和临床免疫学教研室	https://medschool.cuanschutz.edu/clinical-immunology
内布拉斯加州大学－林肯分校，食物过敏研究和资源项目	https：//farrp.unl.edu/

国家宣传组织

过敏倡导协会	https：//allergyadvocacyassociation.org/
过敏和哮喘网络（AAN）	https：//www.allergyasthmanetwork.org/
过敏之家	www.allergyhome.org
过敏坚强组织	https：//allergystrong.com/
美国嗜酸性粒细胞疾病合作组织	https：//apfed.org
美国哮喘和过敏基金会（AAFA）	https：//www.aafa.org/
英国过敏与临床免疫学学会	https：//bsaci.org
促进嗜酸性粒细胞疾病研究运（CURED）	https：//curedfoundation.org
乳糜泻基金会	https：//celiac.org/
正确饮食：营养与饮食学院	https：//www.eatright.org/
食物过敏和过敏反应联系小组（FAACT）	https：//www.foodallergyawareness.org/
食物过敏基金	https：//foodallergyfund.org/
FARE（食物过敏研究与教育）	https：//www.foodallergy.org/
粮食平等倡议	https：//foodequalityinitiative.org/
FPIES 基金会	https：//fpiesfoundation.org/
国际食物蛋白诱导性小肠结肠炎综合征协会	https：//fpies.org/
美国哮喘和过敏基金会食物过敏儿童分会	https：//www.kidswithfoodallergies.org/

家庭基金会 / 影响力机构

过敏旅行者	https：//www.allergictraveler.net/
过敏旅行	https：//www.facebook.comgroupsallergytravels/
艾利森·罗斯基金会	https：//www.allisonrosefoundation.org/
以利亚 - 阿拉维基金会	https：//www.elijahalavifoundation.org/
迷人的家庭假期	https：//www.enchantingfamilyvacations.net/
平等饮食	https：//www.equaleats.com/
食物过敏专家	https：//foodallergypros.com/
食物过敏治疗讲座脸书小组	https：//www.facebook.com/chewtheFATT/
点亮青色	https：//www.lightitteal.org/
爱乔瓦尼基金会	https：//www.loveforgiovanni.org/
娜塔莉·乔治阳光基金会	https：//nateam.org/
无坚果旅行者	http：nonuttraveler.com/
奥克利的红色运动鞋	https：//www.redsneakers.org/

支持小组

乳糜泻支持小组	https://nationalceliac.org/celiac-disease-support-groups/
FARE（食物过敏研究与教育）	https://www.foodallergyawareness.org/education/support-groups/food-allergy-support-groups/
食物过敏研究与教育	https://www.foodallergy.org/living-food-allergies/join-community/find-support-group
食物过敏支持与教育计划（FASE）	https://www.luriechildrens.org/en/specialties-conditions/food-allergy-support-education-program/
FPIES 支持论坛	https：//thefpiesfoundation.hoop.la/
朋友帮助朋友食物过敏支持小组	https://www.facebook.com/groups/1448583488780077
无麸质生活	https：//www.glutenfreeliving.com
儿童食物过敏论坛（主论坛）	https://community.kidswithfoodallergies.org/forum/main_forum
过敏儿童的母亲	
（MOCHA）	https：//mochallergies.org/
无坚果妈妈小组（NNMG），脸书主页	https：//www.facebook.com/groups/nnmgforum/
无坚果妈妈小组（支持小组网站）	https：//nonutsmomsgroup.weebly.com/
杜佩奇过敏儿童的父母（POCA）	http：pocaofdupage.org/index.html
互助小组网：食物过敏	http：food-allergy.supportgroups.com

应用程序 / 工具

Alerje	http：alerje.com/
过敏护身符	http：www.allergyamulet.com/
过敏辅助	https：//allergyassistprogram.com/
过敏饮食	https：//www.allergyeats.com/
过敏的力量	https：//www.allergyforce.com/
Belay	https：//www.webelay.com/
无麸质护照	https：//glutenfreepassport.com
Nima	https：//nimasensor.com/
Picknic	https：//picknic.app/
智慧标签	http：www.smartlabel.org/
安全小吃	https：//snacksafely.comat-home/
Spokin	https：//www.spokin.com/

附录 C

食物日记样本

　　将以下表格作为你食物日记的模板。你可以将自己的三餐和零食记录在日记或笔记本上，或者简单地在电脑上创建的文件中输入你的名字。目的是记录你的三餐和零食的内容、你经历的任何反应以及时间——反应发生的时间、你进食后多久出现症状，以及这些症状随着时间推移是如何进展和变化的。目的是找到其中的规律。与你的医生或营养师分享日记，这样有助于你找到问题的原因。

　　哪怕是与食物无关的症状，如头痛、关节痛、头晕、皮肤问题或情绪变化也不要犹豫，如实记录。此外，不要忘了记录饮料、食用油和膳食添加剂，如调味品、装饰品或其他配料，适当时可以列出品牌。记得描述食物的类型（如加工食品、餐馆食品、家常菜等）。记录要尽可能全面，包括所有服用过的药物以及维生素和补充剂。不管你有没有在计算食物卡路里，都要记录食物的分量大小。同时还要注意任何相关的生活方式或其他因素。例如，在剧烈运动后对食物有过敏反应或同时管理/治疗另一种疾病（如感染、受伤、月经周期、急性应激）。接触动物、乳胶、花粉、香水、霉菌、未干油漆等也应注意。你甚至可以记录天气和季节。越详细越好。

日期	食物 / 饮料	数量	摄入时间	反应时间

症状	其他备注

读书笔记

读书笔记